NOUVEAUX CAHIERS DE L'INFIRMIÈRE

20

Gérontologie et gérontopsychiatrie

Soins infirmiers

CHEZ LE MÊME ÉDITEUR

NOUVEAUX CAHIERS DE L'INFIRMIÈRE

sous la direction de

L. PERLEMUTER
Professeur émérite

J. QUEVAUVILLIERS
Professeur émérite

G. PERLEMUTER
Praticien hospitalier universitaire

B. AMAR
Cadre infirmier-formateur

L. AUBERT
Consultant formateur

L. PITARD
Infirmière diplomée d'État

20

avec à l'intérieur un « cahier d'entraînement »

Gérontologie et gérontopsychiatrie
Soins infirmiers

Marie-Pierre HERVY, Marie-Bernadette MOLITOR, Valérie BÉGUIN, Laurence CHAHBENDERIAN, Soraya FARAH

Gériatres, service de gérontologie, hôpital Bicêtre, Le Kremlin-Bicêtre

Avec la collaboration de Philippe CLOAREC (cadre infirmier).

Et de : Agathe AGOSTINI * (infirmière), Marie-Noelle BACLE * (infirmière), Martine BERGET * (cadre infirmier supérieur), Marie-Renée BOUDOU * (psychologue), Françoise BOURGEOIS ** (cadre infirmier enseignant), Nadine CORVOL * (kinésithérapeute), Émilie CYRILLE * (cadre infirmier), Saskia GEERS * (kinésithérapeute), Évelyne JACQUERAY * (infirmière), Alain LEBEDEL * (préparateur en pharmacie), Roselyne LE BIAN * (cadre infirmier), Janine LEROY * (assistante sociale), Joel MONTFORT * (psychiatre), Robert NOIREZ * (infirmier), Martine PIEL * (cadre infirmier), Freddy PIERRU * (infirmière), Yvette PIRIOU * (cadre infirmier), Bernadette THIEBAULT * (cadre infirmier), Dominique TURPIN * (infirmier), Christiane VERNY * (gériatre).

* Service de gérontologie, hôpital Bicêtre, Le Kremlin-Bicêtre.

** Institut de formation en soins infirmiers, hôpital Bicêtre, Le Kremlin-Bicêtre.

MASSON

ISBN : 978-2-294-01927-2

ELSEVIER MASSON S.A.S 62, rue Camille-Desmoulins, 92442 Issy-les-Moulineaux Cedex

Avant-propos de la collection

Le programme de formation en soins infirmiers articule les activités de soins avec la pathologie médicale et chirurgicale. L'ensemble de l'enseignement des Instituts de formation en soins infirmiers (IFSI) est donc harmonisé avec celui des autres pays de la Communauté européenne.

L'objectif de la collection des *Nouveaux Cahiers de l'Infirmière* est de répondre aux critères de formation et d'exercice de la profession d'infirmier. Nous avons donc respecté le découpage et le contenu des enseignements en modules, accordant ainsi une grande liberté pédagogique des IFSI.

Comment cette collection des Nouveaux Cahiers de l'Infirmière a-t-elle été réalisée ?

Elle a été confiée à des équipes d'enseignants, médecins, cadres infirmiers, connus pour leur compétence pédagogique et pour la qualité de leur travail en commun. Le but est de répondre aux besoins réels des IFSI. Les directeurs de cette collection se sont montrés particulièrement vigilants à cet égard.

Que contiennent ces Nouveaux Cahiers de l'Infirmière ?

On trouvera dans chaque fascicule l'exposé concernant *les connaissances* — le savoir — mais aussi, dans les modules de soins, des fiches concernant le savoir-faire (*protocoles de soins*, *protocoles d'examen*) et le savoir être (*démarches infirmières*). Les cas concrets permettent au lecteur de se situer par rapport à des situations réelles.

L'utilisation quotidienne des médicaments par les infirmières et leur responsabilité de plus en plus grande dans la surveillance des traitements nous ont incités à inclure, pour chaque pathologie, des rubriques de *pharmacologie pratique* où sont indiqués non seulement les noms commerciaux des médicaments mais aussi leurs principales propriétés, contre-indications, effets indésirables et la surveillance.

La démarche infirmière fait l'objet d'un développement entièrement nouveau au début des cahiers de pathologies. Sont ainsi développés : l'accueil du patient, les soins infirmiers spécifiques, le plan de soins infirmiers, les diagnostics prévalents, les transmissions, la sécurité sanitaire, les modalités de sortie du patient. La démarche de soins est illustrée par des cas cliniques.

La forme des Nouveaux Cahiers de l'Infirmière est entièrement nouvelle

Nous avons voulu que la lecture en soit agréable, et surtout que la mémorisation soit largement facilitée. L'impression en quatre couleurs et en deux colonnes, la clarté de la mise en page et la disposition des schémas et des illustrations ont fait l'objet de tous les efforts du comité de rédaction et des éditeurs.

Nous désirons que cette collection soit *votre* collection. Nous serons donc attentifs aux remarques et aux suggestions que vous voudrez bien nous faire. Auteurs, directeurs et éditeurs de la collection des *Nouveaux Cahiers de l'Infirmière* ont travaillé avec enthousiasme pour que les lecteurs et lectrices disposent d'ouvrages qui leur permettent de réussir dans les meilleures conditions leur diplôme d'État. Il en vaut la peine !

Léon PERLEMUTER, Jacques QUEVAUVILLIERS, Gabriel PERLEMUTER,
Béatrice AMAR, Lucien AUBERT, Laurence PITARD

Table des matières

Sommaire des fiches

DÉMARCHE INFIRMIÈRE

FICHE TECHNIQUE

PROTOCOLE DE SOINS

CAS CLINIQUE

PHARMACOLOGIE

Liste des abréviations

AGGIR	Autonomie gérontologique groupe iso-ressources
ALD	Affection de longue durée
APA	Allocation personnalisée à l'autonomie
APL	Aide personnalisée au logement
AVC	Accident vasculaire cérébral
BMI	Body Mass Index
CCAS	Centre communal d'action sociale
CRF	Capacité résiduelle fonctionnelle
CV	Capacité vitale
ECBU	Examen cyto-bactériologique des urines
EHPAD	Établissements d'hébergement pour personnes âgées dépendantes
FC	Fréquence cardiaque
FNS	Fonds national de solidarité
GPE	Gastrostomie percutanée par voie endoscopique
HTA	Hypertension artérielle
ICH	Inhibiteurs de la cholinestérase
PINI	Pronostic Inflammatory Nutritional Index
SNA	Système nerveux autonome
CPT	Capacité pulmonaire totale
TA	Tension artérielle
VEMS	Volume d'expiration maximal par seconde
VES	Volume d'éjection systolique
VR	Volume résiduel

La démarche infirmière auprès du malade âgé et en gérontospychiatrie

1

Il n'existe pas de différence fondamentale entre la démarche infirmière réalisée auprès d'un adulte jeune et celle effectuée auprès d'un sujet âgé. Ceci est d'autant plus réel que nous rencontrons ces deux populations dans tous les services de soins, y compris dans les secteurs de courte durée, et il serait difficile, voire inutile, pour un(e) infirmier(e) d'utiliser une démarche différente d'un patient à l'autre, d'une part parce que celle-ci est basée sur un raisonnement clinique où l'âge du sujet n'intervient pas et d'autre part, parce que le moment où le sujet devient « âgé » n'est pas aussi matérialisé que nous pourrions le penser, nous sommes dans un *continuum* de vie.

Au sein des institutions accueillant des personnes âgées dépendantes, la démarche infirmière ne diffère pas dans sa structure et dans sa logique de celle des autres lieux d'accueil. En effet, nous retrouvons le recueil de données, l'analyse de celui-ci, l'établissement du projet de soins et sa mise en œuvre ainsi que son évaluation. Il sera toutefois nécessaire que l'infirmier(e) précise ses conceptions de la personne âgée et du soin infirmier auprès de celle-ci, qu'il/elle prenne en compte le modèle conceptuel choisi par l'équipe de soins à laquelle il/elle appartient, qu'il/elle utilise les supports qui en découlent et qu'il/elle mobilise des connaissances spécifiques à la problématique du sujet âgé afin d'augmenter la pertinence de sa participation à la réalisation de la démarche clinique infirmière de chaque patient.

Il ne s'agit pas de traiter dans ce chapitre de la démarche de soins et des différents modèles conceptuels en soins infirmiers, mais plutôt de mettre l'accent sur certains points qui nous ont semblé importants à prendre en compte à chacune des étapes de la démarche infirmière effectuée auprès du sujet âgé.

Accueil et prise en charge du patient et de son entourage

Admission

Le patient peut être hospitalisé dans un service de gériatrie selon différentes modalités et dans différentes parties du service.

La particularité des services de gériatrie est d'être constitué de lits ayant des statuts administratifs différents :

- **lits de gériatrie aiguë :** les patients viennent soit du domicile sur convocation ou à la demande en urgence du médecin traitant, évitant ainsi un passage aux urgences, soit du service des urgences de l'hôpital ;
- **lits de soins de suite :** les patients viennent le plus souvent de services de spécialités de court séjour de l'hôpital ou d'autres structures de court séjour ayant passé des accords avec le service de gérontologie. Ces admissions ne se font pas en urgence et le patient est le plus souvent connu, par le biais d'une demande d'admission avant son arrivée. Dans un petit nombre de cas, certains services de soins de suite accueillent des patients directement de leur domicile ; il s'agit le plus souvent d'anciens malades pour lesquels survient une situation de crise liée à des ruptures de systèmes d'aide (hospitalisation brutale de l'aidant principal par exemple) ;
- **lits de soins de longue durée :** les patients viennent soit d'un service de soins de suite, soit d'une maison de retraite ou autre institution, parfois directement de leur domicile. L'admission n'a jamais lieu en urgence et le patient (surtout sa famille) a théoriquement visité la structure.

Enfin, certains services de gériatrie disposent de « places » d'hôpital de jour.

La constitution du dossier administratif répond aux mêmes exigences que pour tout service hospitalier et sa forme varie selon les établissements.

Accueil dans le service

Comme pour tout patient, l'accueil personnalisé est la première étape de l'hospitalisation. De sa qualité dépendra pour beaucoup l'adaptation au service, la qualité de la relation d'aide, l'observance du projet de soins proposé.

La personne qui accueille doit se présenter en tenant compte des éventuelles difficultés sensorielles de la personne âgée malade (voir *Vieillissement des organes des sens et troubles sensoriels*, page 15) et ne pas hésiter à se présenter à plusieurs reprises les premiers jours.

L'accueil concerne la personne âgée pour répondre à ses questions mais il est tout aussi important pour l'aidant principal qui peut l'accompagner. C'est auprès de cette personne que l'on pourra récupérer les informations manquantes ou partielles éventuellement données par la personne âgée malade, qui souvent peut être confuse (voir *Troubles confusionnels*, page 147).

L'accueil se fait donc souvent à plusieurs et à plusieurs moments. La mise en commun de l'ensemble des éléments très divers, recueillis par les uns et les autres, doit être écrite dans le dossier infirmier.

Le livret d'accueil sera remis soit à la personne, soit à sa famille en insistant sur leur possibilité de rencontrer les différents interlocuteurs du service (médecin, cadre infirmier, assistante sociale…).

Lorsque son état de santé le permet, une visite de l'ensemble du service (salle à manger, salon, lieu d'animation, lieu de culte, salle de rééducation, bureau médical, poste de soins…) favorise la prise de repères et permet à la personne de se sentir plus sécurisée car moins dans un lieu « totalement inconnu ». Certains patients, surtout lors de leur arrivée en institution type maison de retraite ou service de soins de longue durée ont besoin d'un temps d'adaptation qu'il est nécessaire de respecter afin d'éviter de majorer la souffrance induite par ce changement fondamental de lieu de vie. Présenter la personne nouvellement arrivée (et sa famille) à ses voisins de chambre, ou de table en salle à manger, facilitera les « entrées en matière » et les relations interpersonnelles.

Importance du recueil de données

Le recueil de données constitue la phase initiale de la démarche infirmière et son importance ne doit pas être négligée. Sans lui, la connaissance du patient reste superficielle, la mise en évidence des problèmes de santé ne peut pas être réalisée et les propositions d'actions risquent de s'en trouver amoindries. Le recueil doit être débuté le plus tôt possible et se poursuivre tout au long du séjour, notamment lorsqu'un événement important se produit dont les répercutions prévisibles risquent d'aggraver l'état de santé de la personne.

Contexte

Sens du recueil

La richesse des situations rend la « cueillette » des données difficile. En effet, les personnes âgées malades ont souvent non pas une maladie, mais un ensemble de pathologies aux interactions multiples, qui rendent complexes les approches médicale et infirmière. C'est pourquoi l'infirmier(e), qui n'est pas médecin, doit aborder la situation avec une perspective centrée surtout sur les problèmes engendrés par la ou les maladies et les interactions qui existent avec l'âge du sujet.

LE RECUEIL nécessite néanmoins de solides connaissances en matière médicale et concernant la personne vieillissante, ses capacités, ses difficultés, ses limites et ses ressources dans le but de mettre en lumière les conséquences de chacun des éléments les uns sur les autres, notamment dans la réalisation des activités de la vie quotidienne. Il est également important d'être au fait du projet thérapeutique concernant le patient, de sa participation et de celle de son réseau de soutien dans la construction de celui-ci.

LA DÉMARCHE INFIRMIÈRE ne doit pas être envisagée seule; elle s'inscrit dans le projet global, tient compte de l'ensemble des membres de l'équipe infirmière, et intègre les informations fournies par d'autres acteurs, notamment les aides-soignants, collaborateurs directs occupant une position proche du sujet, et qui jouent un rôle important dans le recueil de données.

Histoire de la personne

La collecte des données doit nous permettre de mieux appréhender la spécificité de la personne à qui nous devons offrir nos services et ainsi personnaliser notre prestation de soins. Il est parfois nécessaire de connaître un certain nombre d'éléments de l'histoire de vie de cette personne. Cet aspect du recueil peut paraître évident pour les sujets âgés accueillis en structure de longue durée, dans le sens où les informations recueillies vont permettre d'enrichir la relation, de repérer et de respecter les valeurs du patient, d'élargir les propositions d'animation en partant de ses pôles d'intérêt, de repérer les passages douloureux de sa vie. Il présente également un intérêt, lors d'une hospitalisation en unité de courte durée, pour éviter la survenue de complications et mieux préparer une personne à son retour à domicile si celui-ci est prévu, évitant ainsi l'institutionnalisation.

Il est toutefois important d'être rigoureux sur la nature des informations recueillies et leur intérêt dans l'amélioration de la prise en compte des besoins des patients. Il ne s'agit pas, en effet, d'inciter à la confidence excessive, de pousser le sujet, en situation de fragilité, à dévoiler tout de son intimité sous prétexte qu'elle est âgée et qu'elle va rester longtemps dans le service. Il est également essentiel de connaître les limites de notre fonction et de nos compétences, ce qui nous permet de rester à l'écoute du patient et de transmettre les éléments pertinents à d'autres professionnels afin qu'ils agissent en fonction de leur champ de compétence.

Réalisation

La pratique du recueil de données est souvent influencée par le modèle conceptuel choisi par l'équipe du lieu où est accueillie la personne, comme en témoigne la diversité des supports écrits où sont consignées les informations recueillies (grilles de recueil construites à partir de différents modèles comme celui de Virginia Henderson, *Resident Assessment Instrument*, RAI...). Tout outil est perfectible et discutable et il est plus important de bien connaître un outil imparfait et aboutir à une démarche infirmière cohérente que de rentrer dans des querelles d'outils en perdant de vue leur raison d'être. La qualité de la démarche infirmière dépend plus de la bonne conception du but et des objectifs à atteindre que de la forme d'un outil de recueil.

Sources d'informations

La personne elle-même est la toute première source d'informations. Il n'est pas possible d'espérer réaliser un recueil de données pertinent sans passer du temps. Cette notion de temps prend ici une importance toute particulière : la personne âgée ne peut aller vite, ni pour communiquer, ni pour réaliser ses activités de la vie quotidienne. Dans ce cas, comment évaluer ses capacités et nous rendre compte de ses difficultés, de la manière dont elle vit l'évolution de son état, d'entendre ce qu'elle dit..., si nous ne faisons que passer. C'est en aidant la personne dans la réalisation des actes « simples » de la vie, comme faire sa toilette, s'habiller, manger..., que nous pourrons réellement cerner ses besoins. Aucun dossier, même très bien rempli et à jour, ne pourra remplacer ce temps passé à regarder « vivre la personne ».

L'ensemble des soignants intervenant auprès du patient constitue le second pôle, source d'informations. Nous trouvons dans ce groupe l'ensemble des infirmier(e)s, y compris les cadres infirmiers, les aides-soignants, mais également les médecins, les agents hospitaliers, les agents hôteliers et selon les lieux le kinésithérapeute, le/la diététicien(ne), l'ergothérapeute, l'orthophoniste, le/la psychomotricien(ne), l'assistant(e) social(e), le/la psychologue... Chacun, selon sa place auprès du patient et son champ de compétences, peut avoir des informations qui peuvent permettre à l'ensemble de mieux comprendre une situation. Certains peuvent également être détenteurs d'éléments de l'histoire de vie de la personne depuis son arrivée. Ce dernier aspect est particulièrement important dans les institutions de longue durée, en sachant néanmoins que la mémoire des faits peut s'altérer au fil du temps et que les recoupements avec le dossier de la personne permettent d'apporter des précisions. Certains supports de recueil prennent en compte, lors de leur réalisation, l'ensemble des points de vue des différents professionnels intervenant auprès d'une personne.

Le réseau de soutien représente également une source importante d'informations concernant le patient, d'autant plus si celui-ci n'est pas en mesure de s'exprimer. Le plus souvent, il est constitué des membres proches de la famille, mais toute personne significative pour le sujet âgé peut être un témoin privilégié pour nous aider à mieux appréhender les problématiques en jeu. Ce réseau est également à explorer au plan des ressources qu'il peut représenter et il doit être pris en considération lors de l'établissement du projet thérapeutique. Ses difficultés doivent être repérées et prises en compte.

En dehors des proches, il existe des sources d'informations écrites comme le dossier de soins, le dossier médical. Nous traiterons peu de ces deux outils qui se trouvent dans tous les services et auxquels de nombreux ouvrages sont consacrés.

Techniques de recueil utilisées

Les deux principales techniques utilisées sont classiques, il s'agit de l'entretien et de l'observation.

L'entretien. La communication avec le sujet âgé est parfois difficile du fait de handicaps fonctionnels, comme la surdité, ou d'une altération des fonctions cognitives rendant l'entretien très difficile, voire impossible. Toutefois si ce dernier est réalisable, il ne faut pas oublier que le sujet âgé a besoin de temps pour comprendre ce que nous lui demandons, pour y répondre et pour se sentir en confiance. Il ne s'agit ni d'un interrogatoire, ni d'un questionnaire. Il est nécessaire de créer un environnement favorable à l'entretien ; s'il concerne la famille, il est important de réfléchir quand et où il peut se dérouler.

L'observation est un outil très utilisé dans le milieu infirmier et c'est une compétence que développent assez rapidement les jeunes professionnels dès leur formation. Elle ne concerne pas uniquement la personne, bien que celle-ci soit essentielle, mais également l'environnement dans lequel elle se trouve. Il est par exemple intéressant d'observer comment une personne accueillie dans une structure de longue durée s'est approprié l'espace ou comment son réseau de soutien y est présent (affichage de photo, dessins des arrières petits-enfants, meubles, etc.). Lorsqu'elle concerne directement la personne, l'observation s'attache à la fois à son aspect clinique et à la manière dont elle se comporte notamment dans la réalisation des activités de la vie quotidienne.

Analyse

Cette étape de la démarche infirmière consiste à classer les informations recueillies, les différencier, les rapprocher, les mettre en lien…, puis à déterminer l'ensemble des problèmes de santé posés. Pour cela, l'infirmier(e) utilise le modèle de soins choisi par le service ou l'établissement où il/elle exerce et s'appuie sur les connaissances qu'il/elle possède en matière médicale et concernant le sujet âgé.

Dans un premier temps, les problèmes de santé peuvent être classés en deux catégories :

- **Les problèmes existants** qui sont présents, s'expriment par des signes cliniques et ont été mis en évidence par le recueil de données (incapacité à réaliser ses soins d'hygiène, altération de la communication verbale, déshydratation, etc.) ;
- **Les problèmes potentiels** ou risques qui n'existent pas encore mais dont les facteurs favorisants ont été mis en évidence (risque de chute, risque de dénutrition, etc.).

Cette première typologie est importante à identifier puisque l'orientation des actions ne sera pas tout à fait la même : dans le premier cas elles seront curatives et dans le second cas, préventives. Bien distinguer ces deux perspectives permet une meilleure efficacité. La mise en évidence des risques tient une place primordiale dans la prise en charge de la personne âgée hospitalisée, en ce sens que l'aggravation de l'état de santé du sujet provient souvent de la transformation du risque en problème existant. L'exemple du risque de déshydratation permet une bonne illustration de cette situation puisqu'en devenant déshydratation effective, par absence de prévention, il aggrave de façon significative l'état général de l'individu, voire assombrit le pronostic.

DANS UN SECOND TEMPS, les problèmes de santé peuvent être classés :

- **d'une part en problèmes médicaux** pour lesquels le médecin effectuera une prescription médicale ;
- **d'autre part en problèmes traités en collaboration,** pour lesquels le médecin et l'infirmier(e) (voire les autres paramédicaux) agiront en concertation, et en diagnostics infirmiers.

Il peut exister d'autres typologies pour l'expression des problèmes, l'essentiel étant de prendre en compte l'ensemble de la problématique de la personne afin d'y apporter une réponse adaptée et pertinente.

Les problèmes concernant les familles ou les personnes significatives et en lien direct avec l'état de la personne ne doivent pas être négligés. La prise en compte de ceux-ci dans le projet de soins de la personne est importante (défaillance de l'aidant naturel, deuil par anticipation, stratégie familiale d'adaptation inefficace, déni non constructif, etc.).

Projet de soins

Comme tous les éléments de la démarche infirmière, le projet de soins pour une personne âgée ne diffère pas fondamentalement dans sa structure de celui réalisé pour un sujet plus jeune. Nous y retrouvons la formulation argumentée du problème, les buts et/ou les objectifs poursuivis, les actions et l'évaluation. Habituellement ce projet se doit d'être en liaison directe avec le projet thérapeutique médical; or dans les lieux accueillant des sujets âgés, le lien entre les actions des différents acteurs de santé est tel qu'il est plutôt question de projet global multidisciplinaire, prenant en compte l'ensemble des approches professionnelles. Il ne s'agit nullement de nier la spécificité de chacun des acteurs mais plutôt de réfléchir sur l'articulation la plus pertinente de leurs actions, dans l'intérêt du résident. Pour établir un tel projet, les équipes organisent régulièrement des réunions de synthèse pluridisciplinaires où sont débattus les cas de patients afin qu'il y ait un partage de l'information, un échange autour des actions les plus appropriées et une prise de décision cohérente. Au cours de ces réunions, le projet de soins infirmiers occupe une place centrale, au-delà de la spécificité professionnelle, s'expliquant notamment par la proximité temporelle et spatiale des infirmier(e)s et de la personne âgée.

Comment réaliser la mise en œuvre du projet de soins

La personne doit être l'élément central de la mise en œuvre. L'une des spécificités majeures des soins auprès du sujet âgé est le temps. En effet, avec l'âge, toutes les activités demandent plus de temps ou, du moins, un temps qui n'a pas la même durée que lorsque nous sommes plus jeunes. Le risque de décalage existe entre le rythme de la personne et celui des soignants plus jeunes, plus vifs, souvent peu nombreux et contraints par des horaires (heures de livraison des repas, des consultations...).

Les ressources de la personne, mises en évidence lors du recueil de données, doivent être prises en considération dans la mise en œuvre du projet afin de garder le plus longtemps possible les capacités du sujet et lui permettre de participer au maximum à la restauration et/ou au maintien de son état de santé.

La mise en œuvre du projet de soins doit également prendre en compte l'ensemble des acteurs. Si la situation de partenariat ainsi créée ne présente pas de spécificité *a priori*, le nombre et la diversité des intervenants, agissant sur une même période, constituent bien souvent une particularité et complexifie l'organisation des actions. Dans les lieux accueillant des personnes âgées, les registres d'interventions, au cours d'une même journée, peuvent être extrêmement diversifiés : réalisation des activités de la vie quotidienne (comme se laver, manger, s'habiller), prélèvements sanguins et prise du traitement, rééducation avec le kinésithérapeute et/ou l'ergothérapeute, séance d'orthophonie, ateliers thérapeutiques comme l'atelier mémoire, visites médicales, animations récréatives, sorties, entretiens (avec les médecins, le psychologue, l'assistante sociale), consultations extérieures…

Ceci nécessite une habileté organisationnelle de la part des infirmier(e)s, d'autant qu'il s'agit de respecter au plus près le rythme du sujet malgré les contraintes imposées par la structure. Dans ce contexte, le ratio infirmier(e)s/aides-soignants, différent du ratio dans les autres services, joue également un rôle important et influence l'organisation des soins. Les infirmier(e)s sont habituellement moins nombreux et se trouvent souvent responsables d'un groupe d'aides-soignants. La délégation de soins prend ici toute son importance d'autant que l'aide-soignant, par sa place auprès du sujet âgé, détient des informations essentielles pour réaliser le recueil de données, ce qui peut influer sur les jeux de pouvoir au sein de l'équipe.

POINTS CLÉS

1. ▶ Les personnes âgées présentent souvent des **polypathologies**, et de ce fait l'infirmier(e) doit être capable de faire face à tout.
2. ▶ La spécificité des soins aux personnes âgées ne réside pas tant dans les soins techniques, indépendants de l'âge du patient, que dans une **prise en charge globale** intégrant, outre les pathologies, l'environnement social et familial de la personne, ses capacités psychiques et son histoire.

Cas clinique

Les diagnostics infirmiers

Mme M.R. vit depuis deux ans dans un établissement accueillant des personnes âgées. Elle est âgée de 91 ans, prend ses repas sans aide, participe aux séances d'animation qui ont lieu trois fois par semaine. Elle pèse 46 kg et mesure 1,60 m.

Mme M.R. est hébergée dans une chambre individuelle au deuxième étage de l'établissement, elle se déplace à l'aide d'une canne.

À deux reprises Mme M.R. a fait une chute en sortant de l'ascenseur, car l'accès de celui-ci était encombré par des chariots de ménage, de plus le sol était glissant à cause des produits d'entretien utilisés ainsi que par une technique de lavage non adaptée.

Il y a deux semaines Mme M.R. a perdu l'équilibre en sortant de l'ascenseur, toujours à cause des mêmes circonstances ; cette fois la chute a été plus grave : elle s'est fracturée le coude.

Mme M.R. a dû séjourner cinq jours dans la clinique X pour y subir une intervention chirurgicale afin de réduire sa fracture, avec mise en place de matériel prothétique.

L'intervention s'est bien déroulée sur un plan technique, cependant elle a perdu 3 kilos en une semaine. À ce jour Mme M.R. revient dans son lieu de résidence, la voie tremblante et le sommeil perturbé.

Questions

1. Quels sont les diagnostics infirmiers prévalents que l'on peut mettre en évidence ?
2. Quelles transmissions ciblées êtes-vous en mesure d'identifier à propos de Mme M.R. ?

Corrigé

• **Échanges**

– Risque de récidive d'accident

Caractéristiques déterminantes : présence de facteurs de risque tels que les facteurs physiques (organisation de la structure, aménagement des postes et réorganisation du travail, meilleur contrôle des accès aux ascenseurs).

– *Déficit nutritionnel*

Caractéristiques déterminantes : manque d'intérêt pour la nourriture.

Facteurs favorisants : changement d'habitudes de vie, changement d'alimentation du fait de l'hospitalisation.

Le traumatisme, l'intervention chirurgicale sont également des facteurs aggravant et favorisant la perte d'appétit.

- **Sensation et sentiments**

– *Anxiété*

Caractéristiques déterminantes : elles sont physiologiques, notamment l'insomnie (peut-être liée au traumatisme, à la peur de la rechute, à l'épisode d'hospitalisation) et physiques (voix tremblotante).

Tableau 1.1 Principaux diagnostics infirmiers prévalents (liste non exhaustive).

Diagnostics infirmiers prévalents et gestion de la santé.		
• ***Échanges*** Risque d'accident Risque de traumatisme Déficit nutritionnel Constipation Diarrhée Incontinence urinaire Incontinence fécale Diminution de l'irrigation tissulaire Altération de la dentition	• ***Communication*** Altération de la communication verbale • ***Mouvement*** Altération de la mobilité physique Perturbation des habitudes de sommeil Incapacité de s'alimenter (totale ou partielle) Incapacité d'utiliser les toilettes Syndrome d'inadaptation à un changement de milieu • ***Perception*** Altération de la perception sensorielle	Perturbation de l'estime de soi • ***Connaissances*** Confusion aiguë Confusion chronique Troubles de la mémoire • ***Sensations et sentiments*** Chagrin chronique Deuil anticipé Angoisse face à la mort Peur Angoisse

Tableau 1.2 Les transmissions ciblées.

Nom/fonction du soignant ***Date – heure***	***Cible déterminée***	***Données relevées***	***Actions à entreprendre***	***Résultats attendus***
Patrick, IDE 4 janvier 8 h	Anxiété	Voix tremblotante Sommeil perturbé Reste isolée dans sa chambre	Famille prévenue Médecin généraliste prévenu Prescription d'anxiolytique effectuée : soit 1/2 *Lexomil* (anxiolytique) le soir avant le coucher Adopter une attitude d'écoute attentive Resituer l'espace et le temps	
Éliane, AS 4 janvier 14 h	Manque d'appétit	Perte de poids	Redonner confiance à Mme M.R. Identifier et prendre en compte ses goûts spécifiques Mettre en place un bilan calorique après les principaux repas Pesée hebdomadaire	Prise de poids réalisée d'ici 5 jours
Sandrine, IDE 5 janvier 8 h 30	Anxiété	Amélioration du sommeil	A pu dormir 5 h consécutives A eu 1/2 *Lexomil* à 20 h	Rétablissement du sommeil habituel d'ici 6 nuits

Physiologie du vieillissement 2

Phénomènes cellulaires et biologiques

LE VIEILLISSEMENT CORRESPOND À UN PROCESSUS DE RÉDUCTION DES RÉSERVES PHYSIOLOGIQUES rendant l'organisme plus vulnérable.

Il est difficile de distinguer le vieillissement primaire, processus physiologique et le vieillissement secondaire ou pathologique lié à l'apparition de lésions associées (maladie aiguës, chroniques).

Cette distinction est cependant importante car il est possible d'agir sur les pathologies potentiellement réversibles.

Le vieillissement varie d'une espèce à l'autre, et à l'intérieur d'une même espèce.

CHEZ L'HOMME, CHAQUE INDIVIDU NE VIEILLIT PAS AU MÊME RYTHME. Il en est de même en ce qui concerne les organes d'une même personne, ce qui introduit la notion de vieillissement différentiel. De nombreux auteurs ont tenté de déterminer les mécanismes du vieillissement en utilisant les recherches en biologie cellulaire et moléculaire.

Vieillissement moléculaire

Le processus de vieillissement intervient au niveau moléculaire.

ON OBSERVE :

- Une désintégration des atomes.
- **Une dénaturation des molécules** (modification de leur conformation spatiale).
- Des anomalies de leur dégradation.
- Une modification de leur biosynthèse.
- Une modification des acides nucléiques par synthèse défectueuse.
- L'apparition d'enzymes altérées partiellement ou totalement inactivées.

IL DÉCOULE DE CES MODIFICATIONS UNE INACTIVATION PROGRESSIVE DU GÉNOME.

Vieillissement cellulaire

Modèle de Hayflick

L'avènement des cultures cellulaires a permis d'étudier le vieillissement de la cellule.

CARREL, chirurgien et biologiste français (1873-1944) a pratiqué la première culture cellulaire en utilisant des fibroblastes de poulet dont il pensait qu'ils pouvaient être maintenus en vie indéfiniment.

En fait, d'autres auteurs, dont Hayflick, ont découvert que le potentiel de division de certaines cellules somatiques diminue avec le temps.

HAYFLICK a montré que la croissance cellulaire en culture se déroule en trois phases :

- **une phase initiale de latence**;
- **une phase de culture exponentielle**;
- **une phase de sénescence cellulaire** (= phénomène de Hayflick) avec diminution des multiplications cellulaires puis disparition de la culture par mort cellulaire.

Modifications cellulaires liées à la sénescence

ON DISTINGUE GLOBALEMENT TROIS TYPES DE CELLULES en fonction du degré de division cellulaire.

- **Les cellules intermitotiques** (comme les hépatocytes, les fibroblastes) qui ne se divisent pas ou rarement, une fois la croissance arrêtée, mais qui sont capables de se diviser à nouveau lors de l'exposition à un stimulus adéquat (hépatectomie partielle).

Le seuil de stimulation et le temps de latence prédivisionnel s'allongent avec l'âge.

- **Les cellules mitotiques** (comme les cellules cryptiques des glandes mucigènes du tractus intestinal ou respiratoire) qui ont le pouvoir de se diviser durant toute la vie de l'organisme.

Leur pouvoir de régénération diminue avec l'âge par des altérations du cycle cellulaire.

- **Les cellules postmitotiques** (comme les neurones) qui ne se divisent plus, une fois différenciées.

EN PLUS DES MODIFICATIONS CONCERNANT LA CAPACITÉ DE SE DIVISER, LA CELLULE VA SUBIR D'AUTRES ALTÉRATIONS.

- **Modifications morphologiques.** Cellules plus grandes, plus étalées et noyaux plus grands.
- **Modifications membraneuses.** Telles la diminution du nombre des récepteurs et l'augmentation de la surface membranaire.
- **Erreurs dans les biosynthèses.** Comme dans celle de l'élastine.
- **Dépôts de pigments.** Comme la lipofuscine qui s'accumule dans les cellules nerveuses, cardiaques et hépatiques.

Vieillissement des tissus

Matrice intercellulaire

On divise les tissus de l'organisme en *tissus parenchymateux* et *tissus conjonctifs*. Ils sont constitués d'un ensemble de cellules entourées par une matrice intercellulaire. Celle-ci est composée de *macromolécules* synthétisées par les cellules.

On peut classer ces macromolécules en quatre familles : *le collagène, l'élastine, les protéoglycanes et les glycoprotéines de structure*. Les tissus contiennent en quantité variable de la matrice intercellulaire comprenant au moins trois des quatre types de macromolécules.

La matrice intercellulaire change en quantité et en qualité avec l'âge, les macromolécules subissant des modifications synthétiques et postsynthétiques.

La cellule et la matrice sont en communication.

En effet, la cellule synthétise la matrice. Elle possède des récepteurs qui lui permettent de ressentir les changements de son environnement et de s'y adapter. Les modifications de la matrice vont donc influencer le comportement et le phénotype de la cellule.

Cette interaction s'altère aussi avec l'âge.

Le vieillissement des tissus résulte du vieillissement des cellules, des constituants de la matrice intercellulaire et de l'interaction cellule-matrice.

Ces modifications retentissent sur la structure et la fonction des tissus.

Quelques aspects biologiques

Composition biochimique de l'organisme

ELLE VA SUBIR DES TRANSFORMATIONS AVEC L'ÂGE.

- **La proportion d'eau totale diminue** passant de 80 % du volume fœtal à moins de 60 % chez le sujet de plus de 60 ans.
- **La masse maigre diminue** par réduction de la masse musculaire squelettique, du contenu minéral osseux et des organes, au profit du tissu adipeux qui se répartit préférentiellement au niveau de l'abdomen chez les hommes et des hanches chez les femmes plutôt qu'au niveau du visage et des membres. En général, dans les populations bien nourries, le poids corporel augmente progressivement jusqu'à 50-65 ans puis décroît (figure 2.1).

Ces modifications sont à prendre en compte pour le régime alimentaire de la personne âgée et la pharmacocinétique des médicaments.

Peau et phanères

- **Des rides** apparaissent par modification des tissus graisseux sous-cutanés et diminution de l'élasticité de la peau. La peau devient sèche, un prurit sénile pouvant apparaître.
- **Les poils** grisonnent par déficit en pigment (diminution de l'activité d'une tyrosinase impliquée dans la synthèse de la mélanine) et en mélanocytes.
- **S'observent également** une raréfaction des poils corporels, une chute des cheveux, des modifications des ongles (ternes et cassants).

Os

L'apparence corporelle est également modifiée par la survenue entre 50 et 80 ans d'une régression staturale d'environ 4,5 cm chez les femmes et 3 cm chez les hommes par tassement des vertèbres et des disques intervertébraux.

Théories du vieillissement

De nombreuses théories cherchent à expliquer les processus aboutissant au vieillissement. Elles peuvent être divisées en deux familles, celles qui font appel à des mécanismes liés au hasard (stochastiques) et celles qui mettent en cause une programmation génétique du vieillissement.

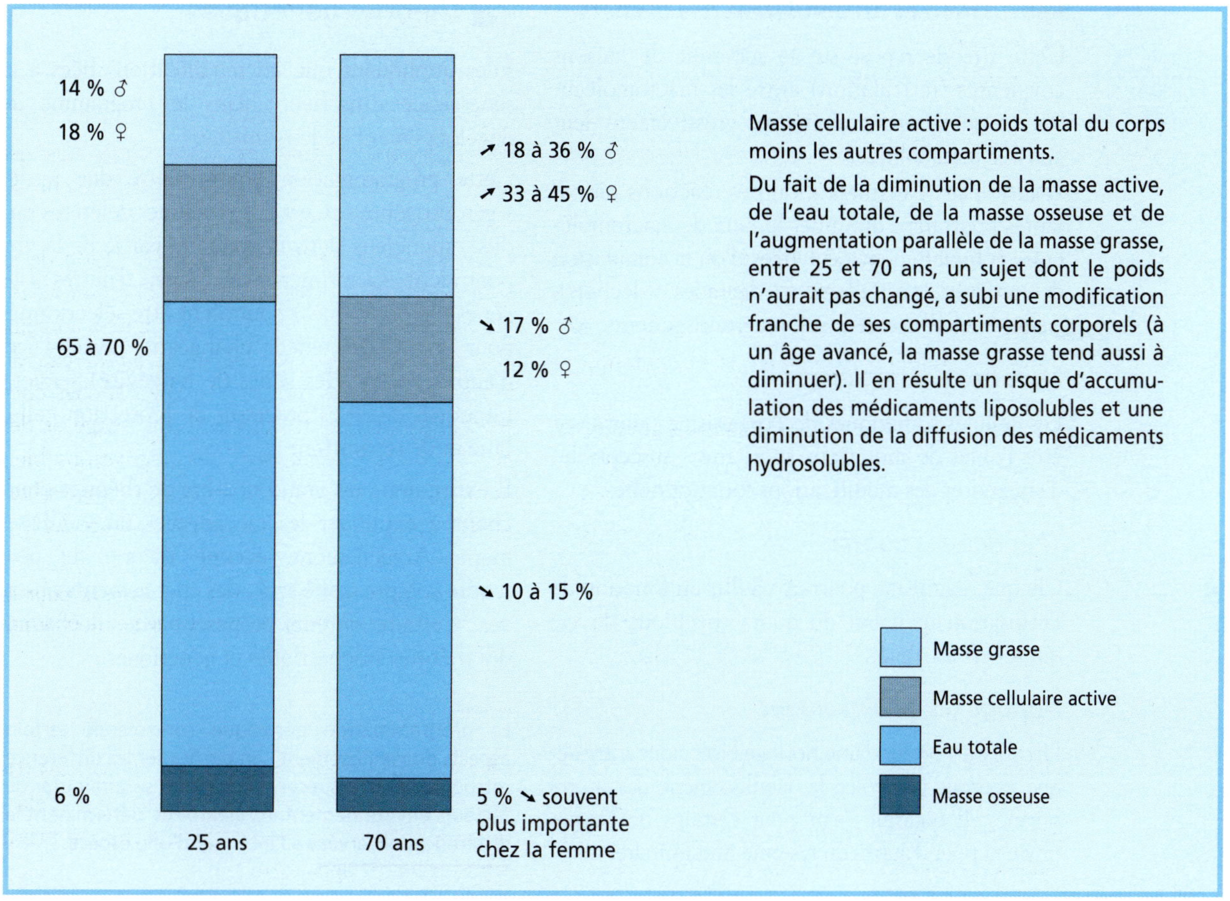

Fig. 2.1 **Modifications de la composition corporelle avec l'âge (données approximatives, puisque variables en fonction du sexe et de la pathologie).**

Théories stochastiques (dues au hasard)

Radicaux libres

Les radicaux libres sont des molécules chimiques instables portant des électrons non appariés, issus du métabolisme oxydatif normal. Ils deviennent stables lorsqu'ils captent un électron à une molécule en état stable.

Ils vont ainsi oxyder de nombreuses molécules environnantes et en particulier les lipides membranaires, les protéines et les acides nucléiques. La péroxydation des lipides pourrait modifier la structure des membranes biologiques et former en combinaison avec les protéines un pigment fluorescent, la lipofuscine, qui s'accumule dans les cellules.

Les réactions avec l'ADN pourraient entraîner des mutations somatiques. La cellule possède des mécanismes de défense antioxydants (la superoxyde dismutase, le glutathion peroxydase, la catalase) qui pourraient devenir moins efficaces avec l'âge.

Erreurs catastrophiques

Cette théorie est basée sur une accumulation d'erreurs au niveau de la synthèse protéique responsable de la mort cellulaire lorsque le nombre d'erreurs empêche la cellule de fonctionner.

Radiations naturelles

Ces radiations, comme les rayons X, pourraient contribuer au processus de vieillissement par accumulation de mutations dans les cellules somatiques.

Réticulation et accumulation des déchets

Cette théorie repose sur la survenue de liaisons covalentes (réticulation) entre les macromolécules, ce qui pourrait altérer progressivement leur activité métabolique.

D'autre part, l'augmentation des réactions réticulantes pourraient diminuer le taux de macromolécules complètement dégradées d'où accumulation de produits partiellement dégradés (déchets), cause de vieillissement selon certains auteurs.

Mutations somatiques

Les cellules somatiques de l'organisme pourraient être l'objet de mutations spontanées susceptibles d'engendrer des modifications fonctionnelles.

Théories des quotas

Chaque organisme pourrait vieillir en fonction de l'utilisation qu'il fait du quota spécifique de vie qui lui est attribué.

Horloge du vieillissement

Un organe porteur d'une horloge biologique intrinsèque pourrait contrôler le vieillissement des autres organes. Il pourrait s'agir pour certains de l'hypophyse et pour d'autres du système immunitaire.

Théories génétiques

Elles impliquent que les modifications liées à la sénescence s'inscrivent dans le programme de développement de l'organisme.

Cette programmation pourrait être due à des « gérontogènes ». Certains (les gènes délétères tardifs), silencieux dans la première partie de la vie, pourraient s'exprimer avec l'âge, d'autres (les gènes pléiotropiques) pourraient être sélectionnés pour avoir des effets changeants avec l'âge, d'autres encore (les gènes de longévité) seraient impliqués dans les processus de protection cellulaire et de réparation.

Il existe donc un grand nombre de théories cherchant à expliquer les mécanismes du vieillissement. Actuellement, aucune théorie ne peut rendre compte à elle seule des changements observés. Certains auteurs proposent une intégration des théories stochastiques et génétiques.

La programmation génétique contrôlerait certains aspects du vieillissement , en particulier les différences retrouvées entre espèces. Viendraient se surajouter des facteurs environnementaux aléatoires, déterminant les différences observées à l'intérieur d'une espèce.

Modifications du système immunitaire

Vieillissement des organes lymphoïdes

Le système immunitaire possède une organisation complexe comprenant les organes lymphoïdes centraux et périphériques.

Organes lymphoïdes centraux

Il s'agit du siège de la différenciation et de la maturation des cellules lymphoïdes : thymus et moelle osseuse.

Thymus

Il commence à involuer dès la puberté entre 10 et 15 ans.

Cette atrophie touche surtout le cortex.

L'espace lymphocytaire et vasculaire est remplacé progressivement par du tissu adipeux. Il en résulte une diminution de sécrétion des hormones thymiques qui pourrait être impliquée dans le vieillissement immunitaire.

Moelle osseuse

Elle fournit les précurseurs des cellules immunologiques pendant toute la vie.

Ses modifications avec l'âge sont peu connues chez l'homme.

Organes lymphoïdes périphériques

Ce sont les sièges de la réponse immunitaire : rate, ganglions lymphatiques et follicules lymphoïdes. Leurs modifications avec l'âge sont également inconnues.

Immunité cellulaire

Elle est le fait de deux types de cellules :

▸ **Les macrophages** qui proviennent de la moelle osseuse.

Ils interviennent en particulier dans l'inflammation, dans l'activité bactéricide, dans l'initiation de la réponse immunitaire, et en tant que cellules effectrices et régulatrices de la réponse immunitaire. Leurs fonctions sont conservées avec l'âge.

▸ **Les lymphocytes T responsables de l'immunité cellulaire.** Issus de la moelle osseuse, ils regagnent le thymus pour y subir une maturation qui les différencie en plusieurs sous-populations :

– les cellules T impliquées dans la régulation de la réponse immunitaire : les lymphocytes T auxiliaires l'amplifie, les lymphocytes T suppresseurs l'atténue ;

– les cellules T mémoires à durée de vie longue qui supportent la mémoire immunologique ;

– les cellules T effectrices cytotoxiques et impliquées dans l'hypersensibilité retardée.

Les lymphocytes T sont capables de produire des interleukines qui vont augmenter la réponse proliférative des lymphocytes B et T.

Avec l'âge, le nombre de lymphocytes T diminue

On note une diminution modérée des lymphocytes T totaux avec une baisse plus importante de la sous-population CD 8 par rapport aux CD 4.

Il semble également exister des lymphocytes T circulants moins matures.

Cette légère lymphopénie et cette immaturité auraient peu de répercussion chez le sujet âgé sain. Ces anomalies peuvent par contre s'amplifier à l'occasion d'une pathologie associée comme un épisode infectieux et conduire à une importante lymphopénie.

Les fonctions des lymphocytes T sont diminuées dans leur ensemble

Influence de la sénescence sur les lymphocytes T
- lymphopénie modérée ;
- déficit de maturation ;
- diminution de l'ensemble des fonctions :
  - régulation : T suppresseurs ↓
  - T auxiliaires ↓
  - rejet T cytotoxiques ↓
  - sécrétion des lymphokines ↓

▸ **Capacités prolifératives.** Elles commencent à décroître progressivement chez l'adulte jeune et deviennent fortement diminuées chez le sujet âgé.

▸ **Capacité de synthèse des lymphokines.** Elle baisse mais cela ne semble pas atteindre toutes les interleukines.

▸ **Fonctions auxiliaires et suppressives.** Elles diminuent.

▸ **Fonction cytotoxique.** Elle diminue également.

▸ **Réactions d'hypersensibilité retardée.** Elles sont perturbées. Cependant, il semble que ce sont plus les capacités d'induction d'une nouvelle réponse immunitaire qui sont atteintes que la réponse des cellules T mémoires car celles-ci pourraient répondre à un test cutané de rappel plusieurs années plus tard.

Au total, il existe chez le sujet âgé sain un déficit modéré de l'immunité cellulaire qui peut s'aggraver à l'occasion d'une situation nécessitant un besoin accru (en nombre ou en fonction) de lymphocytes T.

Immunité humorale

Elle est le fait des lymphocytes B. Ils sont issus de la moelle osseuse : ils y subissent une maturation puis regagnent les organes lymphoïdes périphériques. Ils possèdent des capacités prolifératrices et produisent des anticorps lorsqu'ils sont activés. Ils sont responsables de l'immunité humorale.

Nombre de lymphocytes B

Il est stable avec l'âge.

Fonctions des lymphocytes B

▸ **Leurs capacités prolifératives** sont préservées.

▸ **Les capacités de réponse des lymphocytes B aux facteurs T suppresseurs auxiliaires** sont conservées.

▸ **Les taux d'immunoglobulines** sont modifiés avec :

– l'augmentation des IgG et des IgA ;

– la baisse des IgE ;

– l'IgM reste stable.

▸ **Les anticorps spécifiques :**

– *les autoanticorps* : leur taux augmente avec l'âge.

– *les anticorps* dirigés contre un antigène extérieur.

Leur taux est variable : augmenté pour les anticorps antiCMV, diminué pour les anticorps produits au cours des vaccinations.

Les réponses anticorps spécifiques seraient modifiées avec un spectre moins large, moins adapté par rapport au sujet jeune.

Ces altérations pourraient être la conséquence des stimulations antigéniques répétées au cours de la vie qui entraîneraient la production d'anticorps et d'antianticorps (anti-idiotypes).

Donc il existe un déficit immunitaire lié à l'âge, atteignant surtout l'immunité à médiation cellulaire, mais touchant aussi les réponses anticorps T dépendantes.

Cette immunodéficience reste modérée chez le sujet âgé sain, mais elle peut s'accroître en présence de certains facteurs.

Facteurs pouvant influencer la réponse immunitaire

État nutritionnel

La dénutrition se rencontre chez le sujet âgé. Elle est plus fréquente chez le sujet hospitalisé que chez celui qui vit au domicile.

Carences nutritionnelles

Carences protéino-caloriques

- **Par insuffisance d'apport protéique** dans l'alimentation pour de nombreuses raisons : par tradition (« les personnes âgées n'ont pas besoin de viande »...) par difficultés dentaires ou motrices, par manque de ressources, par isolement, par dépression alors que la ration protéique d'un sujet âgé devrait être supérieure à celle d'un sujet jeune : 1 g de protides par kilo de poids corporel.
- **Par l'existence d'une pathologie infectieuse ou inflammatoire** responsable d'une dénutrition endogène (la production de cytokines par les macrophages entraîne une baisse des réserves nutritionnelles de l'organisme pour permettre la synthèse en protéines de phases aiguës) et exogène (les cytokines sont anorexigènes).

Carences en oligo-éléments

Surtout en fer et en zinc.

Elles peuvent être liées à une alimentation inadaptée, à un syndrome de malabsorption, à des médicaments (les diurétiques ou les laxatifs responsables de fuite rénale ou digestive d'oligo-éléments).

Carences vitaminiques

Surtout en folates et vitamines D, B_1, B_6 et B_{12} : par alimentation inappropriée, par altération du système digestif, par certains médicaments.

Dénutrition et immunité

Ces carences entraînent un déficit immunitaire proportionnel à l'intensité de la carence et qui s'ajoute au déficit immunitaire lié au vieillissement. Elles atteignent l'immunité à médiation cellulaire mais aussi l'immunité humorale et la fonction des cellules phagocytaires.

Ce sont surtout les dénutritions protéiques, les carences en zinc et en vitamine B_6 qui interviennent.

Pathologies inflammatoires et infectieuses

Elles agissent sur le système immunitaire par l'intermédiaire d'une dénutrition comme nous l'avons vu plus haut.

Stress

Les sécrétions liées au stress, en particulier les corticoïdes et les endorphines auraient un effet antagoniste sur la réponse immunitaire et diminueraient ainsi son efficacité.

Insuffisance rénale, hépatique et cardiaque

Elles peuvent accentuer le déficit immunitaire.

POINTS CLÉS

1. ▶ Le **vieillissement du système immunitaire** se traduit par une atteinte de l'ensemble de l'immunité cellulaire (lymphopénie modérée, manque de maturation des lymphocytes T, diminution de leurs fonctions), et de l'immunité humorale T dépendante, la fonction des lymphocytes B étant relativement conservée.

2. ▶ Cependant, les **réponses immunitaires cellulaires** et humorales se révèlent peu perturbées chez le sujet âgé sain.

3. ▶ Le **déficit immunitaire** s'accroît en présence de dénutrition et de pathologies sur lesquelles il est possible d'agir.

Vieillissement des organes des sens et troubles sensoriels

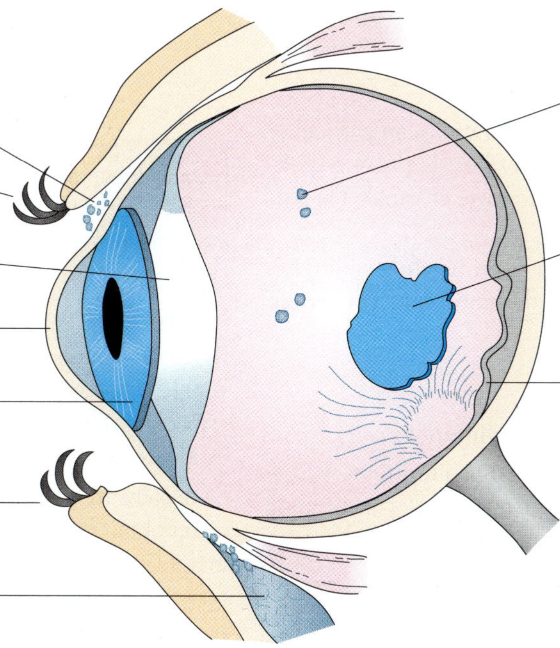

Fig. 2.2 **Vieillissement de l'œil.**

Œil

De nombreuses modifications anatomiques surviennent progressivement avec l'âge au niveau de l'œil. La précocité de leur apparition et leur importance sont fonction de l'hérédité et de l'environnement. Elles sont responsables d'une baisse de la fonction visuelle (voir figure 2.2).

Paupières

LES MODIFICATIONS DU TISSU CUTANÉ (perte d'élasticité, atrophie cutanée) peuvent entraîner :

- **Un entropion** qui correspond à une bascule à l'intérieur du bord ciliaire inférieur mettant en contact les cils avec la cornée d'où irritation permanente. Le traitement est chirurgical. Lorsqu'il est impossible, on éversera la paupière et on la maintiendra éversée par un stéristrip évitant ainsi l'irritation de la cornée.
- **Un ectropion** qui à l'opposé correspond à une bascule en dehors du bord ciliaire inférieur. Il en résulte une irritation répétée de la conjonctive palpébrale et un larmoiement par éversion en dehors du point lacrymal inférieur. Le traitement est chirurgical.

- **Un blépharo-chalazis** qui constitue un pli recouvrant la marge palpébrale et pouvant plus ou moins obturer la fente palpébrale.

Orbite

La graisse qui tapisse l'orbite de l'œil diminue, donnant l'impression que les yeux sont enfoncés dans les orbites.

Cette *énophtalmie* peut s'accompagner d'un certain degré de *ptosis* (chute de la paupière).

Glandes lacrymales

Leur atrophie progressive est responsable d'une sécheresse oculaire qui explique les picotements ou brûlures souvent ressentis par les personnes âgées et l'apparence terne de l'œil. Le traitement consiste en l'instillation pluriquotidienne de larmes artificielles.

Conjonctive

Elle subit également des altérations, en particulier une dégénérescence des fibrilles élastiques responsables d'une affection fréquente et banale : la *penguecula*.

Il s'agit d'une petite masse en relief de coloration jaunâtre qui siège près du limbe dans l'ouverture de la fente palpébrale.

Cornée

L'âge est responsable de modifications :

- **l'arc sénile ou gérontoxon** qui atteint 100 % des sujets entre 60 et 70 ans. Il est constitué de dépôts lipidiques et n'a pas de relation constante avec l'hypercholestérolémie ;
- **une diminution de transparence** ;
- **un astigmatisme** par perte d'élasticité de la cornée qui tend à devenir plus sphérique.

Sclère

Des taches jaunâtres apparaissent souvent, contrastant avec le blanc de la sclère normale. Il s'agit des plaques hyalines séniles, plages localisées d'atrophie sclérale.

Iris, pupille, angle irido-cornéen

Iris et pupille

L'iris s'amincit, s'atrophie et se dépigmente :

Il en résulte :

– des granulations brunâtres à sa surface ;

– un liséré papillaire irrégulier et décoloré ;

– un rétrécissement du diamètre pupillaire ou myosis qui diminue la quantité de la lumière qui parvient à la rétine ;

– une moins bonne efficacité des réponses de contraction et de dilatation pupillaire aux changements d'éclairage.

Angle irido-cornéen

Le glaucome survient lorsqu'il existe un obstacle à l'écoulement de l'humeur aqueuse sécrétée par le corps cilaire. Il n'est pas l'apanage du sujet âgé mais sa fréquence augmente très nettement après 50 ans. Il met en jeu le pronostic fonctionnel car l'hyperpression intra-oculaire qui en résulte peut entraîner une cécité définitive par souffrance rétinienne.

On distingue :

- **Glaucome aigu par fermeture de l'angle**

Il est dû à l'augmentation du volume du cristallin qui va diminuer la chambre antérieure et repousser l'iris en avant. Il se manifeste par une crise douloureuse unilatérale associant un œil rouge et une pupille en hémimydriase aréflexique. Il s'agit d'une urgence médicale qui doit bénéficier rapidement d'un traitement médical et ultérieurement d'un traitement par laser ou par chirurgie sur l'œil atteint.

- **Glaucome chronique à angle ouvert**

Il est dû à une sclérose siégeant au niveau de l'angle irido-cornéen (et plus particulièrement du trabeculum) qui va entraîner un élévation lente et insidieuse du tonus oculaire.

Sa découverte se fait le plus souvent lors d'un examen ophtalmologique systématique car la symptomatologie est pauvre.

Le traitement est médical (collyre β-bloquant).

Il peut faire appel au laser ou à la chirurgie. La surveillance régulière du tonus oculaire par l'ophtalmologiste est primordiale.

Que voit la personne atteinte de glaucome chronique ?

- au début, elle voit sur les côtés extrêmes et ce qui est en face d'elle ;

- elle ne voit pas ce qui est un peu sur le côté (scotomes péricentraux) : elle compense spontanément en tournant la tête ;

- ces scotomes irradient vers le centre et la périphérie et la personne les perçoit quand ils atteignent la vision centrale, c'est-à-dire très tardivement, à un stade où les lésions sont gravissimes, d'où l'importance de la prévention.

Cristallin

Cette lentille située entre l'iris en avant et le vitré en arrière subit d'importantes modifications touchant ses trois propriétés fondamentales nécessaires à une bonne vision : l'élasticité, la focalisation et la transparence.

- **Vers 45 ans apparaît une perte progressive de l'élasticité du cristallin** responsable de la diminution puis de la perte (au-delà de 60 ans) de l'accommodation. La réduction de l'accommodation se manifeste par une gêne pour voir de près. C'est la *presbytie* qui se corrige par le port de verres convexes pour lire.
- **La modification de la perception des couleurs** est en rapport avec le jaunissement du cristallin. les couleurs varient : le jaune, le rouge, l'orangé sont mieux captées que le bleu, le violet ou le vert. En fait ces modifications n'ont pas nécessairement de répercussions majeures sur la fonction visuelle.
- **Le cristallin a tendance à s'opacifier avec l'âge,** ce qui entraîne une baisse progressive de l'acuité visuelle. On parle de *cataracte sénile*. Seul le traitement chirurgical peut améliorer la fonction visuelle. Le traitement médical (collyre) ne peut que freiner l'évolution.

Que voit une personne atteinte de cataracte ?

- au début : brouillard visuel modéré et diminution des couleurs (imaginer un matin d'été brumeux) ;
- éblouissement à la moindre lumière vive : la personne voit mieux les rideaux tirés qu'en plein soleil ;
- puis baisse progressive de l'acuité visuelle (les images s'effacent) jusqu'à la perception d'une simple perception lumineuse ;
- au stade ultime : cécité totale.

Vitré

C'est un corps visqueux transparent qui subit des modifications de structure avec l'âge, entraînant une liquéfaction du milieu responsable de l'éblouissement à la lumière et des *corps flottants* (résidus du collagène agglomérés). Ils se manifestent par des taches sombres, mobiles en tous sens, qui virevoltent et parasitent la vision d'un ou des deux yeux. Ces « mouches volantes » sont surtout perçues quand la personne regarde un plafond clair, le ciel ou une page blanche.

Il faut toujours rechercher des déchirures rétiniennes associées nécessitant un traitement par laser car la complication gravissime est le *décollement de la rétine*.

PROTOCOLE DE SOINS

BAISSE DE L'ACUITÉ VISUELLE

Mme Germaine B., 81 ans, se plaint de ne plus pouvoir lire le journal car « c'est flou » malgré ses lunettes qu'elle n'a pas changées depuis 7 ans. Elle vit les rideaux tirés en permanence car elle est éblouie par la lumière du soleil et, le soir, elle vit dans une quasi pénombre qui étonne l'infirmière qui vient lui faire son injection de Fraxiparine en soirée.

- Conseiller une consultation ophtalmologique accompagnée d'une lettre du médecin traitant qui décrira les symptômes ressentis.
- Vérifier que la personne aille en consultation avec ses lunettes actuelles.
- Encourager le port de verres propres et intacts.
- Promouvoir un éclairage intensifié mais indirect dans les escaliers, les corridors, le coin de lecture.
- Suggérer un cadran téléphonique à gros caractères.
- Appliquer des étiquettes à gros caractères sur les contenants des médicaments et de produits de nettoyage.
- En cas d'alitement prolongé, positionner les objets indispensables à la personne (téléphone, sonnette par exemple) au bon endroit en fonction de l'état de la vision centrale et périphérique si il y a glaucome ou dégénérescence maculaire.

Rétine

Elle est le siège de lésions dégénératives (augmentation relative du tissu de soutien : cellules gliales par rapport au tissu noble : photorécepteurs, cellules de l'épithélium pigmentaire) et de lésions d'origine vasculaire (sclérose des vaisseaux rétiniens) avec les conséquences suivantes :

Dégénérescence maculaire

C'est la cause la plus fréquente de baisse d'acuité visuelle permanente dans les pays industrialisés chez les patients de plus de 50 ans. Elle peut atteindre les deux yeux. Silencieuse au stade de début, elle se manifeste au stade d'état (présence de néo-vaisseaux qui détruisent la rétine maculaire) par une diminution de l'acuité visuelle centrale et par des métamorphosies (déformation des images).

Que voit une personne atteinte de dégénérescence maculaire ?

- au début : flou visuel ;
- les objets sont déformés, les lignes droites sont ondulées ou brisées : ceci entraîne peu à peu une incapacité à lire, à écrire ou même à regarder la télévision ;
- au stade ultime : la personne ne voit plus du tout en vision centrale mais comme elle garde une vision périphérique *elle ne devient pas aveugle :* elle voit suffisamment pour se déplacer et s'occuper d'elle-même.

Le traitement par laser peut être utile pour détruire les néo-vaisseaux. Il n'existe pas actuellement de traitement préventif. Une surveillance ophtalmologique est nécessaire pour suivre l'évolution.

DÉCOLLEMENT DE LA RÉTINE

Il se traduit par des phosphènes (éclairs lumineux) et par une perte progressive de l'acuité visuelle « en rideau ». Le traitement est chirurgical.

Oreille

Modifications morphologiques

Elles touchent toutes les structures de la chaîne auditive et particulièrement l'oreille interne.

Elles surviennent progressivement et sont dues également à d'autres facteurs tels que l'exposition au bruit, des facteurs génétiques, toxiques ou vasculaires.

NIVEAU DE L'OREILLE EXTERNE

- **Réduction** de production du cérumen.
- **Épaississement** et sclérose du tympan.

NIVEAU DE L'OREILLE MOYENNE

- **Accroissement** de la rigidité et ostéoporose des osselets.

NIVEAU DE L'OREILLE INTERNE

- **Perte des propriétés contractiles** des cellules ciliées externes.
- **Dégénérescence** des cellules sensorielles cochléaires et vestibulaires.
- **Altération** des structures de soutien.

NIVEAU DE VOIES ET DES CENTRES NERVEUX DE L'AUDITION

- **Atrophie** du nerf auditif.
- **Perte** neuronale.
- **Altération** des connexions synaptiques.

Troubles fonctionnels

Presbyacousie

Elle est considérée comme l'un des premiers handicaps des sujets de plus de 70 ans. En fait, elle peut être décelée dès l'âge de 30 ans sur les audiogrammes, mais elle n'entraîne pas de gêne décelable avant 50 et souvent 60 ans.

Il s'agit d'un déficit de perception irréversible en rapport avec la sénescence de l'oreille interne. Il est bilatéral, symétrique et n'atteint pas tous les individus au même degré. Il prédomine chez l'homme. L'exposition au bruit joue un rôle important, en particulier les bruits professionnels et les sons musicaux exagérés.

LA PRESBYACOUSIE est caractérisée par :

- **Une atteinte de la perception des sons aigus** (hautes fréquences).
- **Une gêne dans le bruit** (difficulté à comprendre la parole en milieu bruyant).
- **Une moins bonne perception des consonnes** (situées à une fréquence plus élevée que les voyelles) amenant la personne âgée à « accuser les jeunes de ne pas articuler ! ».

CET ÉTAT VA AVOIR DES RÉPERCUSSIONS SOCIALES ET PSYCHIQUES avec isolement progressif du sujet âgé.

La moins bonne compréhension entraînera un phénomène de compensation, la personne âgée « devinant » le mot qu'elle n'a pas entendu ou compris. Bien sûr, ceci génère des incompréhensions et malentendus parfois pris pour des troubles de mémoire ou du jugement ! Plus tard, il sera coupé progressivement de son environnement sonore en n'entendant plus par exemple l'eau couler du robinet, le bruit de ses pas. Il n'osera plus quitter son domicile de peur de ne pas entendre une voiture arriver ou un klaxon. Les relations verbales avec son entourage se réduisent progressivement au strict minimum et il aura tendance à refuser les réunions familiales ou amicales. Cette absence de stimulation peut favoriser l'apparition d'une détérioration intellectuelle et/ou d'une dépression.

LE DÉPISTAGE peut être retardé : soit parce que la personne malentendante cache cet handicap à son entourage par refus de vieillir ou, au contraire, parce qu'il le trouve « normal » du fait de son âge ; soit parce qu'il est pris à tort pour des troubles de la compréhension puisque, du moins au début, la personne entend mais ne comprend pas tout les mots étant déformés.

LE DIAGNOSTIC est confirmé par un bilan otologique qui va éliminer d'autres causes d'hypoacousie (bouchon de cérumen, perforation tympanique, neurinome de l'acoustique).

Il repose sur le réalisation d'une audiométrie tonale (qui détermine le type de surdité) et d'une audiométrie vocale (qui étudie l'intelligibilité du langage parlé en milieu silencieux puis en milieu bruyant).

LE TRAITEMENT est essentiellement représenté par la prothèse auditive, chaîne d'amplification miniaturisée qui capte les sons de l'environnement, augmente leur intensité et les présente à l'oreille.

Elle comprend un boîtier avec un récepteur et un amplificateur et un embout auriculaire par lequel le son amplifié parvient au tympan.

LA PROTHÈSE est le plus souvent monaurale, avec appareillage de la meilleure oreille. Elle peut aussi être binaurale restaurant la stéréophonie.

Il existe plusieurs modèles :

- **La prothèse « contour d'oreille »** qui se porte derrière le pavillon, c'est la plus utilisée.
- **Les lunettes acoustiques** qui oblige la personne âgée à toujours porter ses lunettes.
- **La prothèse intra-auriculaire** (intraconque ou intraconduit) réservée aux surdités légères et moyennes car l'amplification est faible.
- **Le boîtier,** indiqué chez le sujet très âgé, handicapé ou alité.

La prothèse auditive est conseillée dès qu'une gêne sociale apparaît, ce qui correspond à une perte moyenne de 30 décibels.

CEPENDANT, SES INDICATIONS dépendent de plusieurs facteurs.

- **Les résultats de l'audiométrie vocale, la capacité du sujet âgé à tolérer une amplification acoustique ou à manipuler l'appareil** (déficits visuels, tactiles, psychiques).
- **L'aspect esthétique et financier de la prothèse** : le contour d'oreille vaut 762,25 € (pour une oreille) et est remboursé 198,18 € par la Sécurité sociale, l'intra-auriculaire coûte 1 067,14 € et est aussi remboursé 198,18 €. Les piles nécessaires (qui durent 15 jours environ) coûtent 1,22 € et la Sécurité sociale les rembourse à concurrence de 39,64 € /an.

Les essais prothétiques sont réalisés par l'audioprothésiste.

La mise en place de la prothèse doit être accompagnée d'un apprentissage des opérations nécessaires à son bon fonctionnement (qu'il faut veiller à communiquer également à l'entourage du déficient auditif), d'un entraînement (port continu de l'appareil du matin au soir), et d'un suivi audioprothétique.

LA RÉÉDUCATION ORTHOPHONIQUE par l'apprentissage de la lecture labiale peut apporter un soutien important pour l'adaptation de la prothèse. Elle est également proposée à défaut d'appareillage pour permettre une réintégration sociale.

FICHE TECHNIQUE

COMMENT METTRE UNE PROTHÈSE AUDITIVE TYPE CONTOUR D'OREILLE ?

- Vérifier l'état des piles en mettant en route le boîtier : on doit entendre un sifflement.
- Lubrifier l'embout avec de l'huile d'amande douce, à défaut avec un peu de vaseline mais en faisant attention à ne pas obstruer l'orifice situé à la base de l'embout.
- Positionner l'embout, horizontalement par rapport à la conque de l'oreille (→) et l'enfoncer en effectuant une rotation d'un quart de tour (éventuellement finir d'ajuster en appuyant un peu sur l'embout tout en maintenant la conque.
- Passer le contour derrière l'oreille.

En cas de sifflement, réajuster l'embout et diminuer un peu l'intensité sur la petite roue dentée chiffrée, située sur le contour d'oreille.

- Pour vérifier les piles en cours d'utilisation, décoller légèrement l'embout : on doit alors entendre un sifflement (voir figure 2.3).

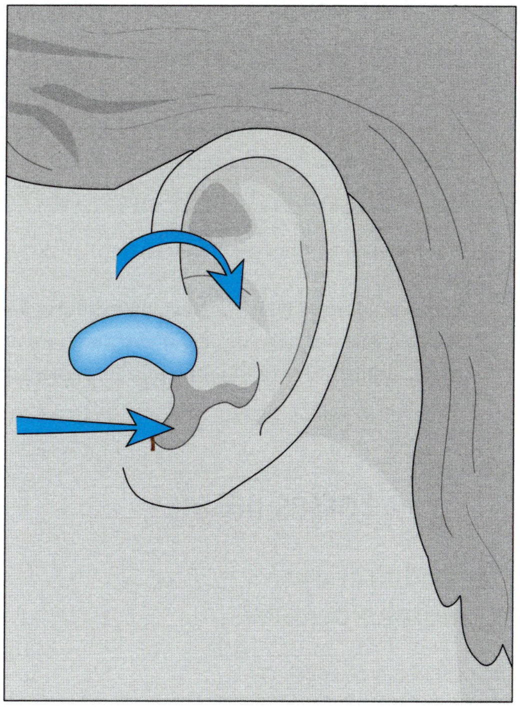

Fig. 2.3 Comment mettre une prothèse auditive type contour d'oreille ?

Des aides techniques complémentaires peuvent être installées tels des écouteurs pour améliorer la réception de la radio ou de la télévision, des amplificateurs pour le téléphone.

Acouphènes

Ce sont des sensations auditives anormales comme des bourdonnements, des sifflements ou autres bruits divers qui ne sont absolument pas spécifiques du sujet âgé.

Ils peuvent ou non accompagner une surdité mais leur constatation fera rechercher une pathologie associée : pathologie vasculaire ou pathologie otologique.

Ils sont déclenchés par certaines situations que décrit la personne mais ils peuvent être permanents, représentant alors une gêne majeure dans la vie quotidienne. Le problème majeur des acouphènes est leur tolérance, d'autant que les différents traitements sont souvent décevants.

Vertiges

Le vieillissement de la fonction d'équilibration qui fait intervenir entre autres le système labyrinthique et vestibulaire est responsable d'une *presbyvestibulie*. Elle se traduit par des troubles de l'équilibre avec sensations d'instabilité survenant surtout à la marche et dans certaines positions. Il s'agit plus de sensations vertigineuses que de vertiges francs, mais elles sont souvent sources d'angoisse et limitent la personne âgée dans ses déplacements.

Les traitements médicamenteux sont, là aussi, assez limités et il faut surtout régulièrement vérifier l'absence de bouchons de cérumen, ceux-ci aggravant la symptomatologie.

En revanche, la rééducation vestibulaire, faite par des kinésithérapeutes spécialisés, a des résultats tout à fait encourageants en optimisant la compensation des autres organes sensoriels responsables de l'équilibre ; elle permet à la personne de reprendre confiance en elle.

PROTOCOLE DE SOINS

CONSEILS POUR FACILITER LA CONVERSATION AVEC UNE PERSONNE ÂGÉE MALENTENDANTE

- Choisir un environnement calme (fermer portes et fenêtres, réduire le volume de la radio ou de la télévision).
- S'approcher et se placer en face du malentendant dans la lumière pour faciliter la lecture labiale.
- Parler à voix normale, un peu grave ou en élevant légèrement la voix mais sans crier.
- Parler distinctement et un peu plus lentement mais sans trop accentuer l'articulation.

Fosses nasales

Modifications morphologiques

On observe avec l'âge :

– une atrophie des organes olfactifs ;

– une augmentation du nombre de poils dans les narines ;

– une diminution des sécrétions des muqueuses rhino-pharyngées.

Troubles fonctionnels

Baisse de l'olfaction

Elle est constante mais est rarement considérée spontanément comme une gêne.

Les retards à détecter un plat qui brûle ou l'odeur de la fumée peuvent, par contre, menacer la sécurité d'une personne âgée.

Épistaxis

Elles mettent le plus souvent en cause chez le sujet âgé, la rupture d'une branche de l'artère sphéno-palatine plutôt que la tache vasculaire antérieure de la cloison.

Ces hémorragies nasales surviennent surtout lors de poussées hypertensives ou sous traitement anticoagulant.

Mais il faut garder à l'esprit la possibilité d'une étiologie tumorale. Un examen spécialisé sera donc demandé.

Le traitement consiste en un tamponnement antérieur qui peut être complété par un tamponnement postérieur en cas d'inefficacité.

Les épistaxis postérieures peuvent revêtir un caractère de gravité méconnue par déglutition de la plus grande partie du saignement.

Sensation d'écoulement postérieur

Elle est liée aux altérations de la viscosité du mucus nasal ; aucun traitement n'est nécessaire.

Sensation d'obstruction nasale

Sans gêne objective, elle est causée par la sécheresse des muqueuses pharyngées.

Elle peut bénéficier en cas d'inconfort important de gargarismes à l'eau salée, d'inhalation, de pommades nasales lubrifiantes. Les gouttes nasales contenant des vasoconstricteurs sont contre-indiquées.

Bouche

Modifications morphologiques

Papilles gustatives

On observe une diminution de leur nombre et un certain degré d'atrophie, une diminution des récepteurs du goût et des troubles de l'ouverture des pores gustatifs déterminés par les carences en nickel, zinc et cuivre, plus fréquentes chez les sujets âgés.

Glandes salivaires

Modifications touchant :

– le parenchyme salivaire, siège de sclérose, d'adipose, de calcifications ;

– le système sécrétoire, avec modification quantitative (baisse de la sécrétion salivaire) et qualitative (appauvrissement en substances tampons, en amylase, en immunoglobulines A).

pH buccal

Acidité buccale.

Dents

La mise en place des prothèses dentaires permet de compenser la chute des dents observée avec l'âge. Le bénéfice de ces prothèses est nutritionnel puisqu'il permet de se nourrir normalement mais aussi esthétique ce qui est très important sur le plan social.

Lorsque se discute la nécessité ou non d'une prothèse, ces deux aspects doivent être pris en compte.

Cependant, l'adaptation à une prothèse dentaire complète est difficile et nombreuses sont celles qui restent dans les tiroirs parce que n'a pas été suffisamment prise en compte la capacité d'adaptation de la personne âgée, surtout après 85 ans !

Troubles fonctionnels

Trouble du sens gustatif

On observe généralement des hypoagueusies avec diminution du seuil de perception de la saveur salée et sucrée. L'amer persiste ainsi que les autres saveurs mais ceci est variable d'une personne à l'autre. En fait, peu de vieillards se plaignent de ne pouvoir déceler le goût des aliments, mais ces modifications du goût explique leur tendance à préférer les plats très sucrés ou à « resaler » systématiquement. Ceci explique aussi un certain nombre de refus de certains mets par des personnes devenues « difficiles » : la qualité du cuisinier n'est pas toujours en cause !

Sécheresse buccale

Elle se révèle peu gênante lorsqu'elle est liée à la sénescence. Elle le devient si elle est majorée par certains traitements (antihypertenseurs, neuroleptiques, antidépresseurs).

La sécheresse buccale associée à l'acidité buccale va favoriser la prolifération de germes, augmentant le risque de survenue des caries dentaires et des candidoses.

Le traitement consiste en l'arrêt ou substitution de médicaments, et la prescription de sialogogues type *Sulfarlem25* ou de salive artificielle type *Artisial.*

Dysphagie

La déglutition se détériore chez le sujet âgé en dehors de toute pathologie.

Elle a tendance à redevenir de type primaire (de type téter) aux âges les plus avancés.

Le risque principal est celui des fausses-routes en cours d'alimentation.

Toucher

Les modifications qui surviennent au cours du vieillissement au niveau du système vasculaire et neurologique (diminution en nombre et atrophie

des terminaisons nerveuses) retentissent sur la perception :
– de la température (chaud ou froid) ;
– de la douleur ;
– de la pression.

Cet appauvrissement de sensations peut être responsable de blessures avant que la personne âgée n'en prenne conscience.

POINTS CLÉS

1. ▶ Les modifications morphologiques des organes sensoriels dues à la sénescence auront une **répercussion** fonctionnelle variable en fonction des individus.

2. ▶ Ces troubles sensoriels peuvent contribuer à l'**isolation progressive du sujet âgé** et sa perte graduelle d'autonomie. Leur dépistage précoce et leur évaluation régulière permet une prise en charge de façon à retarder ces phénomènes, les compenser et à améliorer la qualité de la vie.

Vieillissement des principaux appareils effecteurs

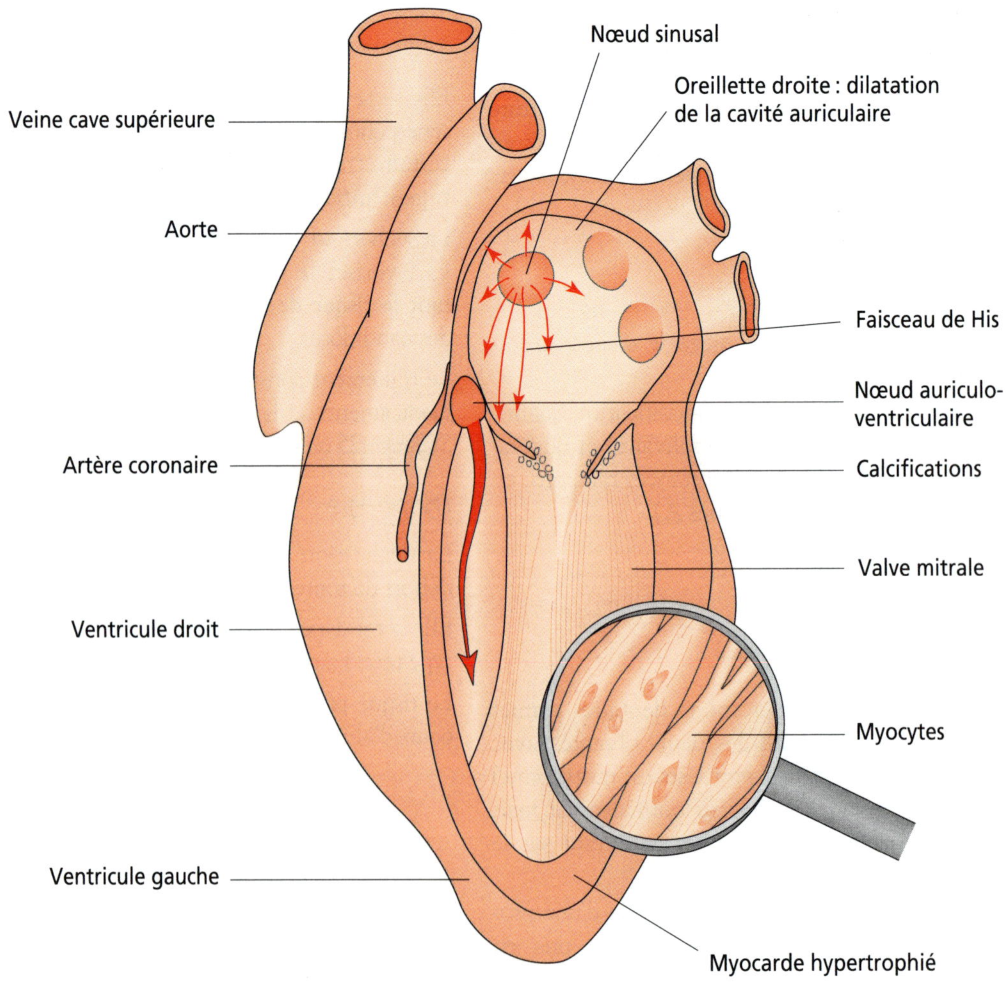

Fig. 2.4 Vieillissement des structures du cœur.

Vieillissement de l'appareil cardio-vasculaire

Modifications du cœur

Voir figure 2.4.

Modifications anatomiques

Oreillettes

On observe un amincissement des parois auriculaires réalisant une augmentation des diamètres auriculaires avec dilatation des cavités. Ce phénomène de distension-dilatation explique en partie la fréquence de la survenue des troubles du rythme auriculaire du sujet âgé. L'arythmie complète par fibrillation auriculaire idiopathique existe chez 20 % des personnes âgées.

Ventricules

Les études anatomopathologiques notent une hypertrophie pariétale globale et progressive du myocarde au cours du vieillissement. Cette hypertrophie est modérée. Elle est visualisée à l'échocardiographie mais ne donne aucun signe ni à l'électrocardiogramme ni sur la radiographie thoracique.

Modifications tissulaires

Les myocytes, cellules de base du myocarde, s'hypertrophient mais diminuent en nombre, le premier phénomène compensant le second.

Les modifications du tissu interstitiel sont multiples (augmentation du tissu collagène, dépôt de lipofuscine, parfois dépôts de substance amyloïde, surtout au niveau auriculaire).

Elles entraînent une augmentation de la rigidité myocardique.

Valves

Les remaniements valvulaires touchent surtout les valves mitrales et aortiques. Il s'agit essentiellement d'une calcification des anneaux mitral et aortique et du tissu collagène avec pour conséquence une perte de la souplesse naturelle des valves.

Ceci explique les différents souffles mitroaortiques du sujet âgé et les calcifications valvulaires visualisées sur une radiographie pulmonaire standard, sans qu'il existe pour autant une cardiopathie sous-jacente.

Tissu nodal

- **Le nœud sinusal :** le nombre de ses cellules diminue avec l'âge parallèlement à la diminution des cellules musculaires auriculaires.
- **Le nœud auriculo-ventriculaire :** la réduction cellulaire est moindre.
- **Le faisceau de His :** son fonctionnement peut être altéré par les « coulées calcaires » à point de départ mitral ou aortique. La branche droite est très sensible à la fibrose sénile d'où la fréquence des blocs de branche droits.

Variations du débit cardiaque

Le débit cardiaque (DC) est égal au produit de la fréquence cardiaque (FC) par le volume d'éjection systolique (VES).

Les variations du débit cardiaque sont différentes à l'effort ou au repos. Elles dépendent :

– de la fonction systolique (ou contraction des ventricules assurant l'éjection en systole) ;

– de la fonction diastolique (ou relaxation ventriculaire permettant le remplissage) ;

– du système nerveux autonome (SNA).

Débit cardiaque au repos

- **La fréquence cardiaque et le volume d'éjection systolique** n'étant pas modifiés par l'âge, il n'y a pas de variation du débit cardiaque au repos.
- **La fonction diastolique** s'altère considérablement sous l'effet du vieillissement du fait de la perte d'élasticité secondaire à la fibrose (trouble de la compliance) et d'une diminution de 50 % du remplissage passif en raison d'une relaxation incomplète des fibres myocardiques. Cette diminution est compensée par l'accélération de la systole auriculaire, ce qui fait que le débit cardiaque au repos ne se modifie pas avec l'âge.

Adaptation du débit cardiaque à l'effort

Tout effort entraîne une tachycardie par mise en jeu du SNA : le débit cardiaque augmente à l'effort par accélération de la fréquence cardiaque. Chez le sujet âgé, le fonctionnement du système nerveux autonome est altéré, l'accélération de la fréquence cardiaque est réduite, non compensée puisqu'il existe un trouble de la compliance et de la relaxation ventriculaire.

L'adaptation du débit cardiaque au cours de l'effort est donc retardée chez le sujet âgé mais se fait chez le sujet âgé indemne de pathologie cardiaque.

Vieillissement vasculaire

Il modifie la structure et le fonctionnement artériel. D'autre part, l'hypertension artérielle (et, mais de façon moindre, les autres facteurs de risques cardio-vasculaires), très fréquente dans la population âgée est responsable de modifications analogues. Il est difficile de faire la part des choses entre les deux mécanismes.

Système artériel

Facteurs de vieillissement expliquant l'artériosclérose

Le phénomène débute dès l'âge de 20 ans et constitue « l'artériosclérose » physiologique :

- constitution d'une intima épaisse et fibreuse ;
- amincissement et perte d'élasticité de la média ;
- fibrose de l'adventice.

Ces modifications aboutissent à des artères rigides, à lumière artérielle réduite, siège de calcifications.

Ce vieillissement est précoce au niveau des artères coronaires. Les artères des membres inférieurs involuent plus précocement que les artères des membres supérieurs.

Les artères cérébrales vieillissent les dernières en conservant longtemps intacte leur intima.

Les facteurs aggravants expliquent l'athérosclérose

Lorsque ce vieillissement artériel devient prononcé et se complique de dépôts lipidiques à la jonction intima-média de la paroi artérielle, on parle d'*athérosclérose* ou *artériosclérose maladie*.

Cet athérome est favorisé par l'hypertension artérielle, les dyslipidémies, le tabagisme, l'obésité et le diabète.

Système veineux

Le vieillissement entraîne une perte de l'élasticité de la paroi veineuse d'où dilatation et stase veineuse favorisant l'apparition des varices.

Cela se traduit pour la personne par une sensation de lourdeurs des jambes, un œdème dont la particularité est qu'il disparaît lorsque les jambes sont allongées.

Une bonne mesure d'hygiène de vie est de garder les jambes allongées sur un « pouf » dès que l'on reste assis !

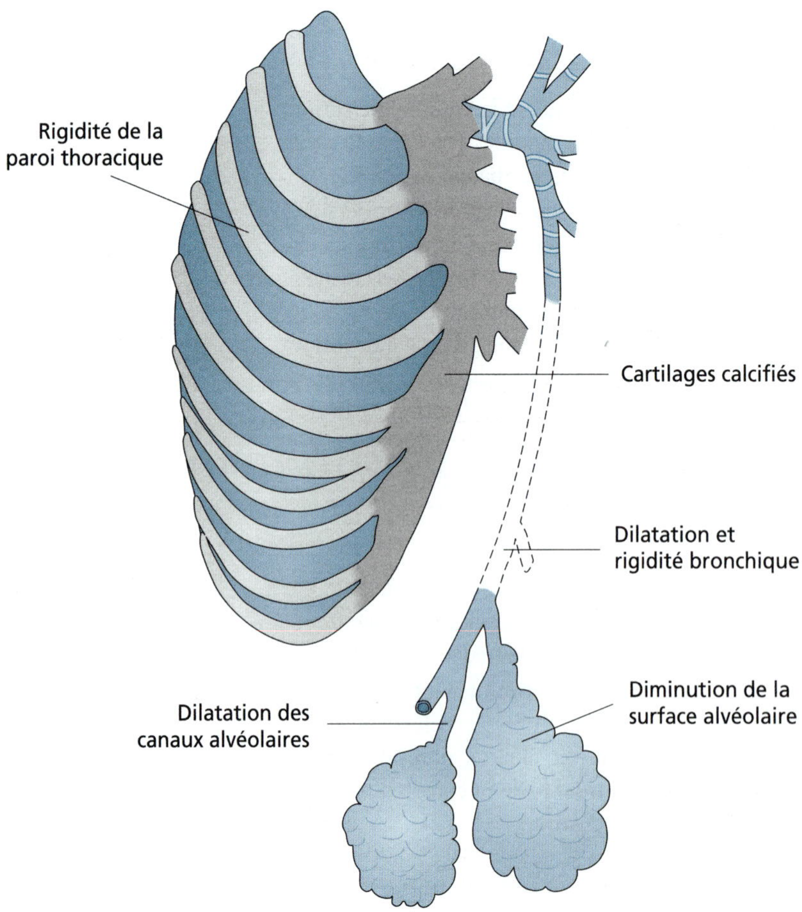

Fig. 2.5 Vieillissement de l'appareil respiratoire.

Vieillissement de l'appareil respiratoire

Modifications anatomiques

Voir figure 2.5.

Cage thoracique

L'accentuation de la cyphose dorsale, l'augmentation du diamètre antéropostérieur thoracique, sont responsables de l'aspect en « tonneau » de la cage thoracique du sujet âgé.

La calcification des cartilages costaux, l'atrophie des muscles respiratoires dont la force contractile diminue également, transforment la cage thoracique en une structure plus rigide et moins expansive.

Parenchyme pulmonaire

Le poumon est plus flasque et plus distensible. Si le poumon sénescent conserve globalement son architecture, il est aussi caractérisé par la dilatation des canaux alvéolaires et des bronchioles respiratoires, ce qui se traduit par la diminution du nombre d'alvéoles et de la surface alvéolaire utile (environ 2,7 m^2 par décennie).

La mobilité des cils vibratiles diminue. Associée à la baisse de l'efficacité de la toux du fait de la rigidité de la cage thoracique, on comprend aisément la gravité de l'infection pulmonaire et l'intérêt de la kinésithérapie respiratoire.

Vascularisation

La paroi artérielle pulmonaire s'épaissit avec l'âge. Il existe une réduction du lit capillaire pulmonaire.

Ces modifications anatomiques couplées à d'autres facteurs comme la perte de la tonicité de la paroi abdominale et l'obésité sont responsables des troubles de la mécanique ventilatoire du sujet âgé.

Vieillissement de la fonction respiratoire

Capacité pulmonaire totale : CPT

C'est le volume de gaz contenu dans les poumons après un effort inspiratoire maximal : il ne varie pas avec l'âge.

Volume résiduel : VR

C'est le volume de gaz restant dans les poumons après un effort expiratoire maximal. Il dépend de l'importance de la cyphose, de la force des muscles expiratoires. Il augmente de 7 à 22 mL/an dès l'âge de 20 ans.

Capacité vitale : CV

C'est le volume de gaz expiré lors d'une expiration forcée suivant une inspiration maximale :

$$CV = CPT - VR.$$

Elle diminue donc avec l'âge puisque le VR augmente et que la CPT reste constante.

Capacité résiduelle fonctionnelle : CRF

C'est le volume de gaz présent dans les poumons à la fin de l'expiration normale.

Elle augmente avec l'âge.

Volume d'expiration maximal/seconde : VEMS

Le volume maximal expiré par seconde diminue avec l'âge, secondairement à la diminution de la compliance thoracique, à la faiblesse des muscles expirateurs et à la tendance à se collaber des voies aériennes supérieures chez le sujet âgé.

Variations des échanges gazeux

La pression artérielle en oxygène (PaO_2) diminue progressivement avec l'âge (elle passe de 95 torrs à 20 ans à 75 torrs à 70 ans). Elle diminue aussi en décubitus dorsal.

Cette hypoxémie est liée à la perte de la surface alvéolaire, à l'altération de la circulation pulmonaire et aux modifications de la cage thoracique.

Elle est d'autant majorée qu'il existe une mauvaise ventilation liée à une obésité, à un tabagisme ou une bronchite chronique.

Adaptation à l'exercice

Elle diminue avec l'âge. Cette diminution est due aux modifications vues plus haut ainsi qu'à l'adaptation retardée du débit cardiaque.

En revanche, l'entraînement physique régulier peut permettre d'améliorer les capacités respiratoires du sujet âgé.

Les modifications de l'appareil respiratoire n'entraînent pas de réduction des capacités empêchant la personne âgée de mener une vie normale mais, il y a une réduction du « luxe » de la fonction qui fait que dès qu'une pathologie pulmonaire ampute quelques litres de la réserve fonctionnelle qui lui reste, le sujet âgé sera précipité dans l'insuffisance respiratoire, d'où l'intérêt majeur de la régularité d'un exercice physique et des vaccinations, en particulier antigrippales.

Vieillissement de l'appareil locomoteur

Le vieillissement physiologique de l'appareil locomoteur diminue la validité du sujet âgé. La distinction entre le vieillissement normal et le vieillissement pathologique est particulièrement difficile car il y a continuité entre les modifications induites par le vieillissement et des pathologies d'apparition insidieuse, dont la fréquence augmente au fur et à mesure que l'on avance en âge (figure 2.6).

Muscles

Masse musculaire

La masse musculaire diminue avec l'âge (30 à 40 % de 20 à 70 ans). Cette involution musculaire est due à une diminution en nombre et en volume des fibres musculaires. Elle porte sur l'ensemble des muscles de l'organisme mais prédomine sur les membres inférieurs et sur les muscles des ceintures.

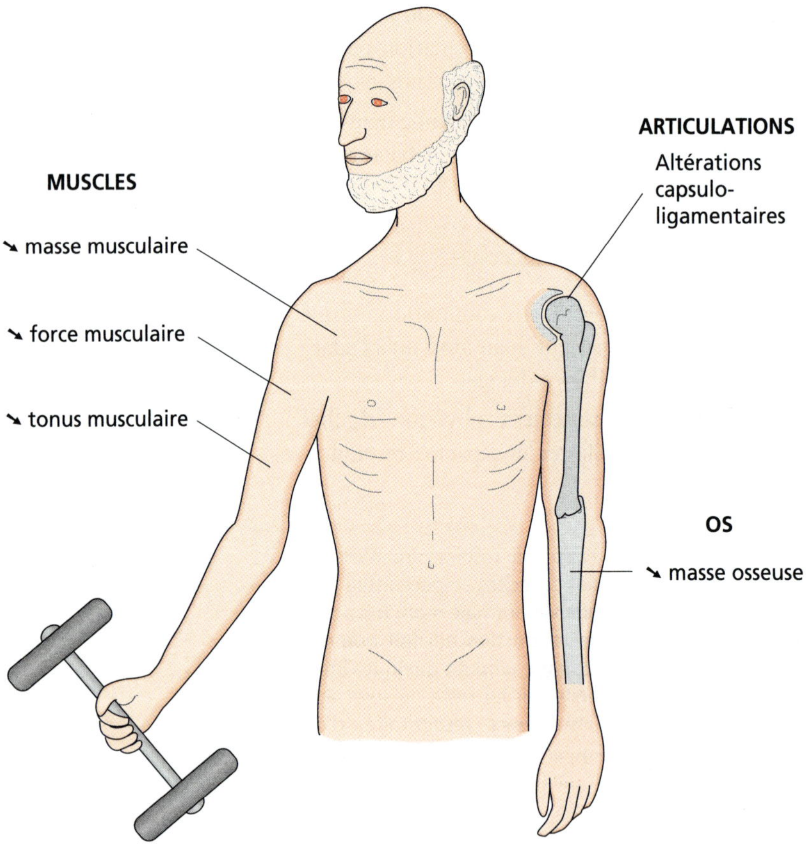

Fig. 2.6 Vieillissement de l'appareil locomoteur.

Force musculaire

La force musculaire est maximale à 30 ans puis décroît avec l'âge. Elle baisse de 1 % par an entre 45 et 55 ans, puis de 2 % par an au-delà de 65 ans pour atteindre à 80 ans la moitié de ce qu'elle était à 20 ans ! Si la force musculaire du biceps et des muscles extenseurs et fléchisseurs du genou baisse, celle des petits muscles de la main reste stable.

Mais la poursuite d'une activité physique régulière permet de limiter cette perte. Par ailleurs, la reprise d'une activité permet à tout âge un certain degré de récupération de cette force musculaire.

Élasticité et tonus musculaires

La capacité d'étirement des muscles diminue ce qui explique le manque de souplesse et la diminution d'amplitude des gestes.

On observe fréquemment chez le sujet âgé une contraction résiduelle qui entraîne une difficulté au relâchement.

Os

Masse osseuse

L'âge est responsable d'une ostéopénie, c'est-à-dire d'une diminution progressive de la masse osseuse.

La valeur maximale de la masse osseuse est atteinte entre 20 et 25 ans chez la femme, entre 25 et 30 ans chez l'homme.

Elle reste stable dans les deux sexes jusqu'à 40 ans puis diminue.

- **Chez l'homme :** la diminution est progressive, régulière avec une perte de 0,5 à 1 % de la masse osseuse par an.
- **Chez la femme :** la diminution est progressive jusqu'à la ménopause, puis s'accélère rapidement avec une perte de 2 à 2,5 % par an. La femme perd 20 à 25 % de sa masse osseuse pendant les dix années qui suivent sa ménopause que celle-ci soit naturelle ou artificielle.

Résistance osseuse

Cette ostéopénie s'accompagne d'une augmentation de la fragilité osseuse qui expliquent la fréquence des tassements vertébraux et des fractures du col fémoral chez le sujet âgé en dehors de toute pathologie ostéopéniante.

Ostéoporose et vieillissement physiologique

L'ostéoporose est une accentuation pathologique de ce phénomène ; il ne s'agit donc pas du vieillissement physiologique osseux.

Articulations

Cartilage et synoviale

Dès l'âge de 20 ans, on observe des fissurations superficielles du cartilage qui perd son aspect blanc nacré pour une coloration jaunâtre. Microscopiquement, on note une diminution du nombre des chondrocytes et de leur activité.

Cependant, malgré ces modifications, le cartilage sénescent reste un tissu sain et résistant.

Des hyperplasies plus ou moins congestives de la synoviale peuvent être responsables de douleurs.

Structures capsulo-ligamentaires

On observe une rétraction capsulaire et ligamentaire réduisant l'amplitude articulaire à celle utilisée pour les gestes usuels. Ceci est essentiellement dû à la non-utilisation de toute l'amplitude articulaire.

Arthrose et vieillissement physiologique

L'arthrose, même si sa fréquence augmente au fur et à mesure que l'on avance en âge, est une pathologie de l'articulation et non le vieillissement physiologique articulaire.

Équilibre et système nerveux

L'âge est responsable d'un ralentissement de la vitesse de l'influx nerveux des nerfs sensitifs et moteurs, d'où une réponse musculaire plus lente et un épuisement plus rapide.

La motricité automatique s'altère davantage avec l'âge que la motricité volontaire.

Une altération des récepteurs vestibulaires avec l'âge entraîne une presbyvestibulie qui se traduit par une instabilité peu marquée objectivement mais ressentie comme une peur de tomber plus fréquente par le vieillard.

Cette presbyvestibulie débute dès l'âge de 40 ans.

Le vieillissement physiologique de l'appareil locomoteur diminue les capacités de déplacement du sujet âgé mais lui permet de conserver une validité normale. L'état locomoteur sera d'autant meilleur que, à l'âge adulte, la personne aura utilisé au mieux ses fonctions et qu'en vieillissant elle aura continué à avoir une activité physique régulière.

Que ce soit pour l'appareil cardiaque, respiratoire ou locomoteur, la non-utilisation est un facteur aggravant du vieillissement.

Vieillissement du rein

Modifications anatomiques

Macroscopiques

La masse rénale diminue de façon significative à partir de 50 ans.

L'épaisseur du parenchyme rénal diminue alors que la quantité de graisse hilaire augmente.

Microscopiques

Glomérules

Leurs lésions sont constantes. Les glomérules deviennent scléreux. L'aspect global dit de « pain à cacheter » se voit dès l'âge de 50 ans et est retrouvé de manière quasi systématique sur une ponction biopsie rénale sans qu'il y ait une pathologie rénale associée.

Néphrons

La diminution de leur nombre est très fréquente mais elle est plus liée à la fréquence de l'hypertension artérielle ou à des néphropathies qu'au vieillissement lui-même. En effet, le nombre de néphrons n'est pas diminué chez les (rares) personnes âgées indemnes de toute pathologie de ce type.

Modifications fonctionnelles

Filtration glomérulaire et flux plasmatique rénal

La filtration glomérulaire et le flux sanguin rénal diminuent avec l'âge. La filtration glomérulaire est de 140 mL/min à 20 ans, de 80 mL/min à 80 ans.

De ce fait le dosage de la créatinine qui est utilisé pour estimer la fonction rénale n'est pas suffisant chez le sujet âgé. En effet il existe avec l'âge :

- une diminution de la production de la créatinine puisqu'il y a une diminution de la masse musculaire ;
- une diminution de l'excrétion de la créatinine liée à la réduction néphronique.

L'effet de ces deux facteurs fait que la créatinine sanguine n'augmente pas automatiquement en cas d'insuffisance rénale.

En gériatrie, la fonction rénale sera correctement évaluée par la clairance de la créatinine calculée en utilisant la formule de Cockroft ou les abaques de Kampman.

Formule de Cockroft

Chez l'homme :

$$\text{clairance de la créatinine} = \frac{(140 - \text{âge}) \times \text{poids (kg)}}{\text{créatinine } (\mu\text{mol/l}) \times 0{,}80}$$

Chez la femme :

$$\text{clairance de la créatinine} = \frac{(140 - \text{âge}) \times \text{poids (kg)}}{\text{créatinine } (\mu\text{mol/l}) \times 0{,}85}$$

Bilan du sodium chez le sujet âgé

En dehors d'une insuffisance cardiaque, le rein du sujet âgé est tout à fait capable d'excréter le sodium. Cependant, si on le soumet à un régime sans sel strict (comme cela est préconisé dans l'insuffisance cardiaque du sujet jeune), le rein continuera à excréter le sodium, ce qui aboutit rapidement à une hyponatrémie (chez le sujet jeune, au bout de 5 jours, la natriurèse est nulle).

C'est la raison pour laquelle le régime sans sel strict n'est pas indiqué chez le sujet âgé, d'autant que la prescription de diurétiques accroissant la perte de sel est fréquemment associée.

Bilan de l'eau

La sensation de soif est diminuée chez le sujet âgé, ce qui rend le risque de déshydratation important à cet âge par manque d'apport en eau.

Inversement, les capacités de concentration et de dilution des urines étant perturbées, les sorties diminuent : par ce biais, une recharge hydrique mal contrôlée peut conduire facilement à une hyponatrémie de dilution.

Place de la personne âgée dans la société

Vieillissement démographique

Augmentation du nombre de personnes âgées de plus de 60 ans dans la population

Ceci se traduit également par une modification de la pyramide des âges qui a tendance de plus en plus à se transformer en tour.

Voir figures 3.1 et 3.2, pages suivantes.

Ce vieillissement est le résultat de l'action combinée de plusieurs facteurs démographiques : la natalité, la mortalité, les migrations internes et externes.

Baisse de la natalité

Plus précisément, on parle de taux de fécondité, c'est-à-dire le nombre de naissances vivantes pour 1 000 femmes en âge de procréer (15-45 ans).

En France, il est actuellement de 1,89 c'est-à-dire 18 enfants pour 10 femmes.

Or, le taux nécessaire pour remplacer les générations est de 2,1 puisqu'il faut au moins deux naissances pour remplacer les parents et qu'une marge est nécessaire pour tenir compte de la mortalité précoce et des personnes sans postérité. Ceci veut dire que ce taux de 1,89 étant à peu près le même depuis des années (même si en 1999 il était à 1,65), les générations ne se remplacent plus, numériquement parlant !

De plus, le nombre de naissances commande le nombre des jeunes ! Dans une population où le nombre de jeunes est peu important, le climat n'est pas propice à la fécondité ! Sans un changement significatif et peu vraisemblable des comportements, la diminution du nombre de jeunes entraînera, de fait, une diminution des naissances.

Recul de la mortalité

Taux de mortalité = nb de décès pour 1 000 habitants.

En analysant les taux de mortalité de groupes d'âge différent, on observe la chute de la mortalité infantile (décès d'enfants âgés de moins d'un an pour 1 000 naissances vivantes).

Ceci permet de définir l'espérance de vie qui indique le nombre moyen d'années qui restent à vivre au groupe qui atteint un âge donné, si les conditions de mortalité ayant servi au calcul ne changent pas ; on observe que l'espérance de vie a beaucoup augmenté à la naissance (en 1933 : l'espérance de vie à la naissance était de 55,9 pour les hommes, 61,6 pour les femmes et en 2004, elle est respectivement de 75,9 et 82,9 ans). Depuis quelques années, elle augmente aussi aux âges les plus avancés puisqu'elle est, en 2004, de 7 ans pour les hommes de 80 ans (3 ans pour ceux de 90 ans) et de 9 ans pour les femmes de ce même âge (et 4 ans pour les femmes de 90 ans).

La mortalité se concentre désormais après 70 ans. **90 % des décès ont lieu après 60 ans et 50 % après 80 ans.**

Effet combiné

L'effet combiné de la baisse de la fécondité et du recul de la mortalité explique le vieillissement de la population.

Le facteur clé est la baisse de la fécondité. En effet, si la mortalité recule sans que se modifie la natalité, il y a augmentation de la population sans vieillissement.

Mais si les deux diminuent, ce qui est le cas, la structure de la population se modifie sous l'effet d'un vieillissement rapide.

Au XXIe siècle, le vieillissement sera d'autant plus important que la mortalité continue à reculer après 70 ans alors que les progrès se stabilisent avant 5 ans.

La pyramide des âges va vieillir par le « bas » et par le « haut ».

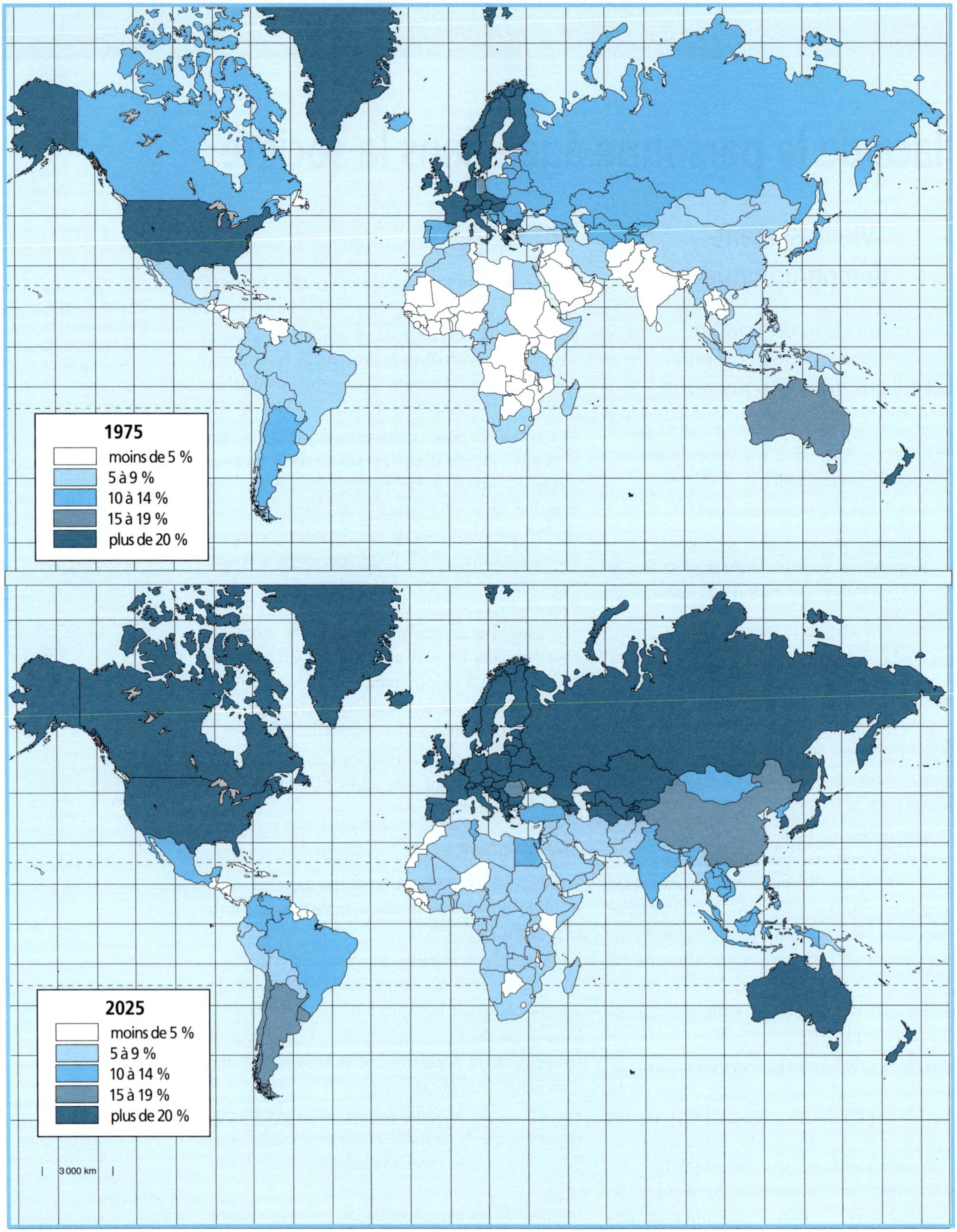

Fig. 3.1 Pourcentage des 60 ans et plus en 1975 et 2025 (ONU, 1982).

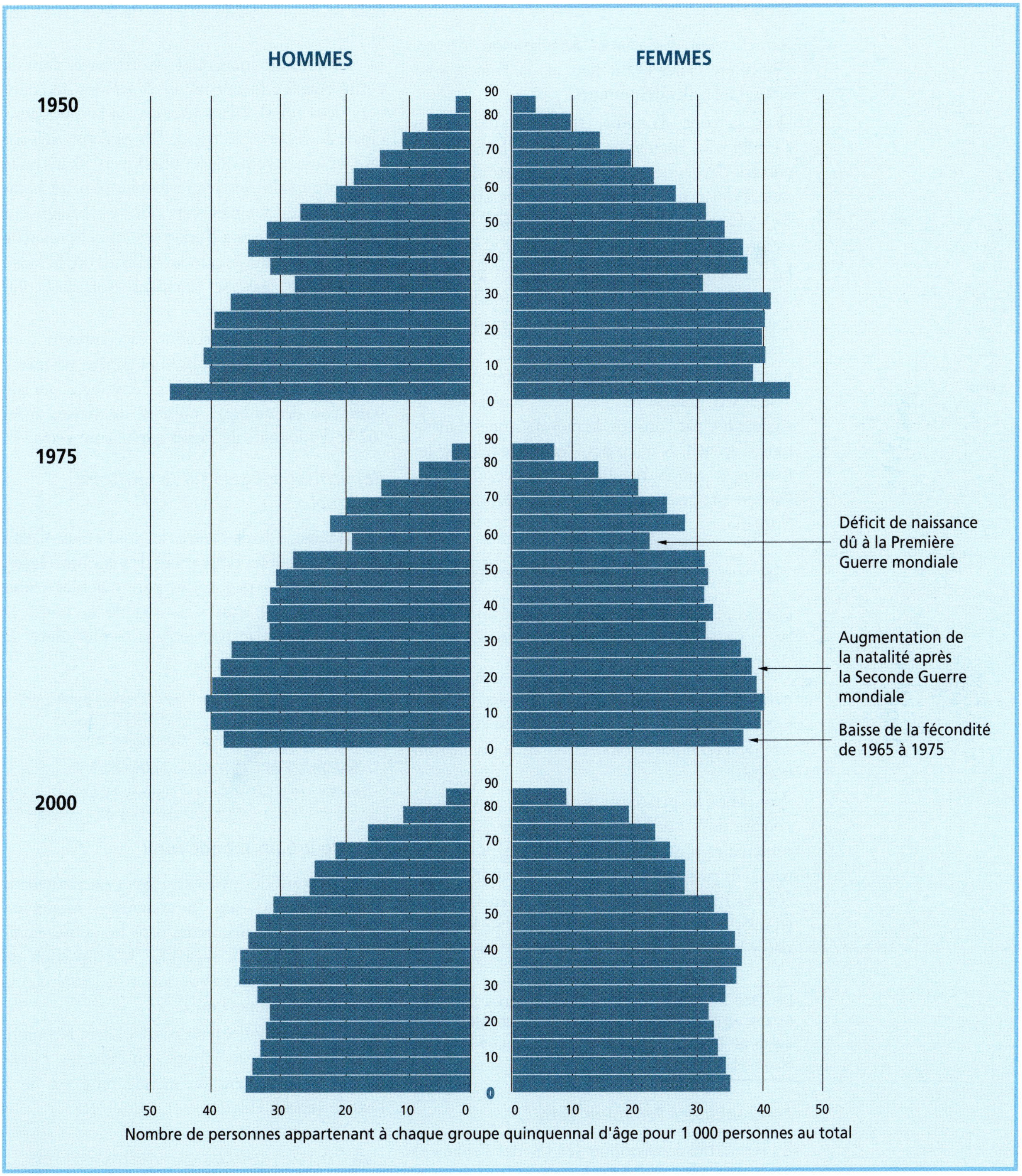

Fig. 3.2 **Pyramides des âges de la population de l'Europe en 1950, 1975 et 2000 (Rapport au Conseil économique et social, 1983).**

Migrations

Actuellement, les sources de migration interne, c'est-à-dire celles ayant lieu sur la France, sont taries, sauf celles des retraités.

Dans la zone d'origine, le départ des jeunes « vieillit » la population qui reste : la baisse du nombre des jeunes entraîne une baisse des naissances qui peut être majeure comme en Lozère ou en Creuse, aboutissant à une quasi-« désertification ».

En revanche, la migration des retraités a un effet économique positif, mais qui peut dans un deuxième temps être négatif en augmentant les besoins d'aide à domicile.

En ce qui concerne les migrations externes (c'est-à-dire extérieures au pays), la population se « rajeunit » par l'arrivée de plus de jeunes dans la zone d'accueil. Il n'y a pas d'effet notable sur les naissances car la natalité des nouveaux venus s'aligne progressivement sur celle des résidents d'origine.

Populations âgées différentes

Plusieurs classes d'âge dans l'ensemble de la population âgée de 65 ans et plus

Globalement en France, la population de personnes de 65 ans et plus est de 9,8 millions en 2003 soit 16,3 % de la population totale. En 2025, elle sera de 12,5 millions, soit 20 % de la population française.

Parmi elles, les personnes de 85 ans et plus sont au nombre de 1,1 million au 1er janvier 2004. Les centenaires sont aussi de plus en plus nombreux puisqu'ils passeront de 2 000 en 1985 à 46 000 en 2025 et 150 000 en 2050 alors qu'il y en avait 200 en 1950, soit une augmentation de 750 % en un siècle !

De 1980 à 2025, le nombre des personnes âgées de 65 ans et plus va doubler, mais celui des personnes âgées de 75 ans et plus va tripler et celui de celles de 85 ans et plus va quintupler.

Prédominance féminine nette

La surmortalité masculine (et ce, dès l'enfance) d'une part, les pertes liées aux deux guerres mondiales d'autre part, expliquent que les femmes soient nettement majoritaires parmi les personnes âgées. Elles représentent 61 % de la population âgée de 65 ans et plus et 75 % de celle de 85 ans et plus.

La surmortalité masculine se retrouve dans la petite enfance (avant un an, 3 garçons décèdent pour deux filles), à l'adolescence où la cause principale de décès est le suicide (les garçons « réussissant » plus souvent que les filles), vers 50 ans où la mortalité cardio-vasculaire touche plus les hommes que les femmes car celles-ci bénéficient jusqu'à la ménopause d'une protection hormonale naturelle, et dans la grande vieillesse où, là aussi, les hommes âgés se suicident trois fois plus souvent que les femmes.

Cette surmortalité masculine s'accompagne d'un veuvage féminin généralisé qui génère lui-même de grosses difficultés en gérontologie sociale puisqu'on dénombre 2 millions de veuves âgées (62 % des femmes de 75 ans et plus sont veuves).

Répartition inégale sur le territoire national

La Lorraine, l'Île-de-France, le Nord-Pas-de-Calais ont les plus faibles proportions de personnes âgées. À l'inverse, les régions les plus « vieilles » sont majoritairement situées au sud de la Loire, le Limousin ayant le pourcentage le plus élevé de personnes âgées.

Creuse : 24,7 %	Alpes maritimes : 21,4 %
Corrèze : 20 %	Dordogne : 19,5 %
Ariège : 22 %	Aude : 20,9 %
Nièvre : 19,5 %	Indre : 19,4 %

Monde urbain-monde rural

La proportion des personnes âgées est nettement plus importante dans les communes rurales et, mais de façon moins nette, dans les petites communes urbaines. En revanche, la proportion de personnes âgées décroît au fur et à mesure que la taille des communes croît.

La jeunesse des villes n'est pas due à leur fécondité mais aux migrations internes ou externes, tandis que le vieillissement du monde rural est lié à l'exode vers les villes.

Conséquences du vieillissement de la population

Plus la population est vieillie, plus il est utopique d'essayer d'enrayer le vieillissement par une

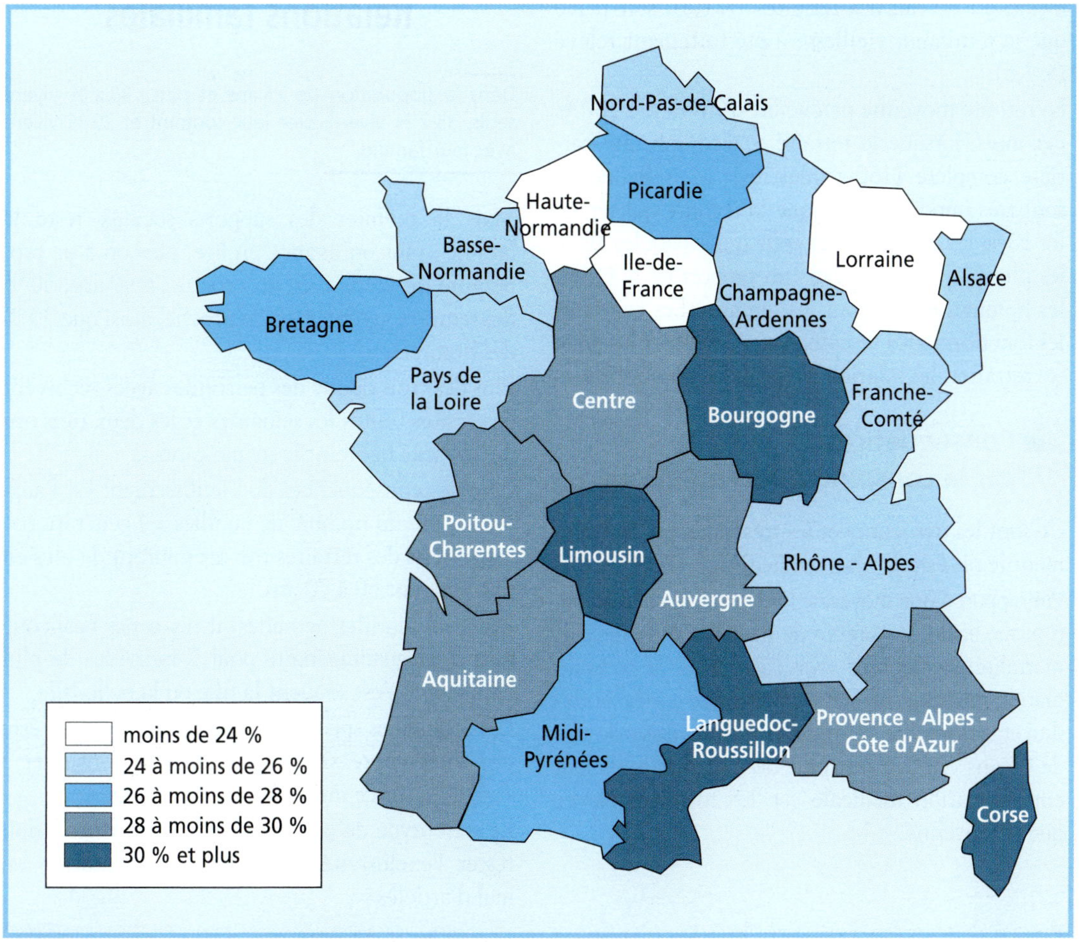

Fig. 3.3 **Vieillissement différentiel géographique en métropole (Atlas de la vieillesse et du vieillissement, ERES).**

reprise de la natalité. Si la France essayait, il lui faudrait plus de 50 ans pour obtenir une simple stabilisation du vieillissement.

Dans une population vieillie, la mortalité se concentre dans les âges avancés : la mortalité change alors de contenu : les accidents et les maladies infectieuses cèdent la place aux maladies dégénératives (tumeurs, maladies cardio-vasculaires).

Ressources et niveau de vie

Logement et confort

Les personnes âgées occupent 31 % des logements, voire 38 % dans les communes rurales. 60 % d'entre elles sont propriétaires, ce qui n'est le cas que de 30 % des ménages français.

Si elles sont propriétaires en plus grande proportion que les autres, les personnes âgées le sont de logements d'un confort moindre, peut-être parce qu'elles le sont devenues il y a plus longtemps, à un moment où les normes étaient plus basses qu'aujourd'hui et les moyens financiers plus faibles : un quart des ménages est démuni de salle d'eau et 13 % des personnes de 75 ans et plus n'ont que l'eau et aucune installation de toilettes ou de chauffage central.

Ressources

En quinze ans, les revenus des personnes âgées se sont améliorés très sensiblement, soit par augmentation du niveau des retraites (× 1,8), soit parce que le minimum vieillesse a été fortement relevé (× 2,6).

La retraite moyenne perçue est d'environ 1 200 € par mois, lorsque le retraité a accompli une carrière complète (150 trimestres). Mais les écarts sont très importants puisque la retraite qui sépare les 10 % les plus riches et celle qui sépare les 10 % les plus pauvres sont dans un rapport de 5,3 pour les hommes et 7,2 pour les femmes. Les cadres et les fonctionnaires de catégorie A ont les plus grosses retraites, les salariés agricoles les plus faibles.

Conséquences sur la consommation médicale

Ce sont les très jeunes et les très vieux qui consomment le plus sur le plan médical.

Par rapport à une moyenne nationale, la consommation médicale, le nombre de maladies et le taux de mortalité augmentent avec l'âge. Mais la consommation médicale augmente moins vite que la morbidité et la mortalité. Ainsi les personnes âgées de plus de 65 ans ont 3,6 fois plus de maladies mais leur consommation médicale est 1,8 fois plus élevée que la moyenne.

Relations familiales

Dans la population de 75 ans et plus : 36,2 % vivent seuls, 35,2 % vivent avec leur conjoint et 20 % vivent avec leur famille.

Mais le premier des supports sociaux reste la famille : plus on avance en âge, plus on a de probabilité de vivre avec un proche : à 90 ans, 50 % des femmes vivent avec un proche, ainsi que 30 % des hommes.

Plus des trois quarts des personnes âgées reçoivent des visites toutes les semaines et les deux tiers ont des enfants habitant le même canton.

Une des conséquences du vieillissement est l'augmentation du nombre de familles à 4 générations : les enfants des retraités très âgés auront de plus en plus souvent 60 à 70 ans.

Dans les familles actuelles, il n'y a pas beaucoup plus d'un quadragénaire pour 2 individus de plus de 65 ans : c'est souvent la fille ou la belle-fille.

Les problèmes spécifiques des aidants doivent être pris en compte si on veut pouvoir continuer à s'appuyer sur ce mode de prise en charge.

Le stéréotype de la famille « abandonnante » doit rester l'exclusivité des journaux à sensation en mal d'articles !

Population âgée dépendante

Définitions

Dépendance

La notion de dépendance n'a pas de définition propre ; elle est très relative et est liée à la maladie et au handicap social.

Elle peut être psychologique, physique ou sociale ; elle est la conséquence d'accumulation de troubles.

La dépendance physique est définie comme l'incapacité d'accomplir, sans l'aide d'une tierce personne, au moins trois actes de la vie courante.

Autonomie

C'est la capacité qu'a un individu de se gouverner lui-même.

L'objectif de tous les gérontologues est de préserver au maximum les capacités de choix de l'individu âgé, même s'il est devenu dépendant pour les actes de la vie courante.

Déficience

C'est l'atteinte physique ou psychologique responsable d'une diminution de la fonction. Exemple : cataracte.

Incapacité

Elle mesure l'importance de la baisse de performance. Exemple : cécité due à la cataracte.

Handicap ou désavantage

Il mesure de quelle façon l'incapacité est compensée ou non. Exemple : la personne aveugle est

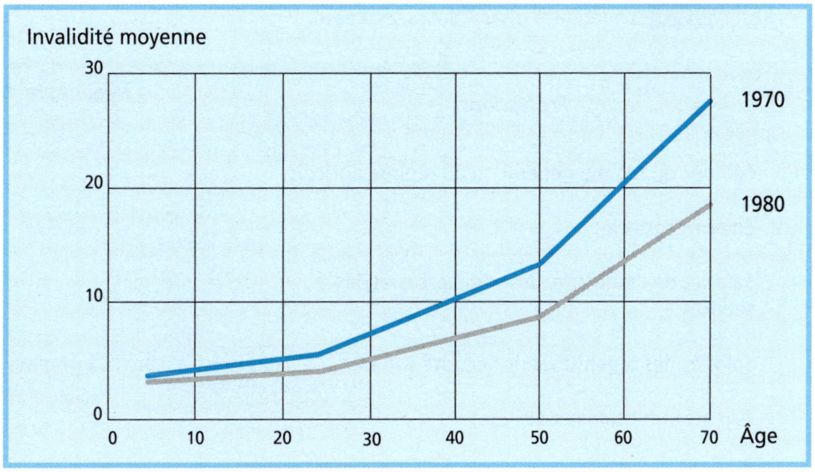

Fig. 3.4 **Invalidité moyenne selon l'âge pour la France (1970-1980). Globalement et pour chaque classe d'âge, l'invalidité a considérablement diminué entre 1965 et 1980. (D'après Mizrahi A *et al.* Invalidité et variables socio-démographiques. Handicaps et inadaptation. *Les Cahiers du CTNERHI, 29,* 1985.)**

autonome pour ses sorties grâce à un chien spécialement dressé ou ne peut sortir que lorsqu'un membre de sa famille vient lui rendre visite.

Quelques chiffres

- **Les personnes confinées au lit ou au fauteuil :** 225 000 personnes soit 2,4 % des plus de 65 ans.
- **Les personnes aidées pour plusieurs actes corporels :** 403 000 personnes soit 4,3 %.

Au total, la dernière enquête de décembre 2000 sur la population âgée dépendante dénombrait 628 000 personnes lourdement dépendantes dont plus des deux tiers vivent à domicile.

- 20 % des personnes de plus de 80 ans sont atteintes de **syndrome démentiel.**
- 7 % des personnes de plus de 65 ans **vivent en institutions**, mais ce pourcentage augmente avec l'âge : 13 % des plus de 75 ans et 27 % des plus de 85 ans.

Le problème de la dépendance des personnes âgées n'est pas l'affaire de quelques spécialistes hospitaliers mais celle de tous les professionnels de santé, quel que soit leur lieu d'exercice.

Mais la dépendance n'est certainement pas inéluctable et la justification de toutes les politiques de prévention est de savoir si l'espérance de vie et l'espérance de vie sans incapacité évoluent parallèlement.

En 1991, l'espérance de vie sans incapacité est de 12 ans pour une femme âgée de 65 ans et de 10 ans pour un homme du même âge. À 85 ans, elle est quasiment identique dans les deux sexes soit 1,8 pour les unes, et 1 pour les autres. Mais le plus intéressant est de constater que la croissance de l'espérance de vie sans incapacité entre 1981 et 1991 a augmenté de 3 ans pour les hommes et de 2,5 pour les femmes, soit une augmentation plus rapide que l'espérance de vie elle-même : **on vit de plus en plus vieux mais aussi de mieux en mieux**.

Prise en charge sociale des personnes âgées

Système des retraites

Le système actuel de financement des retraites est basé sur la répartition : les pensions des retraités sont financées par les cotisations des actifs ; cette quasi-simultanéité a deux avantages : elle élimine l'effet de l'inflation et elle associe le relèvement des pensions au relèvement des salaires. Cela suppose qu'il y ait suffisamment d'actifs !

Entre 2006 et 2030, les générations nombreuses nées entre 1946 et 1965 arriveront à la retraite, alors que la population active sera moins importante et que la durée de vie en retraite sera plus longue ! La solution n'est toujours pas trouvée !!!

Tableau 3.1 Les régimes d'assurances vieillesse.

Professions	*Régimes de bases*	*Régimes complémentaires*	
Salariés du régime général ou du régime agricole			
Salariés agricoles	MSA	ANCORA	CPCEA
Salariés de l'industrie, des commerces et des services		ARRCO	AGIRC
Salariés des organismes de Sécurité sociale	CNAVTS (régime général)	CPPOSS	
Agents non titulaires de l'État		IRCANTEC	
Salariés des régimes spéciaux			
Mines	Régime des mines	ARRCO	AGIRC
Fonctionnaires	Régime des pensions civiles et militaires		
Agents des collectivités locales	CNRACL (gérée par la Caisse des dépôts)		
Ouvriers de l'État, RATP, EDF, GDF, Opéra, Banque de France, Marine marchande, Clercs de notaire	Régimes spéciaux divers		
Actifs non salariés			
Exploitants agricoles	MSA (pension forfaitaire, pension proportionnelle)		
Industriels et commerçants	ORGANIC (pension de base, pension complémentaire facultative)		
Artisans	CANCAVA (pension de base, pension complémentaire obligatoire)		
Professions libérales	CNAVPL (régimes complémentaires divers, autres caisses selon les professions)		

Source : G. Arfeux-Vaucher, M.-F. Maugourd, Gérontologie, Sauramps Médical éd.

En 1940, 1 retraité pour 10 actifs.
En 2000, 1 retraité pour 5 actifs.
En 2020, 1 retraité pour 4 actifs.

Minimum vieillesse et Fonds national de solidarité

Depuis 1956, le Fonds national de solidarité (FNS) accorde aux personnes ayant 65 ans (ou 60 ans en cas d'inaptitude) et ayant un niveau de ressources annuel inférieur à un certain plafond, fixé par décret, une allocation supplémentaire pour garantir un « minimum vieillesse » de 569 € par personne et par mois (1 021 € pour un couple).

Actuellement, 668 000 personnes âgées perçoivent ces allocations du Fonds national de solidarité pour atteindre le minimum vieillesse. Ce chiffre est en constante diminution du fait de l'amélioration progressive des retraites.

Aide sociale

L'aide sociale aux personnes âgées, dépourvues de ressources suffisantes s'applique à deux domaines : l'aide à domicile et l'aide à l'hébergement collectif.

À domicile, elle comporte l'aide médicale à domicile, l'aide ménagère, l'aide aux frais de repas pris dans un foyer-restaurant géré par le CCAS (Centre communal d'action sociale).

En institution, elle prend en charge le forfait hébergement dans certaines conditions (voir page 43).

Allocation personnalisée à l'autonomie

L'allocation personnalisée à l'autonomie (APA), entrée en vigueur le 01/01/2002 s'adresse aux personnes âgées de 60 ans ou plus dont le niveau de dépendance est évalué en GIR 1 à 4 (encadré ci-dessous).

Cette allocation est destinée à financer un « plan d'aide », c'est-à-dire à payer les heures d'aide humaine nécessaire, les travaux éventuels d'aménagement, voir les frais de transports pour aller dans une autre structure type accueil de jour pour les personnes vivant à domicile. Pour celles en établissement, elle sert à financer le forfait dépendance qui n'est pas pris en charge par l'assurance maladie. Cette allocation est gérée par les départements ; elle peut être très différente d'un département à l'autre.

Elle est attribuée en fonction de deux critères :

– le niveau de la perte d'autonomie physique et psychique, évaluée par une équipe médico-sociale;

– le niveau des revenus de la personne à aider.

Définition des groupes iso-resources de la grille AGGIR

La grille AGGIR (autonomie gérontologique groupe iso-ressources) classe les personnes âgées en six niveaux de perte d'autonomie à partir du constat des activités ou gestes de la vie quotidienne réellement effectués ou non par la personne :

– GIR 1 : personnes confinées au lit ou au fauteuil ayant perdu leur autonomie mentale, corporelle, locomotrice et sociale, qui nécessitent une présence indispensable et continue d'intervenants.

– GIR 2 : deux sous-groupes :

• personnes confinées au lit ou au fauteuil dont les fonctions mentales ne sont pas totalement altérées et qui nécessitent une prise en charge pour la plupart des activités de la vie courante ;

• personnes dont les fonctions mentales sont altérées mais qui ont conservé leurs capacités motrices.

– GIR 3 : personnes ayant conservé leur autonomie mentale, partiellement leur autonomie locomotrice mais qui nécessitent quotidiennement et plusieurs fois par jour des aides pour leur autonomie corporelle.

– GIR 4 : personnes n'assumant pas seules leur transfert mais qui, une fois levées, peuvent se déplacer à l'intérieur du logement. Elles doivent être aidées pour la toilette et l'habillage.

– GIR 5 : personnes autonomes dans leurs déplacements chez elles qui s'habillent seules et s'alimentent seules. Elles peuvent nécessiter une aide ponctuelle pour la toilette, la préparation des repas et le ménage.

– GIR 6 : personnes n'ayant pas perdu leur autonomie pour les actes discriminants de la vie quotidienne.

EXEMPLE :

Le médecin traitant de Noémie R. est sollicité par la fille de la patiente pour remplir une grille AGGIR en vue de la demande de l'APA. Il demande aux soignants habituels et à la famille de la patiente de lui donner leur avis. En effet, le seul examen clinique dans un cabinet ne renseigne pas sur le niveau d'aide apportée.

Cette dame aveugle se déplace seule dans son appartement, fait sa toilette, mais sa fille lui donne une douche une fois par semaine. Elle s'habille seule en mettant les vêtements préparés par sa fille tous les soirs, mange seule le repas préparé par l'aide ménagère. Elle écoute « Questions pour un champion », participe, suit l'actualité, téléphone beaucoup à des amies et sa famille car elle ne sort pas seule de son appartement du fait de sa cécité.

Cotation des items de la grille AGGIR

Chaque variable a trois modalités :

A : fait seul, totalement, habituellement et correctement (tous les adverbes sont importants et cumulatifs).

B : fait partiellement, ou non habituellement, ou non correctement.

C : ne fait pas.

Tableau 3.3 Grille AGGIR (Noémie R).

Cohérence : converser et/ou se comporter de façon logique et sensée	A
Orientation : se repérer dans le temps, les moments de la journée et les lieux	A
Toilette : assurer son hygiène corporelle	B
Habillage : s'habiller, se déshabiller, choisir ses vêtements	B

Tableau 3.3 Grille AGGIR (Noémie R).

Alimentation : se servir et manger les aliments préparés	B
Hygiène : assurer l'hygiène de l'élimination urinaire et fécale	A
Transfert : se lever, se coucher, s'asseoir	A
Déplacement à l'intérieur du logement ou de l'institution (éventuellement avec cannes, fauteuil roulant ou déambulateur)	A
Déplacement à l'extérieur : à partir de la porte d'entrée, à pied ou en fauteuil	C
Communication à distance : utiliser les moyens de communication (téléphone, sonnette, alarme etc.)	A

Le médecin donne cette grille qui est transmise au service de l'APA du conseil général.

À partir des réponses aux 10 variables, le service qui s'occupe du dossier APA utilise un algorithme (fourni par un logiciel informatique) qui calcule un score et en fonction de celui-ci attribue à chaque personne un groupe iso-ressources ; cette détermination permet de fixer le montant de l'allocation personnalisée à l'autonomie. Plus le GIR est « bas », plus l'allocation est élevée.

Cette allocation est très différente selon qu'elle est versée à une personne vivant à son domicile ou vivant en institution. À niveau de dépendance équivalent, le montant de l'APA est nettement plus faible pour la personne vivant en institution.

Le dossier est à retirer au service social de la mairie du domicile ou au conseil général du département. L'allocation est versée sous condition de fournir au département tous les justificatifs de son utilisation pour le plan d'aide défini par la personne, son entourage et surtout l'équipe médico-sociale qui aura fait l'évaluation du domicile (à l'aide, entre autres, de la grille AGGIR).

Dans l'exemple ci-dessous, le GIR est le GIR 4 et le montant de l'APA à domicile est, en moyenne, de 475 € par mois dont 432 sont pris en charge par le conseil général et 43 € sont à la charge de la personne (mais ce chiffre n'est qu'indicatif puisqu'il y a des variations selon les départements et le niveau de revenus des personnes à aider).

Tableau 3.4 Montant mensuel de l'APA selon le degré de dépendance de la personne au 30 juin 2004.

A - Montant mensuel à domicile					
	Montant moyen (euros)	**Montant à la charge des conseils généraux (euros)**	**Participation financière à la charge de la personne âgée (euros)**	**Part des bénéficiaires acquittant un ticket modérateur (en %)**	**Participation financière des bénéficiaires acquittant effectivement un ticket modérateur (euros)**
GIR 1	848	767	81	48	185
GIR 2	705	632	73	53	148
GIR 3	534	487	47	52	106
GIR 4	339	311	28	51	62
Ensemble	475	432	43	52	93

B - Montant mensuel en EHPA*			***en euros***
	Ensemble	**Part conseil général**	**Part bénéficiaire****
GIR 1 et 2	447	327	120
GIR 3 et 4	277	163	114
Ensemble	375	258	117

* La partie établissement ne concerne que les établissements hébergeant des personnes âgées ne faisant pas l'expérimentation de la dotation globale.
** Y compris tarif dépendance de l'établissement applicable au GIR 5 et 6.
Champ : France entière
Source : enquête trimestrielle de la Drees auprès des conseils généraux.

Aides au logement

Différentes allocations-logement existent : allocation de logement à caractère social, allocation de logement à caractère familial et aide personnalisée au logement.

Ces trois allocations sont soumises à des conditions de ressources, de normes d'habitation ou de niveau d'invalidité. Elles peuvent être attribuées même lorsque la personne vit en institution.

Les demandes de ce type d'allocations doivent être faites au niveau des Caisses d'allocations familiales.

Il existe également des aides émanant de différents organismes, en particulier les CODAL-PACT (les coordonnées seront fournies par le CCAS) permettant l'amélioration de l'habitat en termes de petits et gros travaux permettant une adaptation du logement aux incapacités.

Autres aides ou exonérations

Exonération de la redevance télévision pour les personnes âgées de 60 ans et plus, non imposables.

Exonération de la taxe de raccordement du téléphone pour les personnes allocataires du FNS avec réduction du tarif d'abonnement et des communications pour les invalides et aveugles de guerre.

Installation d'une téléalarme possible par le CCAS ou certaines caisses de retraite.

La reconnaissance de l'invalidité par la carte d'invalidité permet de déduire une demi-part d'impôt.

Exonération des charges patronales URSAFF pour toute personne de 70 ans et plus qui embauche une aide à domicile, femme de ménage ou auxiliaire de vie, sans condition de ressource ni de handicap.

Maintien à domicile

La majorité des personnes âgées souhaitent continuer à vivre chez elles, comme elles l'entendent et même lorsqu'elles ont de lourdes déficiences et incapacités.

La clé de voûte du maintien à domicile, c'est le désir de la personne et sa participation active aux aides proposées.

Depuis 1962, date du « rapport Laroque » qui, le premier, a défini une politique vieillesse permettant de « maintenir les personnes âgées en contact avec les autres générations et d'éviter toute rupture brutale dans les conditions de vie », les différents services de maintien à domicile et leur coordination se sont développés (tableau 3.5).

Tableau 3.5 Le maintien à domicile.

Les fonctions	*Les réponses données aujourd'hui*
La vie quotidienne (ménage, cuisine, gestion du budget, démarches, etc.)	Aide ménagère, auxilliaire de vie, femme de ménage, famille, voisinage, gouvernante, etc.
Les soins	Médecin généraliste, spécialiste, aide soignante, infirmier(e), kinésithérapeute, pédicure, etc.
La sécurisation	Dame de compagnie, famille, voisinage, garde plus ou moins permanente, téléphone, téléalarme, etc.
La vie sociale	Famille, voisinage, bénévoles, tous les acteurs médico-sociaux déjà cités, ou intervenants à domicile, etc.

Source : G. Arfeux-Vaucher, M.-F. Maugourd, *Gérontologie*, Sauramps Médical éd.

Offres de soins infirmiers à domicile

Services de soins infirmiers à domicile

Les soins sont assurés par des infirmier(e)s salarié(e)s du service ou des infirmier(e)s libérales ayant passé convention avec le service, sous la responsabilité d'un(e) infirmier(e) coordinateur/trice. Les soins sont prescrits par le médecin traitant.

Le service de soins intervient pour une durée quotidienne minimale de 30 minutes de soins (maximale de 2 heures) au moins quatre jours sur sept. Il peut donc assurer au maximum deux à trois interventions par jour, éventuellement sept jours sur sept.

La tarification est au forfait journalier, pris en charge à 100 % pour toutes les personnes âgées de 70 ans et plus (qu'elles soient prises en charge à 100 % pour une affection longue durée ou non) et incluant l'ensemble des soins et du matériel nécessaire (y compris les protections pour incontinents) sauf la kinésithérapie, le matériel lourd type fauteuil roulant et déambulateur.

Un des grands avantages de ces services est leur capacité de coordonner les soins qu'ils prodiguent mais également ceux des autres intervenants : médecin généraliste, aide ménagère, kinésithérapeute, etc.

Infirmiers libéraux

Ils assurent aussi bien les soins infirmiers que les soins d'hygiène, prescrits par le médecin traitant.

Ces actes sont tarifés en AMI et remboursés à 70 % ou à 100 % si les soins correspondent à une affection de longue durée (ALD).

Actuellement, la majorité des soins est faite par eux mais le contingentement des actes les incitent à limiter de fait le nombre de personnes âgées prises en charge.

Hospitalisation à domicile

Elle favorise le retour à domicile après une hospitalisation lorsque la personne nécessite des soins lourds (au minimum une injection).

Elle est prescrite par un médecin hospitalier et n'est que de courte durée (1 à 2 mois). Le relais est ensuite donné aux services de soins infirmiers à domicile ou aux infirmiers libéraux.

Services d'aide à domicile

Services d'aide à domicile (anciennement dénommée aide ménagère)

Leur rôle est l'aide dans la vie quotidienne : ménage, courses, cuisine, habillement, aide minime à la toilette, aide aux démarches administratives ou autres.

Elles interviennent 5 jours sur 7, rarement plusieurs fois par jour. L'aide à domicile est employée soit par le CCAS (centre communal d'action sociale), soit par une association dite « prestataire ».

Son intervention est facturée à l'heure avec un quota de 30 heures au maximum par mois pour une personne seule et 48 heures pour un couple.

L'aide au financement peut être apportée soit par l'aide sociale (en dessous d'un certain plafond de ressources), soit par certaines caisses de retraite (pour les personnes « en GIR 5 et 6 ») soit par l'APA (pour les personnes « en GIR 1 à 4 »).

Aucun certificat médical n'est nécessaire.

Services d'« auxiliaires de vie »

L'auxiliaire de vie intervient comme l'aide à domicile mais apporte, en plus une aide à la toilette. Elle est soit employée par une association prestataire, c'est-à-dire que la personne âgée paie l'association pour l'aide apportée et cette dernière salarie l'auxiliaire de vie, soit recrutée par une association mandataire. Dans ce dernier cas, la personne âgée (ou sa famille) est l'employeur, même si l'association mandataire effectue les démarches administratives pour elle en contrepartie de frais d'adhésion et de gestion.

Le coût horaire est variable selon les organismes associatifs à but non lucratifs ou privés. L'aide au financement passe par l'APA.

Portage des repas à domicile

Le plus souvent organisés par la municipalité, ces portages de repas sont une aide précieuse dans le maintien à domicile.

Ils sont financés par les communes et une participation est demandée au prorata des ressources.

Maillons relais entre le maintien à domicile et l'institutionnalisation

Rester à son domicile n'est pas toujours facile, tant pour la personne âgée que pour son entourage.
En cas de difficulté, il est important de bien connaître les ressources possibles.

Hébergement temporaire

C'est un hébergement non médicalisé en cas de période difficile à vivre nécessitant une présence continue qui ne peut être organisée à domicile. Il est souvent utilisé pendant les vacances d'été pour que les enfants puissent partir avec leurs propres petits-enfants ! Il se fait dans certaines maisons de retraite et certains services de soins de longue durée. Il n'est pas pris en charge par la Sécurité sociale et son coût est entre 1 830 et 2 440 € pour un mois ! Théoriquement, il peut être pris en charge par l'Aide sociale mais les démarches sont tellement lourdes qu'elles dissuadent les familles de faire la demande pour une durée courte de séjour.

Hôpital de court séjour

Il s'agit d'une hospitalisation effectuée lorsqu'un problème médical aigu survient et ne peut être réglé à domicile. Une prise en charge globale prenant en compte l'épisode aigu pour lequel la personne est hospitalisée mais aussi ses problèmes de dépendance, les difficultés psychologiques et sociales évitera au mieux les complications souvent induites par l'hospitalisation : escarres, incontinence, dénutrition, troubles confusionnels, dépression.

Service de soins de suite (service de moyen séjour)

En cas d'indications de rééducation, surveillance de traitement, soins infirmiers prolongés ou de rupture des aides à domicile quelle qu'en soit la raison, l'équipe pluridisciplinaire pourra, autour du désir de la personne âgée, organiser avec les différents partenaires (cités plus haut) le retour à domicile ou l'orientation vers une structure plus adaptée, type maison de retraite. Le prix de journée est pris en charge par la Sécurité sociale.

Hôpital de jour gérontologique

Il permet de pratiquer des bilans, de faire des soins réguliers sans couper la personne de son domicile. La majorité d'entre eux dispose d'un système de transport qui permet d'aller chercher la personne à son domicile. Le prix de journée est pris en charge par la Sécurité sociale et il est possible de faire prendre en charge les soins infirmiers à domicile les jours de la semaine où la personne ne se rend pas à l'hôpital de jour.

Accueil de jour

C'est une structure non médicalisée, ouverte dans une maison de retraite ou autre structure d'hébergement permettant à la personne de sortir de son domicile et d'avoir des relations sociales. L'accueil se fait à la journée (une à deux fois par semaine en général) ; sont ainsi assurés une surveillance, un repas et des activités de stimulation cognitive. Plusieurs de ces structures se sont, de fait, consacrées à l'accueil des personnes souffrant de détérioration intellectuelle dont la famille a besoin d'un temps hebdomadaire de « répit ». Elles sont totalement à la charge de la personne ou de sa famille, mais l'APA peut intervenir partiellement dans la prise en charge.

Institutions

Lorsque le maintien à domicile n'est plus souhaité (car la personne ne supporte plus la solitude ou d'être « à la charge » de son entourage), ou n'est plus possible, différentes structures sont offertes :
Les personnes vivant en institutions (maisons de retraites et services de soins de longue durée) représentent 4 % des 75 à 79 ans, 17 % des 85 à 89 ans et 33 % des 90 ans et plus.
L'âge d'entrée en institution est actuellement de 82 ans (en 1978, il était de 72 ans !) et le niveau de dépendance de plus en plus élevé.

Le problème majeur de toutes les institutions est leur capacité d'adaptation à l'augmentation de la charge de travail induite par cet accroissement de la dépendance. En 2004, on dénombre 10 400 établissements hébergeant des personnes âgées dont 6 240 maisons de retraite, 3 120 logements-foyers et 1 040 unités de soins de longue durée.

L'ensemble de ces établissements héberge 660 000 personnes.

En 1999, la réforme de la tarification de ces établissements a fusionné l'ensemble de ces structures en « établissements d'hébergement pour personnes âgées dépendantes » (EHPAD).

Cette volonté politique de fondre les établissements médico-sociaux accueillant des vieillards dépendants et les unités de soins de longue durée, du domaine sanitaire en une seule entité, les EHPAD, est en partie liée à l'évolution observée des niveaux de soins de base et médico-techniques dans ces deux entités et à la volonté d'aboutir rapidement à une amélioration notable du niveau de la qualité de prise en charge globale de la personne dépendante.

Logements-foyers

120 000 places de logement-foyer sur le territoire national.

Il s'adresse à des personnes ayant des problèmes d'habitat mais pas de problème de dépendance. Il n'y a souvent que le personnel de direction et un gardien. Les services collectifs (restauration, animation) sont facultatifs.

La personne résidante paye un loyer mensuel intégrant les charges locatives et la rémunération du personnel. Les repas font l'objet d'une facturation individualisée.

La plupart des logements-foyers sont gérés par des organismes municipaux ou des associations type 1901 et sont agréés par l'Aide sociale. Les résidants peuvent, en général bénéficier de l'aide personnalisée au logement (APL).

Le plus souvent, un service de restauration est assuré le midi, le résident assurant le petit déjeuner et le repas du soir. Aucune aide à la vie quotidienne n'est assurée, les agents de service ne s'occupent que des parties communes.

Le grand problème de ces structures est le vieillissement de leur population et la prise en charge des personnes dépendantes. Les services intervenants à domicile peuvent intervenir au logement-foyer, mais dès que la personne nécessite une surveillance même modérée, elle est, le plus souvent, transférée dans une autre structure.

Les résidences services peuvent être assimilées à des logements-foyers haut de gamme sur le plan immobilier. La quantité des services offerts et les limites d'accueil sont identiques à celles des logements-foyers.

EHPAD (établissement d'hébergement pour personnes âgées dépendantes)

Il s'agit de structures publiques, privées à but non lucratif ou privées à but lucratif, correspondant aux maisons de retraite médicalisées ou non et à un certain nombre de services de soins de longue durée

Ces structures sont médicalisées, accueillent des personnes âgées plus ou moins dépendantes et leur assurent l'hébergement, les soins d'hygiène et médicaux.

Elles ont signé une convention avec les autorités de tutelle (conseil général et assurance maladie) sur la base du respect d'un cahier des charges applicable à ces établissements et ayant valeur d'engagement dans une démarche d'assurance qualité sur la base du référentiel ANGELIQUE.

CETTE CONVENTION DÉTERMINE TROIS TARIFS :

- **un tarif hébergement**, déterminé annuellement par le préfet ;
- **un tarif dépendance** gradué en fonction du niveau de dépendance (évaluée par la grille AGGIR), déterminé par le président du conseil général ;
- **un tarif soins** versé directement par l'Assurance Maladie à l'établissement.

LES RÉSIDENTS ont à leur charge les frais d'hébergement (mais peuvent bénéficier de l'allocation logement et de l'aide sociale) et les frais liés à la dépendance (mais peuvent bénéficier de l'APA). Au total, la charge financière pesant sur le résident reste très lourde, variant de 15 00 à 3 000 € s'il n'est pas pris en charge par l'aide sociale. Les frais médicaux sont pris en charge par l'assurance maladie.

LE PROJET D'ÉTABLISSEMENT décline un projet de vie et un projet de soins.

- **Le projet de soins** vise à prévenir et traiter les maladies (déficiences) et à compenser les incapacités. Il définit les modalités selon lesquelles l'établissement peut assurer les soins requis par l'état de santé et le niveau d'autonomie de chaque résident.

Chaque EHPAD a un médecin coordonnateur dont le rôle est d'assurer la coordination et la formation des différents intervenants médicaux et paramédicaux, qu'ils soient salariés de l'établissement ou libéraux intervenants dans l'établissement.

- **Le projet de vie** limite le désavantage social induit par la perte d'autonomie en définissant les objectifs et les moyens en termes de qualité hôtelière de l'hébergement (architecture, repas, mobilier...) et de vie sociale (maintien des relations familiales et amicales, respect des droits, animation...).

Services de soins de longue durée

Sur les 74 000 lits de soins de longue durée dénombrés avant la réforme de la tarification, un certain nombre sont devenus EHPAD, donc basculant dans le secteur médico-social, d'autres sont restés dans le domaine sanitaire et gardent donc cette appellation.

Quelque soit leur dénomination, ils relèvent tous, y compris ceux du domaine sanitaire, d'une convention tripartite identique à celle décrite ci-dessus.

Dans la pratique, la différence est au niveau de la population accueillie ; ces structures étant historiquement plus médicalisées, souvent hospitalières, elles accueillent les personnes âgées les plus fragiles et le plus souvent plus dépendantes que dans une EHPAD.

Le critère d'orientation entre l'une ou l'autre de ces structures est essentiellement la nécessité ou non de recours à une structure sanitaire.

Les patients ayant une (ou des) pathologie(s) chronique(s), générant une dépendance plus ou moins importante mais surtout décompensant fréquemment et nécessitant chaque fois une hospitalisation en urgence ou dans un service de médecine, relèvent d'une structure de soins de longue durée, ce qui leur évitera des hospitalisations multiples avec leurs risques iatrogènes. À l'inverse, même si la dépendance est importante, si les pathologies sont stables, la personne relèvera plus d'une EHPAD.

POINTS CLÉS

1. ▶ Le vieillissement de la population française est dû à une augmentation de la proportion de personnes âgées. Cette augmentation est le résultat de la baisse de la natalité et de l'augmentation de l'espérance de vie à la naissance mais aussi aux âges avancés.
– La **prédominance féminine** est nette : deux tiers des plus de 65 ans et trois quarts des plus de 85 ans sont des femmes.
– L'**espérance de vie** sans incapacité augmente plus vite que l'espérance de vie globale.
– 628 000 **personnes âgées** sont **lourdement dépendantes** et les deux tiers vivent à leur domicile.

2. ▶ Le maintien à domicile des personnes âgées dépendantes est basé sur l'offre de soins infirmiers (libéral ou associatif) pour la prise en charge des besoins de santé, pris en charge par la Sécurité sociale, et l'offre de services d'aide à domicile pour l'aide aux actes de la vie quotidienne pris en charge par la personne elle-même.

3. ▶ Lorsque le maintien à domicile n'est plus souhaité ou n'est plus possible, l'institutionnalisation se fait dans des **institutions adaptées** à la situation de dépendance de chaque personne. Le coût de ces institutions restant à la charge de la personne est très élevé.

Symptômes spécifiques aux personnes âgées

4

Déshydratation

Les déshydratations sont des situations gériatriques fréquentes et graves. Leur dépistage et leur traitement doivent être précoces.

Définition

La déshydratation correspond à un déficit du volume liquidien par déséquilibre du bilan hydrosodé.

Il s'agit d'une pathologie fréquente en raison des modifications physiologiques liées au vieillissement :

– diminution de la sensation de soif;

– modification de la fonction rénale.

Elle est d'autant plus fréquente que la personne âgée est dépendante.

Il s'agit d'une pathologie grave pouvant engager le pronostic vital.

Types de déshydratation

DÉSHYDRATATION EXTRACELLULAIRE CORRESPONDANT À UN DÉFICIT SODÉ

Elle se traduit sur le plan biologique par :

– une augmentation des protides et de l'hématocrite;

– une augmentation de l'urée et de la créatinine.

DÉSHYDRATATION INTRACELLULAIRE CORRESPONDANT À UNE PERTE D'EAU DU SECTEUR INTRACELLULAIRE

Elle se traduit sur le plan biologique par :

– une natrémie élevée ≥ 145 mmol/L;

– une augmentation de l'urée et de la créatinine signent une insuffisance rénale fonctionnelle.

Le plus souvent, il s'agit d'une déshydratation globale avec perte d'eau et de sodium (la perte d'eau étant la plus importante).

Comment la reconnaître cliniquement ?

Les signes classiques sont d'appréciation très difficile en gériatrie :

– soit par manque de données antérieures (par exemple : TA antérieure);

– soit par le fait que certains symptômes sont atténués (par exemple : soif, pli cutané).

SIGNES DE DÉSHYDRATATION EXTRACELLULAIRE

- **Baisse de pression artérielle,** pouvant entraîner des chutes par le biais d'une hypotension orthostatique.
- **Tachycardie.**
- **Oligurie,** mais elle est difficile à apprécier en cas d'incontinence sphinctérienne. On sera alors vigilant sur des protections urinaires sèches ou peu mouillées.
- **Réseau veineux plat.**
- **Le pli cutané est peu fiable** en particulier chez les sujets maigres car il est surtout le signe du vieillissement cutané.
- **Hypotonie des globes oculaires.**
- **Constipation.**

SIGNES DE DÉSHYDRATATION INTRACELLULAIRE

- **Sécheresse des muqueuses** appréciée au mieux au niveau du sillon gingivo-lingual.
- La sécheresse de la face dorsale de la langue n'est pas vraiment fiable car elle est sèche lorsque les personnes respirent la bouche ouverte.
- **Sensation de soif :** elle manque souvent car elle est beaucoup moins ressentie au fur et à mesure que l'on avance en âge.
- **Perte de poids** (d'où l'importance d'avoir un poids antérieur).
- **Fièvre.**
- **Troubles de la vigilance :** somnolence pouvant aller jusqu'au coma.

▸ **Troubles confusionnels** qu'il est important de savoir observer : changement de comportement, agitation ou au contraire adynamie.

La déshydratation est une pathologie dont le diagnostic doit être fait sans retard car les complications sont sévères et mettent en jeu le pronostic vital :
– escarres ;
– broncho-pneumopathies et infections urinaires ;
– coma hyperosmolaire ;
– phlébites et embolie pulmonaire ;
– complications neurologiques ischémiques.

Étiologies

On distingue 2 mécanismes, qui sont le plus souvent concomitants.

Augmentation des pertes

Extrarénales

▸ **Vomissements.**

▸ **Diarrhée.**

▸ **Aspiration digestive non compensée.**

▸ **Fièvre :** 1 degré au-dessus de 37° fait « perdre » 300 mL d'eau.

▸ **Polypnée.**

▸ **Sueurs abondantes.**

Rénales

▸ **Diurèse excessive,** par exemple diabète déséquilibré (coma hyperosmolaire).

▸ **Diurétiques.**

Diminution des apports

De nombreuses situations entraînent de fait une réduction des apports liquidiens :

▸ **Dépendance physique** empêchant la personne de se servir (immobilisation du bras, alitement).

▸ **Démence :** la personne ne pense pas à boire.

▸ **Dépression.**

▸ **Troubles de déglutition.**

▸ **Réduction volontaire des apports** lorsqu'il existe une incontinence partielle.

Traitement

Traitement curatif

La déshydratation est une urgence.

Le traitement doit être adapté et rapide de façon à éviter les complications.

Quantité de liquide à apporter

Le déficit hydrique se calcule en fonction du poids et de la natrémie, sans oublier les pertes liées par exemple à l'existence d'une fièvre (300 mL/° au-dessus de 37°).

Choix d'une voie d'abord

Il est fonction :
– de l'état de conscience ;
– de l'importance du déficit ;
– de la coopération du patient pour boire par la bouche ou pour garder une perfusion veineuse.

▸ **Voie buccale :** idéale, par petites quantités répétées et quand la déshydratation est peu importante.

▸ **Voie veineuse :** obligatoire :
– si le patient est en coma ou en état de choc ;
– si il y a vomissements ;
– si la déshydratation est importante, nécessitant plus de 2 L/24 h.

▸ **Voie digestive :** par sonde gastrique permettant d'apporter de l'eau pure, mais aussi des médicaments et des nutriments. Malgré l'inconfort qu'elle représente, on l'utilise lorsque la personne est « impiquable » ou lorsqu'il faut passer plus de 3 L/24 h.

▸ **Voie sous-cutanée :** ce n'est pas une voie de premier choix pour traiter une déshydratation mais plus pour la prévenir chez des patients ayant des risques majeurs de déshydratation.

Cependant, on peut être amené à l'utiliser si le patient a des troubles du comportement ou s'il est agité risquant d'arracher une voie veineuse ou une sonde gastrique et si la déshydratation est modérée ne nécessitant qu'un apport entre 1 et 1,5 L.

▸ **Voie sous-clavière ou jugulaire :** rarement utilisée.

Durée

Si le déficit est inférieur à 5 L on peut envisager la correction en 24 heures. Au-delà il vaut mieux se donner 36 à 48 heures.

FICHE TECHNIQUE

POSE D'UNE PERFUSION SOUS-CUTANÉE

Indications

- Prévention d'une déshydratation chez un patient ne pouvant s'hydrater par voie orale (troubles de la déglutition, démence très sévère…) +++.
- Déshydratation modérée chez un patient ayant des troubles du comportement ou des signes d'agitation et risquant d'arracher sa perfusion par voie veineuse.
- Patients ayant un très mauvais capital veineux.

Matériels

Rassembler le matériel sur un plateau nettoyé et décontaminé.

- Compresses stériles.
- Antiseptique : polyvidone iodée alcoolique solution dermique ou chlorhexidine alcoolique.
- Gants non stériles à usage unique.
- Pansement adhésif transparent.
- Cathéter court protégé 22G ou 24G.
- Tubulure à soluté.
- Soluté et électrolytes selon prescription médicale (en général un litre de sérum physiologique ou de glucosé à 2,5 ou 5 % + NaCl selon prescription mais pas de KCl).
- Pied à sérum.
- Conteneur pour objets souillés piqués et tranchants.

Installation du malade

- Prévenir le patient.
- Le coucher à plat dos dans le lit, tête légèrement surélevée.
- Pour permettre au patient âgé de se mobiliser, on perfuse de préférence la nuit.

Ceci lui permet de garder une liberté de mouvement dans la journée et d'éviter les conséquences néfastes de l'alitement.

Point d'injection et technique

- Parois latérales abdominales ou face latéro-externe des cuisses à la jonction du tiers moyen et du tiers supérieur.
- Désinfecter un carré de peau saine, non infectée, non lésée, non indurée.
- Pincer la peau et piquer à 30°.
- Fixer l'aiguille avec un pansement occlusif transparent.
- Régler le débit de la perfusion pour qu'elle passe en 12 heures environ.

• ***Important :***

- Veiller à changer de point d'injection chaque jour ou en cas d'apparition de rougeur, d'œdème.
- Ralentir le débit si la résorption devient difficile, voire arrêter la perfusion sous-cutanée.

Cette technique facile à réaliser, indolore et « confortable » pour le patient est particulièrement adaptée aux patients très âgés tant dans un but curatif (pour déshydratations modérées) que préventif : un protocole de deux à trois perfusions par semaine peut être établi au long cours avec le médecin.

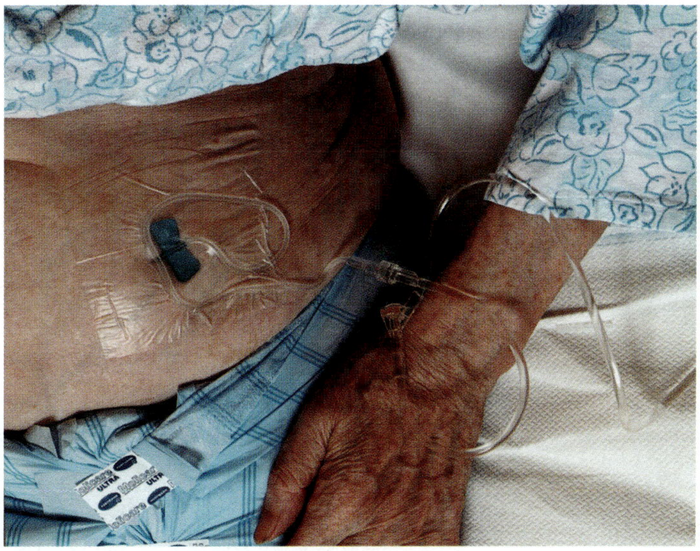

Photo 4.1 Perfusion sous-cutanée.

FICHE TECHNIQUE

SURVEILLANCE DES APPORTS LIQUIDIENS

Pour que la personne reste correctement hydratée, on veillera à ce qu'elle absorbe au minimum 1,5 L par jour (l'idéal étant 2 L/jour).

Tableau « guide » des apports liquidiens minimum :

petit déjeuner	thé ou chocolat, café, lait 1 verre d'eau avec les médicaments	300 mL 100 mL
déjeuner	1 verre d'eau avant le repas 1 verre d'eau pendant le repas 1 tasse de café	150 mL 150 mL 100 mL
goûter	thé ou café, chocolat, jus de fruit	200 mL
dîner	potage 1 verre d'eau pendant le repas 1 verre d'eau au coucher	200 mL 150 mL 150 mL
	total	1 500 mL

TRAITEMENT CURATIF DE LA CAUSE DE LA DÉSHYDRATATION

SURVEILLANCE

Le risque de la réhydratation par voie veineuse est un risque d'œdème cérébral intracellulaire en début de traitement si la perfusion est trop rapide et d'OAP en cas de perfusion de solutés riches en Na.

Par voie sous-cutanée, on peut observer des œdèmes au point de perfusion liés à une mauvaise résorption cutanée.

La surveillance se fera donc sur la tension, le pouls, la température, la conscience et la respiration.

Traitement préventif

La prévention reste primordiale et relève du rôle propre de l'infirmier(e).

SURVEILLANCE DE LA PRISE DES APPORTS LIQUIDIENS

Le total des apports liquidiens doit se situer entre 1,5 L et 2 L/j. Dès que ces apports ne sont pas pris par le patient, il faut le signaler au médecin.

- **Ces apports seront augmentés** en fonction :

– de la température ambiante : cette augmentation est évidente en été mais elle est aussi souvent nécessaire en hiver dans les institutions souvent très chauffées ;

– de l'existence d'une fièvre, de vomissements, de diarrhée.

SURVEILLANCE DES TRAITEMENTS PAR LES DIURÉTIQUES

Le bilan biologique régulier à raison d'un par mois puis tous les trois mois est la contrepartie indispensable de l'utilisation des diurétiques chez le sujet âgé.

DÉTECTIONS DES SITUATIONS À RISQUE

En recherchant :

- **Les facteurs propres au résident** pouvant altérer la capacité de maintenir l'équilibre liquidien :

– altération des fonctions supérieures : démence, état de confusion, état délirant, état comateux ;

– problèmes de dextérité : patients pouvant difficilement amener le verre à la bouche ;

– problèmes de déglutition : patients à risque de fausses routes.

- Les facteurs de risque de déshydratation :

– diminution d'absorption liquidienne : « restriction hydrique » dans le but de limiter le nombre des mictions, état dépressif avec anorexie ;

– augmentation des pertes liquidiennes : infection, vomissements, diarrhée, hypersudation liée à une vague de chaleur, prise de laxatifs, prise de diurétiques.

POINTS CLÉS

1. ▶ La **déshydratation** est une pathologie fréquente et grave chez les malades âgés.
2. ▶ Les déshydratations les plus fréquentes sont celles qui sont dues à un **manque d'apports en eau**.
3. ▶ Leur prévention passe par **une évaluation systématique et personnalisée** des capacités physiques et psychiques de la personne à boire en quantité suffisante. Le rôle de l'infirmier(e) est prépondérant dans l'évaluation des risques et la surveillance des apports journaliers en quantité suffisante.

Dénutrition

La dénutrition est un phénomène très fréquent en gériatrie, touchant 40 à 60 % des personnes âgées hospitalisées ou vivant en maison de retraite et 10 % des personnes âgées vivant à leur domicile.

Il s'agit d'une maladie dont la personne ne ressent pas les effets immédiats mais qui est source de complications graves, voire fatales, à moyen ou long terme. En effet, la mortalité augmente de 2 à 4 fois chez les malnutris, car la dénutrition entraîne une déficience de l'immunité avec une fréquence accrue d'infections, en particulier broncho-pulmonaires.

Elle se définit comme un déséquilibre énergétique entre les apports et les dépenses :

– soit par insuffisance des apports alimentaires : dénutrition exogène ;

– soit par pertes caloriques (mauvaise absorption, hypercatabolisme) : dénutrition endogène.

Ce déséquilibre énergétique se traduit le plus souvent par une perte de poids progressive (bien que celle-ci ne soit pas constante en raison des œdèmes qui peuvent se développer).

Facteurs de risques

Dénutrition exogène

Facteurs économiques

L'insuffisance de ressources économiques ne permet pas toujours une ration suffisante, surtout protidique, ni de compenser un état dentaire déficient.

Facteur social

L'isolement entraîne un désintérêt pour la préparation des repas. Il est connu que quand on mange seul, on mange mal.

Mauvais état dentaire

Si fréquent au cours de la vieillesse, il a pour conséquence le rejet d'aliments durs, devant être mastiqués. Il entraîne rapidement une malnutrition.

Handicaps

Responsables de difficultés motrices (exemple : maladie de Parkinson, séquelles d'AVC) ou de difficultés praxiques (exemple : démence), ils rendent la personne dépendante d'une tierce personne pour la prise du repas.

Médicaments

La personne âgée est souvent « polymédicamentée » et le nombre et la nature des médicaments peuvent être anorexigènes.

Régimes restrictifs

Observés de façon très rigide plus souvent qu'on ne le croit, ils peuvent être anorexigènes, en particulier le régime sans sel. C'est la raison pour laquelle les régimes seront toujours prescrits de façon attentive et au regard du réel bénéfice attendu (à 80 ans, il n'y a aucune raison de prescrire un régime hypocholestérolémiant).

Troubles du comportement alimentaire

Ils s'observent le plus souvent dans le cadre d'une dépression et peuvent inaugurer cette maladie.

Alcoolisme, tabac

Ils existent aussi chez le sujet âgé et sont aussi des causes de dénutrition.

Affections de l'appareil digestif

La hernie hiatale avec ou sans reflux gastro-œsophagien est très fréquente en gériatrie (entre 60 et 80 % après 60 ans), et peut se compliquer d'œsophagite.

L'ulcère gastro-duodénal est souvent silencieux chez le sujet âgé et n'est découvert que dans le bilan d'un amaigrissement.

Les lithiases vésiculaires, souvent méconnues, sont responsables de troubles dyspepsiques.

Enfin, les diverticules coliques, dont la fréquence est de plus de 50 % après 80 ans, amènent les patients à adopter une alimentation très sélective.

Dénutrition endogène

Syndrome inflammatoire prolongé

Il entraîne un hypercatabolisme générateur de dénutrition protidique importante.

Maladies endocriniennes

Diabète et hyperthyroïdie sont aussi responsables d'hypercatabolisme.

Signaux d'alerte

Cliniques

– Asthénie.

– Amaigrissement inconstant en raison d'œdèmes des membres inférieurs.

– Œdèmes des membres inférieurs diffus, blancs, très mous sous une peau luisante.

– Amyotrophie.

– Anorexie ++.

– Troubles cutanés, phanériens : peau sèche, ongles cassants.

– Escarres.

Marqueurs biologiques

– Essentiellement **albumine**, marqueur de dénutrition chronique :

N = 35 g/L ; si entre 32 à 34 g/L, la dénutrition est modérée ; si l'albumine est inférieure à 32 g/L, la dénutrition est sévère.

– **Préalbumine** (N = 0,20g/L) : marqueur de dénutrition aiguë.

– **C Reactive Protéine** et **orosomucoïde** permettent de rattacher ou non la dénutrition à un syndrome inflammatoire.

Ces quatre protéines permettent de calculer le PINI.

Pronostic Inflammatory Nutritional Index

$$\text{PINI} = \frac{\text{Orosomucoïde (mg/l)} \times \text{CRP (mg/l)}}{\text{Alb (g/l)} \times \text{préalbumine (mg/l)}}$$

Il permet de distinguer les dénutritions d'apport (protéines inflammatoires normales) des dénutritions par hypercatabolisme (protéines inflammatoires augmentées).

Il a également une valeur pronostique certaine, élément important dans la prise de décision thérapeutique :

– si le PINI < 10 : le pronostic est bon ;

– si le PINI > 25 : le pronostic et sombre.

De façon plus détaillée

– si le PINI est > 30 : le risque est vital ; si le PINI est de 21 à 30 : le risque est important ;

– si le PINI est de 11 à 20 : le risque est moyen ; si le PINI est < 10 : le risque est faible.

Marqueurs anthropométriques

Le plus utilisé est le BMI *(Body Mass Index)* ou indice de Quetelet :

Body Mass Index **ou indice de Quetelet**

$$\text{BMI} = \frac{\text{poids en kg}}{(\text{taille en m})^2}$$

Normalement pour la femme : BMI = 20 à 25.

Pour l'homme : BMI = 19 à 24.

Traitement curatif

La technique employée sera fonction de l'importance de la dénutrition et surtout de la pathologie sous-jacente et de son caractère curable.

Pour chaque patient, il faudra adopter un objectif avec une solution cliniquement et éthiquement appropriée.

Supplémentation orale

Elle s'adresse aux dénutritions modérées dont l'insuffisance d'apport est d'apparition récente :

– perte de poids inférieure à 10 % ;

– albumine supérieure à 30 g ;

– préalbumine supérieure à 0,18 g.

On fera appel d'abord à une supplémentation hyperprotidique et/ou hypercalorique qui pourra être apportée sous forme d'aliments naturels (exemple : potage enrichi de jambon ou de fromage) ou sous forme de compléments protidiques pharmaceutiques. Ceux-ci sont nombreux sur le marché et existent sous formes variées ; le plus souvent sont utilisés les liquides lactés et les crèmes. On trouve également des jus de fruit, des potages et des purées. Actuellement, seul le *Renutryl* est remboursé par la Sécurité sociale.

Si cependant, la ration protéino-calorique reste insuffisante, et ceci de manière prolongée sur une semaine, ou s'il existe une pathologie empêchant une prise alimentaire suffisante, on envisagera une technique de nutrition artificielle.

Nutrition entérale

Il faut l'envisager quand l'alimentation orale est impossible ou contre-indiquée et que les marqueurs

nutritionnels révèlent une dénutrition sévère :
– perte de poids supérieure à 10 % ;
– albuminémie inférieure à 30 g ;
– préalbumine inférieure à 0,18 g.

Les voies d'administration les plus courantes sont la sonde naso-gastrique et la gastrostomie percutanée par voie endoscopique.

Sonde naso-gastrique

Elle est posée avec l'accord du patient et/ou de la famille après discussion en équipe, en expliquant avec patience à la personne âgée le caractère temporaire, non douloureux pour obtenir une meilleure acceptabilité.

La technique de pose est la même que chez l'adulte.

LES PARTICULARITÉS PROPRES au sujet âgé résident dans la compliance et dans la surveillance.

- **Attacher les poignets d'une personne âgée** qui **arrache sa sonde** doit faire discuter en équipe du bien fondé du maintien de cette technique d'alimentation.
- **À cause de la fréquence de hernies hiatales et des reflux œsophagiens, la position demi-assise, ou, mieux, au fauteuil, est requise pendant le passage de l'alimentation.** Elle est donc souvent diurne. On peut être amené à prescrire des médicaments antireflux type *Gaviscon* pour limiter encore le risque de pneumopathie d'inhalation, principale complication de la sonde naso-gastrique à cet âge.

Gastrostomie percutanée par voie endoscopique (GPE)

Nouvelle voie d'accès peu agressive souvent préférée dès que l'alimentation entérale doit se prolonger sur plusieurs semaines, voire plusieurs mois, l'indication doit être posée de façon collégiale par une équipe multidisciplinaire toujours en accord avec le patient et/ou la famille.

ELLE TROUVE SES INDICATIONS dans :

- **Les troubles de déglutition liés à une pathologie neurologique** comme :
– sclérose latérale amyotrophique ;
– maladie de Steele-Richardson ;
– syndrome pseudo-bulbaire.
- **Toute pathologie du carrefour aérodigestif** liée à un obstacle ORL ou œsophagien.

ELLE EST CONTRE-INDIQUÉE en cas d'antécédents chirurgicaux de la paroi abdominale.

Son intérêt en gériatrie est le risque nettement moindre d'ablation, volontaire ou involontaire par le patient. Cependant, elle n'est pas recommandée en cas de démence avec troubles du comportement.

Elle est psychologiquement beaucoup mieux vécue que la sonde nasogastrique par la personne âgée, car limitant moins la vie sociale.

LA DIFFICULTÉ ESSENTIELLE EST D'ORDRE ÉTHIQUE : une fois posée, dans la pratique elle le reste de façon définitive car les pathologies initiales sont incurables, même si on peut théoriquement l'enlever sans difficulté.

C'est pourquoi, il est si important que la décision soit prise après discussion avec toutes les personnes de l'entourage : la famille et le personnel soignant. Les critères pris en compte sont la décision de la personne elle-même, mais lorsqu'elle ne peut pas se prononcer, son désir de vivre et son espérance de vie à court terme (d'où l'importance du PINI).

Nutrition parentérale

Elle est peu utilisée en gériatrie car elle n'est pas dénuée de risques : thromboses et infections.

ELLE DOIT ÊTRE RÉSERVÉE AUX INDICATIONS SUIVANTES :
– résection du grêle ;
– postchirurgie digestive ;
– séquelles de chirurgie gastrique ;
– entérostomies temporaires ;
– maladie de Crohn, recto-colite hémorragique.

PRÉCAUTIONS

Elle doit être réalisée avec le maximum d'asepsie et être de courte durée, car les patients âgés dénutris sont à grand risque d'infections.

Elle nécessite une surveillance très stricte avec des contrôles biologiques réguliers et un suivi clinique de tolérance cardio-vasculaire.

On doit assurer, outre l'apport protidique, des lipides isotoniques et un apport glucosé maximum à 10 %, enrichi en électrolytes.

Si le capital veineux le permet et à condition de le faire sur une courte durée, il est préférable de pratiquer une nutrition par voie périphérique plutôt que par voie centrale pour limiter le risque infectieux.

DÉMARCHE INFIRMIÈRE

PRÉVENTION DE LA DÉNUTRITION

ÉTABLIR UNE COURBE DE POIDS MENSUEL

Avec une pesée à date fixe.

STIMULER L'APPÉTIT

• ***Prendre en compte les goûts de la personne***: établir une fiche de goût.

• ***Veiller à donner une alimentation variée***: « on se lasse de manger toujours la même chose ».

• ***Veiller à la présentation des repas***: « on mange d'abord avec les yeux ».

• ***Conserver les odeurs, la couleur, la saveur, la texture des aliments***. Conserver un aspect agréable aux régimes moulinés ou semi-liquides.

• ***Préserver une ambiance calme*** dans un cadre agréable, convivial sur une table gaie et un couvert bien mis.

• ***Encourager l'exercice physique et les promenades extérieures, favoriser la participation aux « ateliers cuisine »***: ils permettent à la personne de retrouver le plaisir de la préparation, d'offrir à d'autres ce qu'elle a préparé, de parler recettes, souvenirs, etc.

• ***Informer des effets secondaires possibles et souligner l'importance de les signaler***: perte d'appétit, nausées, diarrhée ou constipation.

• ***Fractionner les repas***: 4 repas par jour permettent de répartir les aliments sur l'ensemble de la journée, en veillant à ce que le repas du soir ne soit pas trop proche du goûter!

EXPLIQUER L'IMPORTANCE DU CHOIX DES ALIMENTS

Privilégier les protéines: viandes, poissons, œufs, produits laitiers; adjoindre les suppléments protidiques variés en associant la famille dans ces apports.

Quantifier ce que la personne mange de façon très précise: durant 3 jours minimum et calculer avec la diététicienne le nombre de calories et la quantité de protides prise par jour.

LIMITER LA CONSOMMATION D'ALCOOL, MAIS SANS L'INTERDIRE

Boire du vin à table ou un apéritif le dimanche fait partie de notre culture!

CHOISIR UN RÉGIME ADAPTÉ EN ACCORD AVEC LE MÉDECIN

Aucune nécessité de régime strict: les indications de régime sans sel sont très limitées (corticothérapie, insuffisance cardiaque majeure). Le régime diabétique sera individualisé en fonction du niveau d'observance réelle et du risque de dénutrition.

Régime adapté en fonction de l'état dentaire et neurologique. Mauvais état dentaire: régime mouliné. Troubles de la déglutition: régime semi-liquide.

MAINTENIR UN BON ÉTAT PHYSIQUE ET PSYCHIQUE

• ***Lutter contre la constipation***: surveillance des selles (tableau des selles).

• ***Conserver une bonne hygiène buccale***: soins de bouche, nettoyage des prothèses dentaires, consultation stomatologique et dentaire si besoin.

• ***Surveiller les troubles de déglutition, fausses routes, régurgitations*** responsables de nombreuses pneumopathies d'inhalation.

• ***Signaler au psychiatre ou au psychologue les « refus de manger » et les anorexies*** à la recherche toujours possible d'une dépression.

L'alimentation joue un rôle primordial dans la vie et d'autant plus en institution où le plaisir de la table est souvent le dernier pour les personnes âgées (mais négligé par l'institution).

Le rôle de l'infirmier(e) est essentiel pour leur redonner l'envie de manger.

Les actions infirmières ne pourront être bénéfiques que si elles reposent sur un travail d'équipe avec tous les intervenants: aides soignants, diététicienne, médecin, psychologue, kinésithérapeute et familles.

POINTS CLÉS

1. ▶ La **dénutrition** concerne la moitié des malades âgés hospitalisés et 10 % des personnes âgées vivant à domicile.

2. ▶ Elle est souvent **exogène** (manque d'apports) et **endogène** (hypercatabolisme).

3. ▶ La prévention passe par **une évaluation systématique et personnalisée** des capacités physiques et psychiques de la personne à manger en quantité suffisante. Le rôle de l'infirmier(e) est prépondérant dans l'évaluation des risques et la surveillance des apports journaliers en quantité suffisante.

4. ▶ La renutrition est basée sur une **augmentation des apports** soit par voie orale (suppléments protidiques alimentaires), soit par voie entérale. Mais celle-ci pose des problèmes de complications et des problèmes éthiques, nécessitant une réflexion collégiale avec l'ensemble des membres de l'équipe en charge du malade, le malade et sa famille.

Troubles de la marche

La marche du sujet âgé est souvent marquée par un ralentissement dû au raccourcissement du pas avec tendance à l'élargissement du polygone de sustentation, à la diminution des mouvements de rotation du tronc et du balancement du bras.
Elle est fragile et peut devenir pathologique lors d'atteintes rhumato-orthopédiques et neuro-psychiques qui seront recherchées par un examen clinique et paraclinique soigneux. Les troubles de la marche peuvent être responsables de chutes aux conséquences traumatiques, psychiques et sociales importantes.

Examen

Interrogatoire

L'interrogatoire du sujet âgé présentant des troubles de la marche et de son entourage, précise :
– le mode de début brutal ou progressif;
– la cause déclenchante et majorante en particulier la prise de certains médicaments (exemple : psychotropes, antihypertenseurs);
– l'existence de chutes et leurs conséquences;
– les signes associés (exemple : douleurs localisées, troubles sphinctériens, troubles des fonctions supérieures);
– les antécédents (exemple : accident vasculaire cérébral).

Examen

Étude de la marche

Il comporte :
– l'observation des transferts (couché, assis, debout);
– l'étude de la station debout (allure générale du patient, examen de la station unipodale, recherche de réactions d'équilibration lors de poussées manuelles thoraciques);
– l'épreuve de marche avec les chaussures (à observer) et les aides à la marche habituelle (manœuvre de Romberg, réalisation du demi-tour, parcours de marche, montée et descente d'un escalier).

Tableau 4.1 Principaux troubles de la marche.

Caractéristiques	Marche à petits pas	Marche spastique	Marche algique	Astasie-abasie	Marche ataxique
	• pas petits et lents sans décoller les pieds du sol	• membre inférieur en extension, pied en varus équin; le membre est porté en dehors et en avant au cours de la marche	• douleurs à la marche	• incapacité de tenir debout (astasie) • incapacité de marcher (abasie)	• instabilité et mauvaise coordination des mouvements • élargissement du polygone de sustentation, marche pieds écartés, mouvements brusques et incertains, majorés ou non par l'occlusion des yeux
Pathologies responsables	• Parkinson • état lacunaire • hydrocéphalie à pression normale • démence vasculaire	• hémiplégies • paraplégies	• arthrose • fractures • canal lombaire étroit • artérite des membres inférieurs	• hydrocéphalie à pression normale	• polynévrite • atteinte labyrinthique • atteinte cérébelleuse

Reste de l'examen clinique

Il comprend en particulier l'examen neurologique, orthopédique, l'étude des fonctions supérieures et des organes sensoriels.

Examens complémentaires

Ils seront orientés en fonction de l'examen clinique.
Il peut s'agir d'examen ophtalmologique, otologique, de radiographies du rachis, du genou, des hanches, d'un scanner cérébral.

Étiologies

Elles sont essentiellement représentées par les troubles d'origine rhumato-orthopédique, neuropsychique.

Atteintes rhumato-orthopédiques

Pathologies osseuses

Ostéoporose

À la phase aiguë de tassements vertébraux, la marche, trop douloureuse, se révèle quasi impossible. À la phase de consolidation, elle est réduite car redoutée.

Canal lombaire étroit

Il est à l'origine d'une claudication radiculaire intermittente avec apparition après un certain périmètre de marche de paresthésie des membres inférieurs de topographie radiculaire, cédant avec le repos.

Maladie de Paget

Elle est responsable d'une marche lente et dandinante. En cas de coxopathie protrusive secondaire, on observe une boiterie d'évitement, des déformations du genou en flexum et varum et un raccourcissement du membre inférieur.

Ostéomalacie

Elle peut entraîner une marche précautionneuse et à petits pas, parfois dandinante lors de myopathie hypophosphorémique, parfois associée à une boiterie lors de fissure osseuse.

Hypothyroïdie

On peut voir une démarche dandinante lors de myopathies des ceintures.

Pathologies articulaires

Arthrose

Les troubles de la marche sont liés aux douleurs articulaires réveillées par le choc au sol. Les pas deviennent lents et raccourcis, le pied est posé lentement et précautionneusement et reste plus ou moins collé au sol.

Atteintes inflammatoires

Il s'agit en particulier de la chondrocalcinose, la goutte, la polyarthrite rhumatoïde, la pelvi-spondylite, la pseudo-polyarthrite rhizomélique.

Elles peuvent induire une démarche traînante et précautionneuse.

Prothèses

Au début de leur mise en place au niveau de la hanche ou du genou, la marche sera lente, précautionneuse et un peu brusque. Ces défauts pourront être corrigés par la kinésithérapie.

Attitudes vicieuses

Au niveau de la hanche

Le flexum de hanche peut entraîner une marche avec hyperlordose lombaire compensatrice ou, s'il est important, une marche en salutation avec un pas postérieur uniquement du côté sain et un pas antérieur du côté atteint.

Au niveau du genou

– Le flexum du genou, qui peut être compensé par une hyperlordose lombaire, va entraîner une marche en salutation, la main homolatérale s'appuyant sur la cuisse lors du passage au pas.

– L'ankylose en extension du genou engendre une marche en fauchant.

Au niveau de la cheville

Le pied équin entraîne un steppage.

Inégalités des membres inférieurs

Elles sont responsables d'une boiterie.

Atteintes podologiques

Elles doivent être recherchées car elles sont souvent négligées, bien que très fréquentes.

On peut ainsi retrouver :

– des durillons douloureux ;

– des pathologies unguéales comme les mycoses ou les épaississements ;

– des déformations des pieds à type d'hallux valgus, de pied creux ou plat, d'avant-pied rond favorisant l'apparition de durillons sous les têtes des métatarsiens, de valgus des arrière-pieds, d'orteils en griffe ;

– des ulcères, des maux perforants plantaires, des escarres talonniers ;

– des pathologies vasculaires avec, en cas d'insuffisance veineuse, un risque de botte scléreuse avec fragilité cutanée et en cas d'artérite un amincissement du capiton plantaire.

L'examen du pied doit être systématique en gériatrie que ce soit par le médecin ou par l'infirmier(e).

Atteintes neuro-psychiques

Atteintes neurologiques

Paralysies

L'hémiplégie et la paraplégie : la marche se fait en fauchant.

Les paralysies périphériques : l'atteinte du sciatique poplité externe peut se voir après un alitement ou une intervention pour fracture du col fémoral. Il est responsable d'un steppage.

Syndrome parkinsonien

La marche se fait à petits pas lents, traînants, irréguliers, avec difficultés au démarrage, et bloquage avec piétinement sur place.

Le tronc est fléchi et rigide. Les membres supérieurs sont collés au corps.

Syndrome lacunaire

Lié à la survenue de lacunes intracérébrales sur un terrain d'hypertension artérielle.

Le sujet âgé marche à petits pas lents, traînants, réguliers, sans difficulté d'initiation.

Le tronc est droit. Il existe soit une perte du ballant des membres supérieurs, soit une majoration des mouvements à type de « pagayement ».

Hydrocéphalie à pression normale

Elle est liée à une obstruction de l'écoulement du liquide céphalo-rachidien dans l'espace sous-arachnoïdien. Les troubles de la marche vont de l'instabilité avec faiblesse des membres inférieurs, à la marche à petits pas glissés écartés avec tendance à la rétropulsion voire à l'astasie abasie.

Les altérations sont fluctuantes d'un jour à l'autre. Elles peuvent être isolées ou être accompagnées d'une détérioration intellectuelle et d'une incontinence urinaire.

Atteintes psychiques

Astasie abasie phobique ou syndrome de régression psychomotrice

Elle correspond à la peur de tomber. Elle survient après une chute, après un alitement ou après un stress psychoaffectif.

Elle est caractérisée par l'absence d'atteinte neurologique et rhumato-orthopédique et par une amélioration de la marche lorsqu'une personne aide le sujet âgé à marcher et le met en confiance. Ce syndrome peut mettre en jeu le pronostic vital. Il associe :

– une posture générale en flexion avec tendance à la rétropulsion ;

– une marche à petits pas ralentis, irréguliers, précédés d'un démarrage difficile avec piétinement ;

– une peur de tomber avec une réaction d'agrippement à tout appui ;

– une hypertonie oppositionnelle.

Syndrome dépressif

Des troubles de la marche peuvent apparaître avec une démarche lente, incertaine, précautionneuse. Ils sont liés à une restriction des activités. Le sujet âgé peut refuser de sortir, voire se réfugier dans l'alitement.

Autres causes

Causes iatrogènes

Essentiellement représentées par les antihypertenseurs et les psychotropes (voir page 57, tableau 4.2).

Hypotension orthostatique

Elle est définie par la baisse de 20 mm Hg de la pression systolique lors du passage de la position couchée à l'orthostatisme (c'est-à-dire la position debout).

Elle entraîne une baisse du débit sanguin cérébral responsable d'une impression de vision floue, d'une démarche ébrieuse voire d'une syncope.

Les troubles de la marche sont le plus souvent multifactoriels

Les troubles visuels, la dénutrition, la déshydratation, l'anémie sont des facteurs favorisant les troubles de la marche de la personne âgée.

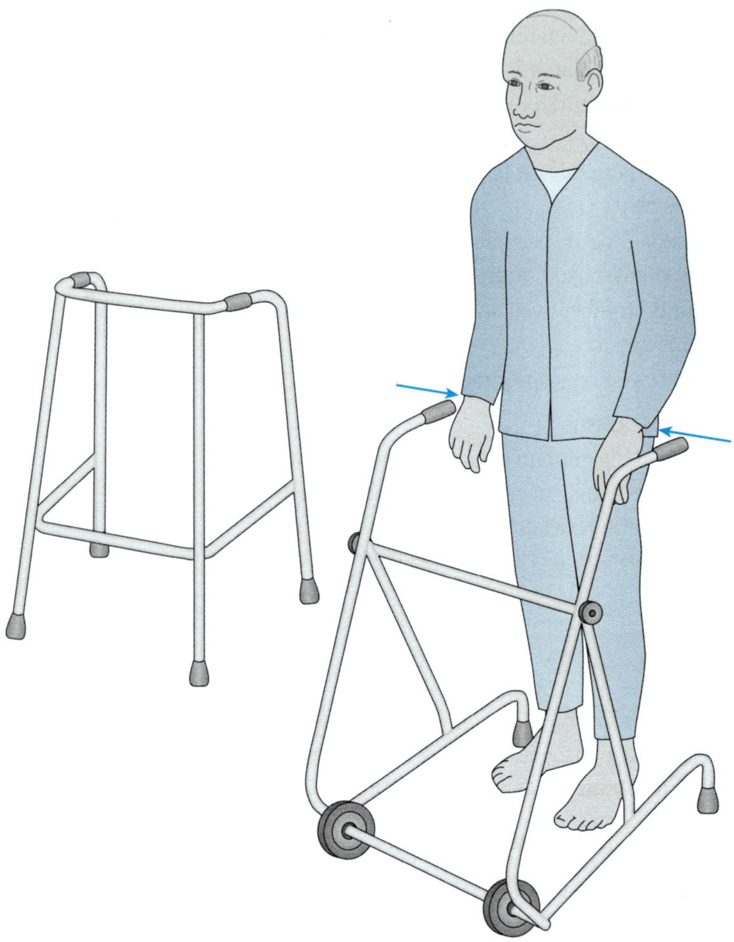

→ Les déambulateurs fixes ou à roulettes (rolator) doivent être à la bonne hauteur, c'est-à-dire que, lorsque la personne est debout, les poignées sont à la hauteur du pli de flexion du poignet sur l'avant-bras.

→ Les déambulateurs type rolator sont plus utiles pour les personnes ayant des troubles de l'équilibre.

→ Les cannes d'avant-bras et les cannes axillaires sont peu utilisées à cause de la fréquence des rhumatismes de l'épaule.

→ La hauteur de la canne simple ou tripode doit être telle que la poignée de la canne soit à la hauteur de l'articulation de la hanche.

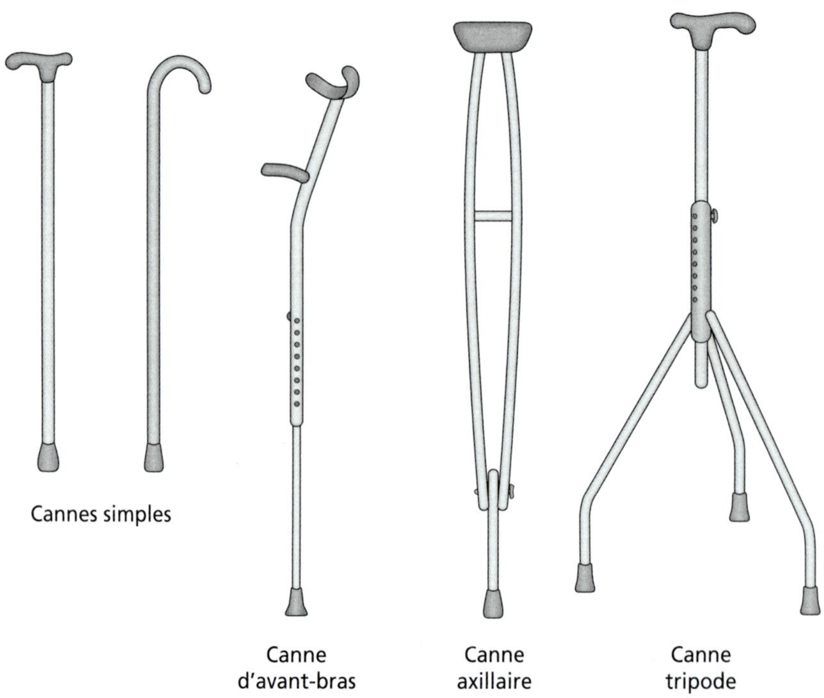

Fig. 4.1 Aides à la marche.

Tableau 4.2 Causes iatrogènes des troubles de la marche.

Antihypertenseurs :	diurétiques inhibiteurs enzyme de conversion inhibiteurs calciques	hypotension orthostatique
Psychotropes :	benzodiazépines antidépresseurs tricycliques neuroleptiques lithium	ataxie-hypotension orthostatique ataxie-syndrome extrapyramidal
Antibiotiques :	streptomycine aminosides métronidazole	atteinte labyrinthique bilatérale définitive neuropathie périphérique

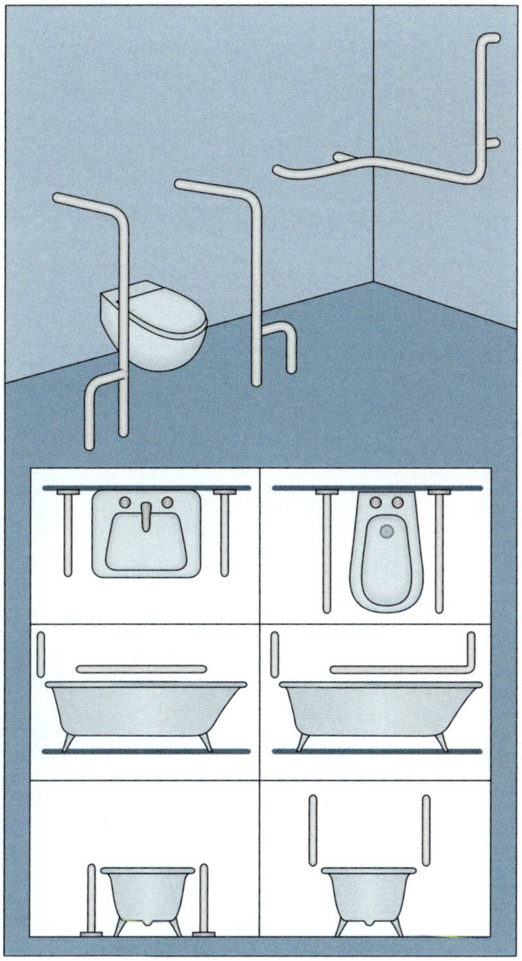

Barres de soutien

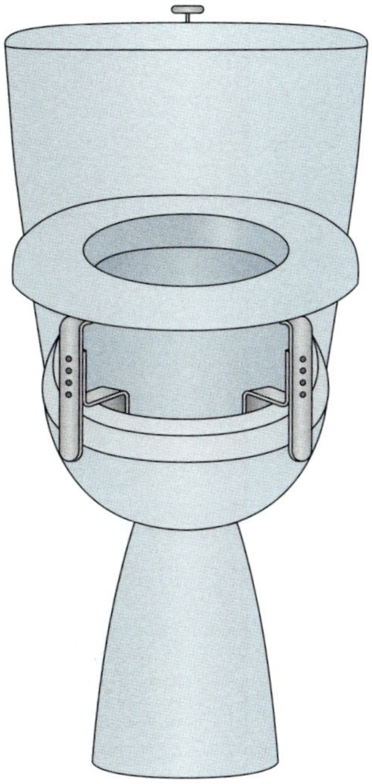

Surélévateur de WC

Fig. 4.2 Aides techniques pour la prévention des chutes.

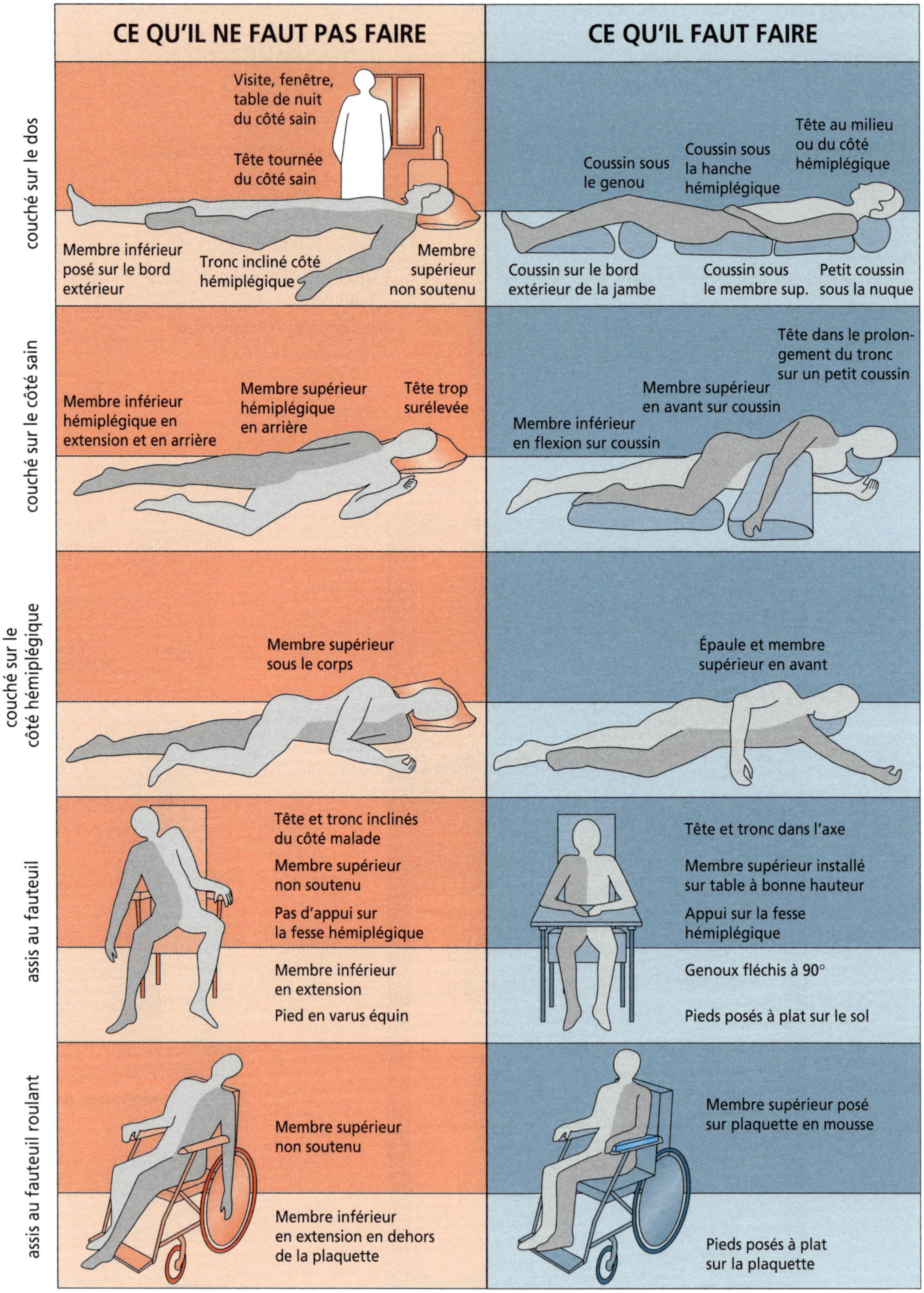

Fig. 4.3 Installation du malade hémiplégique.

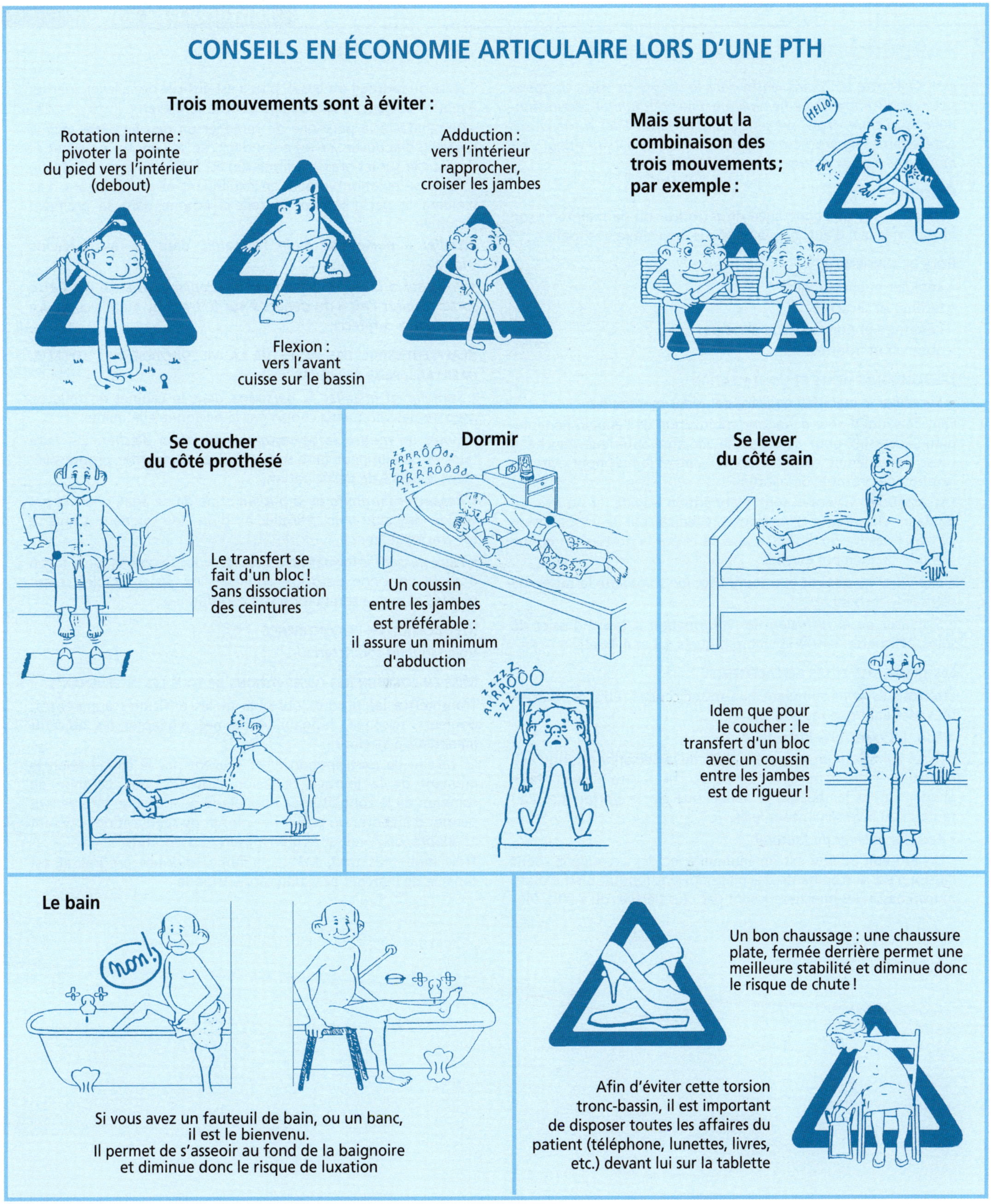

Fig. 4.4 Conseils et économie articulaire lors d'une PTH.

PROTOCOLE DE SOINS

PARTICIPATION À LA RÉÉDUCATION ET À LA RÉADAPTATION

Mme Charlotte L., 79 ans, entre dans le service de soins de suites pour rééducation d'une hémiplégie gauche totale et proportionnelle survenue trois semaines auparavant. Elle a dans ses antécédents une prothèse de Moore, posée il y a 4 ans et qui s'est déjà luxée à deux reprises.

OBJECTIF

Permettre à la personne âgée de retrouver ou de maintenir son niveau maximal d'autonomie physique, psychique et sociale.

RÔLE DE L'INFIRMIER(E)

– stimuler et encourager;
– faciliter et sécuriser;
– faire faire et non faire à la place de...;
– observer et informer.

LES POSITIONNEMENTS ET L'INSTALLATION

• ***Surveiller le maintien en place des aides matérielles***

Filet de soutien pour éviter une subluxation de l'épaule hémiplégique, coussins pour surélever le membre inférieur gauche à cause des œdèmes, coussin entre les jambes la nuit pour éviter la luxation de prothèse de hanche.

Les attitudes vicieuses sont d'apparition rapide et source de douleurs chroniques. Elles sont prévenues par la mobilisation active et passive du kinésithérapeute et par la posture en bonne position du membre invalide.

• ***Expliquer au patient et à toute l'équipe soignante*** la raison de cette aide technique.

• ***S'assurer de la diffusion de l'information à tous***: dossier de soins, affichette dans la chambre (figures 4.3 et 4.4), etc.

LES TRANSFERTS ET LES DÉPLACEMENTS

Être assis est plus stimulant que rester couché, être debout est plus stimulant que rester assis !

• ***Pour les transferts lit/fauteuil***

Utiliser au maximum les potentialités de la personne : puisqu'elle ne peut prendre appui sur la jambe gauche, il vaut mieux la faire pivoter sur la jambe droite valide que de la porter jusqu'au fauteuil ou inversement sur le lit.

• ***Faciliter le lever du fauteuil***

– Un fauteuil adapté est un fauteuil avec des accoudoirs, dont l'assise n'est ni trop haute (les pieds doivent reposer bien à plat), ni trop basse (les hanches ne sont pas plus fléchies qu'à 90°). Plus l'assise du fauteuil est basse, plus il est difficile de se lever : penser à mettre un coussin sur le siège pour le surélever.

– Demander à la personne de ramener un peu les pieds vers le fauteuil, d'appuyer sur les accoudoirs, de se pencher en avant et de pousser sur les bras. L'infirmier(e) est à côté du fauteuil et a un rôle de stimulation verbale en expliquant et en sécurisant. Elle n'aidera la personne que si celle-ci échoue dans sa première tentative.

Installer à portée de main l'appareil, dans ce cas, la canne tripode.

• ***Proposer à la personne un but de déplacement : ce peut être sortir respirer l'air « du dehors » sur le trottoir, ou aller prendre un café à la cafétéria.***

RÉAPPRENTISSAGE DES ACTES DE LA VIE QUOTIDIENNE : TOILETTE, HABILLAGE, PRISE DES REPAS

• ***Stimuler et installer la personne*** dans le cabinet de toilette, préparer les vêtements choisis par la personne elle-même.

• ***Éviter de mettre la personne en situation d'échec.*** Lui faire faire ce qu'elle peut faire sans effort et augmenter progressivement le degré de participation.

• ***Respecter l'intimité et la pudeur :*** une dame âgée peut ne pas vouloir de l'aide d'un infirmier ou d'un aide soignant. L'inverse est vrai également !

• ***Faire passer l'information*** à tous les aides soignants sur la façon dont la personne participe afin que les gestes simples soient répétés et que la stimulation soit coordonnée.

RÉÉDUCATION DE LA CONTINENCE

Voir *Troubles sphinctériens.*

MISE EN COMMUN DES OBSERVATIONS DE TOUS LES INTERVENANTS

Transmettre les progrès observés et les difficultés apparentes : douleurs, dyspnée, fatigabilité permet d'adapter les objectifs immédiats à atteindre.

Le niveau de participation n'est souvent pas le même selon le moment de la journée ou selon l'interlocuteur. La mise en commun de la connaissance du malade qu'a chaque intervenant permet d'élaborer un projet de soins et de rééducation cohérent et adapté, de l'évaluer et d'en mesurer les résultats.

Trois mois plus tard, Mme L. a fait d'énormes progrès et est capable de marcher avec une canne tripode.

Prise en charge

Elle est multidisciplinaire.

Traitement étiologique

Il faut insister sur la prise en charge des atteintes podologiques avec soins de pédicure réguliers voire la confection d'orthèse et l'amélioration du chaussage, et sur la suppression des causes iatrogènes.

Rééducation

Elle est essentielle dans tous les cas. Elle vise à redonner le maximum d'indépendance à la personne âgée.

Elle s'articule autour :

– de séances de kinésithérapie avec, suivant les cas : travail d'équilibre, réapprentissage des transferts, marche entre les barres parallèles puis en dehors, apprentissage du lever du sol ;

– de l'utilisation d'aides techniques de marche : canne, canne tripode, déambulateur ;

– de l'aménagement de l'environnement avec l'aide de l'ergothérapeute (exemple : pose de poignées, de barre d'appui).

POINTS CLÉS

1. ▶ Les **modifications de la marche** dues au vieillissement normal entraînent un ralentissement mais pas de réels troubles.

2. ▶ Les troubles de la marche observés chez les patients âgés **peuvent être dus à de nombreuses pathologies** et nécessitent un bilan neurologique, orthopédique et général soigneux. Très fréquemment, plusieurs facteurs sont retrouvés.

3. ▶ La prise en charge passe par la **correction de(s) étiologie(s) retrouvée(s)** lorsqu'elle est possible et par la kinésithérapie, basée sur les capacités motrices restantes et l'utilisation d'appareil de marche adapté (canne, déambulateur).

Chutes

Elles ne peuvent être dissociées des troubles de la marche dont elles peuvent être la conséquence.

Épidémiologie

Les chutes sont fréquentes. En effet, on recense chaque année deux millions de chutes chez les plus de 65 ans.

30 % des plus de 65 ans, 80 % des plus de 85 ans, et 50 % des patients institutionnalisés chutent au moins une fois dans l'année.

Les chutes représentent 30 % du motif d'hospitalisation des sujets âgés et un important facteur d'entrée en institution (40 % des sujets hospitalisés).

Examen

Interrogatoire

Il constitue l'une des étapes fondamentales intéressant le sujet, son entourage, le témoin de la chute.

Il précise :

▸ Les caractères de la chute :

– l'horaire (au lever, la nuit, dans la journée) ;

– les circonstances (glissade, au cours de la marche en station debout, lors du passage de la position couchée à l'orthostatisme) ;

– les signes associés en insistant sur la présence ou non d'un malaise et d'une perte de connaissance (morsure de langue, mouvements anormaux, perte d'urine, douleur thoracique, déficit moteur).

▸ Les antécédents personnels du sujet âgé :

– la notion de chute ancienne et de troubles de la marche ;

– les pathologies, en particulier cardio-vasculaires, neurologiques et rhumato-orthopédiques ;

– un traitement en cours, surtout s'il est à visée antihypertensive et psychotrope.

Causes des chutes nocturnes

– hypotension physiologique nocturne ;
– l'obscurité dans la chambre ;
– les hypnotiques avec risque d'atténuation de la vigilance ;
– la descente de lit ;
– l'incontinence urinaire rendant le sol glissant ;
– la nycturie imposant des levers nocturnes.

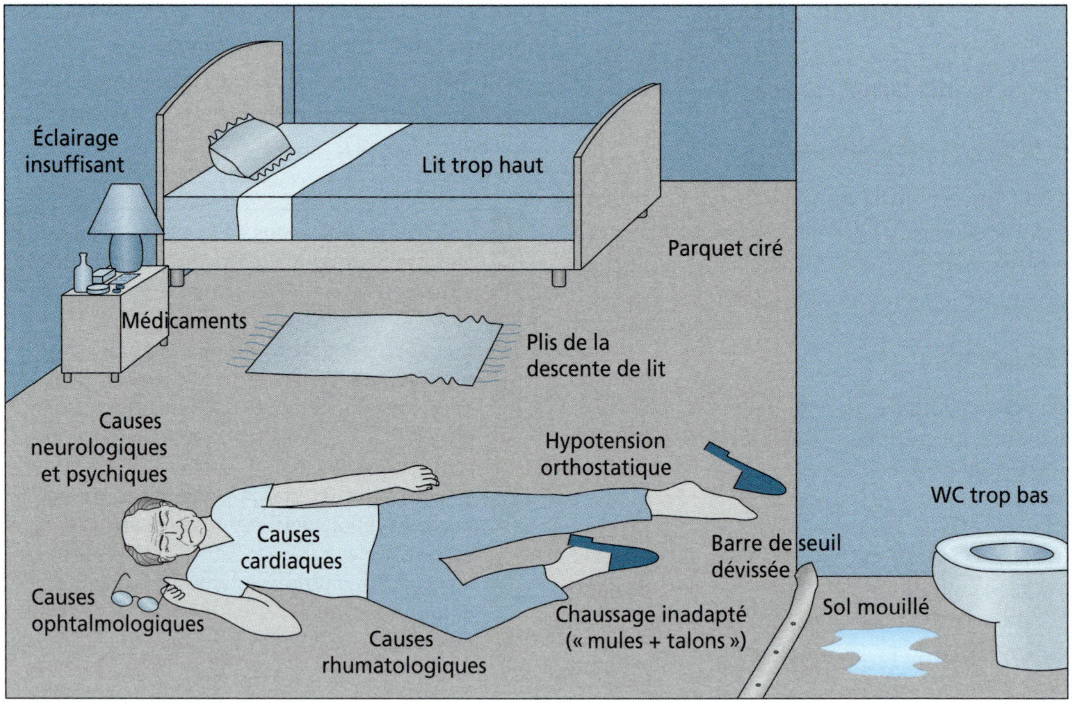

Fig. 4.5 Causes des chutes.

Examens

Examen clinique

Il est axé sur :

– le bilan traumatique à la recherche de signes de fracture, de traumatisme crânien, de plaies cutanées, d'hématome ;

– le bilan étiologique centré sur l'examen cardiovasculaire, rhumato-orthopédique et neurologique.

Examen paraclinique

Il est orienté par l'examen clinique. Il comporte le plus souvent au moins un électrocardiogramme et un bilan biologique (NFS, ionogramme plasmatique, glycémie capillaire et veineuse, calcémie).

Tableau 4.3 Causes environnementales des chutes.

Habillement	chaussures inadaptées (pantoufles trop grandes, « mules »...) vêtements trop longs
Obstacles	tapis objets qui traînent revêtements de sol irréguliers (lino décollé, barres de seuil au passage des portes...)
Mauvais éclairage	
Revêtement glissant	parquet trop ciré descente de lit carrelage humide trajet lit-WC en cas d'incontinence
Mobiliers et sanitaires inadaptés	fauteuil, lit trop haut ou trop bas bac à douche WC trop bas

Étiologies

Elles sont importantes à rechercher pour éventuellement prévenir de nouvelles chutes. On distingue la chute de cause mécanique sans malaise, et les chutes avec malaise (figure 4.5).

Chutes sans malaise

Facteurs environnementaux

Ils revêtent une grande importance pour des sujets ayant des capacités de perception de risques et d'adaptation physique amoindries. C'est ainsi que des locaux mal adaptés (lit ou WC trop bas, sol glissant, éclairage insuffisant) ou une méconnaissance des lieux lors d'une entrée en institution peuvent constituer des pièges favorisant la chute (tableau 4.3).

Troubles de la marche

Toutes les pathologies responsables de troubles de la marche peuvent être responsables d'une chute mais il ne faut pas que cette pathologie soit « l'arbre qui cache la forêt » et il faut réévaluer la relation de cause à effet à chaque épisode.

Chutes secondaires à un malaise

Causes cardio-vasculaires

Troubles du rythme ou de la conduction

Ils sont responsables d'une perturbation hémodynamique avec retentissement au niveau du débit sanguin cérébral. Le trouble peut être de courte durée. Sa mise en cause ne sera alors possible que si la prise du pouls, l'auscultation cardiaque et l'électrocardiogramme sont effectués le plus rapidement possible.

Devant tout malaise ou chute, le premier geste de l'infirmier(e) est de noter le pouls (régularité, fréquence).

Modifications tensionnelles

- **L'hypotension orthostatique** est impliquée dans 10 à 15 % des chutes. Elle est très fréquente chez la personne âgée et due à une insuffisance veineuse, une prise médicamenteuse (antihypertenseur, antidépresseur), à une anémie, une déshydratation, une neuropathie diabétique, un alitement prolongé…
- **Les chutes tensionnelles** qui peuvent être liées à une hémorragie, un infarctus du myocarde.
- **Une déshydratation, une prise médicamenteuse.**
- **Des poussées hypertensives** ne sont pas toujours la cause de la chute mais le stress secondaire à la chute entraîne souvent une hausse tensionnelle.

Autres cardiopathies responsables de chutes avec malaise

L'embolie pulmonaire, l'insuffisance coronarienne, le rétrécissement aortique et mitral, les cardiomyopathies obstructives sont des causes possibles.

Causes neurologiques

Accidents vasculaires cérébraux

Crise comitiale

Il s'agit souvent d'une séquelle d'un accident vasculaire cérébral. Elle peut également révéler une tumeur cérébrale. Chez un épileptique connu et traité, les facteurs déclenchants seront recherchés (arrêt du traitement, manque de sommeil).

Vertiges labyrinthiques.

Causes métaboliques

Déshydratation

Décompensations diabétiques qu'il s'agisse d'hypoglycémie ou de décompensation acidocétosique ou hyperosmolaire.

Dyscalcémies

- l'hypercalcémie ;
- la tétanie hypocalcémique.

Syncopes vaso-vaguales

Elle correspondent à une perte de connaissance de courte durée précédée de prodrome à type de nausée, flou visuel, vertige avec retour progressif à la conscience.

Elles sont le plus souvent spontanées.

On reconnaît des facteurs déclenchants comme l'émotion, la douleur, un effort mictionnel.

Elles peuvent être symptomatiques d'affections comme les accidents vasculaires cérébraux, l'infarctus du myocarde.

Causes iatrogènes

De nombreux médicaments, par leurs effets secondaires, peuvent être à l'origine de chutes (tableau 4.4).

Tableau 4.4 Causes iatrogènes des chutes.

À visée cardio-vasculaire	
diurétique	dyskaliémie avec risque de troubles du rythme, hypotension orthostatique
digitalique *quinidine*	troubles du rythme
antihypertenseur	hypotension orthostatique
bêta-bloquant	bradycardie hypoglycémie
anticoagulant	anémie aiguë ou chronique
À visée neuropsychiatrique	
neuroleptique *antidépresseur*	hypotension orthostatique
L-DOPA	hypotension
Autres	
laxatifs	dyskaliémie avec risque de troubles du rythme
antidiabétique (sulfamide hypoglycémiant, insuline)	hypoglycémie

Causes psychogènes

DÉPRESSION

La chute pourrait permettre d'exprimer la souffrance morale engendrée par un sentiment d'angoisse ou l'absence d'affection.

Elle peut être interprétée comme un signe d'appel.

CRISE D'ANGOISSE

HYSTÉRIE

La chute est souvent la conséquence de plusieurs facteurs. Il n'est pas « normal » de tomber quand on est vieux ! Toute chute d'une personne âgée nécessite la recherche soigneuse de sa cause, ce qui est la seule garantie de prendre les bonnes mesures pour éviter les chutes à répétition et la dépendance qui en découle.

Complications

Traumatiques

Fractures

Elles sont favorisées par l'amyotrophie (qui intervient dans la diminution des capacités du sujet âgé pour freiner et amortir la chute et pour se relever) et l'ostéoporose (facteur de fragilisation osseuse).

Elles représentent 5 à 10 % des complications et intéressent en premier lieu l'extrémité supérieure du fémur (30 % des cas), puis, par ordre décroissant, l'avant-bras, le bras, la cheville, la colonne vertébrale et le bassin.

Elles peuvent elles-mêmes être source des complications de décubitus (maladie thrombo-emboliques, escarres, amyotrophie, troubles urinaires) et de séquelles orthopédiques avec des conséquences sur l'autonomie du sujet âgé.

À noter, en prévention de la fracture du col fémoral, le port de slips dotés de protecteurs de hanches. Ceux-ci réduisent notablement le pourcentage de fractures et sont remboursés par la Sécurité sociale lorsque les patients vivent en institution.

Les fractures de côtes peuvent décompenser une fonction respiratoire déficiente ou favoriser une broncho-pneumopathie.

Traumatismes crâniens

Ils peuvent être suivis d'hématome intracrânien. L'hématome sous-dural est le plus fréquent.

Plaies et hématomes

Ils surviennent dans 10 % des cas.

Ils sont aggravés par la fragilité cutanée, des troubles circulatoires et les traitements anticoagulants.

La séro-vaccination antitétanique reste essentielle.

Psychiques

UNE CHUTE EST GRAVE même en l'absence de complications traumatiques par ses conséquences psychiques souvent insidieuses.

La chute révèle la fragilité du sujet âgé et engendre une perte de confiance en soi, un sentiment d'insécurité, de dévalorisation.

Il a peur de chuter à nouveau avec risque de conséquences psychomotrices et apparition d'une régression psychomotrice.

UNE PERTE D'AUTONOMIE peut s'installer, souvent aggravée par l'entourage qui va surprotéger le « chuteur ».

Le risque de phobie de la marche et de dépendance semble d'autant plus important que :
– les chutes se répètent ;
– le sujet est resté longtemps à terre ;
– le sujet ne s'est pas relevé seul.

Décès

Les chutes seraient responsables de 12 000 décès par an.

Prise en charge

Elle doit être précoce en insistant sur la lutte contre la perte de confiance en soi du « chuteur ».

PROTOCOLE DE SOINS

CONDUITE À TENIR DEVANT UNE CHUTE

L'infirmier(e) est appelé(e) par un(e) aide-soignant(e) qui vient de trouver Mme Roselyne C., 76 ans, par terre. La voisine de chambre dit qu'elle est tombée à l'instant en se levant de sa chaise.

- L'infirmier(e) prend le pouls et note s'il est rapide ou lent, régulier ou irrégulier tout en rassurant la personne en lui souriant (recherche de troubles du rythme paroxystiques).
- L'infirmier(e) note si elle a mal quelque part et prend la tension artérielle.
- Si la personne n'a pas de fracture évidente, l'infirmier(e) l'allonge sur le lit avec l'aide soignant(e) et note si ce transfert est douloureux.
- Si la personne est diabétique, l'infirmier(e) fait un dosage de glycémie au doigt. Si le pouls est irrégulier, il/elle fait un ECG.
- Il/elle appelle immédiatement le médecin de garde pour qu'il vienne examiner la personne et remplir un « constat de chute », document ayant valeur médico-légale à l'hôpital.

Elle comprend comme pour les troubles de la marche :

Rééducation

En insistant sur l'apprentissage du relever du sol (figure 4.6).

Prévention

Les troubles de la marche et les chutes représentent un facteur important d'entrée dans la dépendance.

Leur recherche étiologique et leur prise en charge est donc primordiale.

DÉMARCHE INFIRMIÈRE

CONTENTION ÉLASTIQUE : BANDES ET BAS À VARICES

La contention élastique est irremplaçable et d'une efficacité indiscutable dans la thérapeutique des problèmes veineux des membres inférieurs et de l'hypotension orthostatique.

BANDES À VARICES

- ***Indications***

– œdèmes des membres inférieurs d'origine veineuse;
– varices douloureuses, ou récemment opérées;
– phlébite.

- ***Type de bandes***

– *Les plus utilisées sont les bandes biélastiques* dont la force de contention est variable : légère, moyenne, forte ou extraforte. En gériatrie, la contention moyenne est de loin la plus prescrite.

Les largeurs les plus courantes sont de 8 et 10 cm sur une longueur de 3 à 4 mètres non étirée.

Le choix de la bande relève théoriquement de l'indication médicale, mais aussi de ce que supportera le patient.

La qualité d'une bonne contention élastique étant le confort ressenti par la personne, il est absolument indispensable de l'éduquer avec beaucoup de soins et de précision pour la pose de ses bandes.

– *Les bandes adhésives type Elastoplast* sont peu utilisées chez les personnes très âgées du fait de la fragilité de la peau et d'une technique de pose plus délicate : elles ont les mêmes indications que les bandes biélastiques.

- ***Technique de pose (voir figure 4.7)***

L'idéal est de poser ces bandes avant le lever. Lorsque c'est impossible, laisser la personne allongée au moins 10 minutes avant de commencer la pose.

Le patient est allongé sur son lit, jambes légèrement surélevées pour éviter le « coup de bélier » (remplissage brutal des varices lors du passage en position debout).

Premièrement :

– enrouler de bas en haut en faisant un premier tour au niveau du pied juste à la naissance des orteils;
– faire un tour autour de la cheville en croisant sur le cou de pied;
– revenir faire un deuxième tour sur le pied en arrière du précédent (sans nécessairement prendre le talon);
– refaire un deuxième tour autour de le cheville.

Ces 4 tours doivent être soigneusement appliqués en tendant suffisamment la bande pour obtenir le meilleur soutien avec la même tension identique à chaque endroit.

Deuxièmement :

– enrouler la bande régulièrement autour de la jambe en recouvrant chaque spire d'une largeur égale aux 2/3 ou aux 3/4 de la largeur de la bande (voir schéma); certaines bandes (*Biflex*) ont des carrés qui permettent de mesurer la tension induite selon que l'on recouvre à moitié ou totalement le carré du tour précédent;
– lorsque le mollet est recouvert, relâcher légèrement la tension pour arriver jusqu'au genou;
– terminer l'enroulement de la bande par un ou deux tours quitte à le faire en redescendant *mais sans jamais couper la bande.*

BAS À VARICES

- ***Indications :***

– prévention d'une récidive;
– éviter la réapparition de l'œdème.

NB : un certain nombre de patients préfèrent garder les bandes dans cette indication et cela n'a aucun inconvénient. Les bas et collants sont cependant plus simples à mettre soi-même.

- ***Type de bas :***

Comme pour les bandes, il existe 4 degrés de contention : légère, moyenne, forte, extraforte.

La taille des bas est également variée :
– mi-bas : allant jusqu'au genou;
– bas complet avec cuissard;
– collant jusqu'à la ceinture.

Pour que la contention soit bien adaptée, les bas seront choisis après mesure exacte, de préférence le matin avant que le patient ne se lève, de la circonférence du tour de cheville, du mollet, et à mi-cuisse. On mesurera également la hauteur sol/sous le genou, sol/mi-cuisse, sol/entrejambe (voir figure 4.8).

- ***Mise en place des bas :***

– Retourner le bas à l'envers jusqu'au talon, mettre en place le pied et progressivement le bas sur la jambe en tirant doucement depuis la cheville, les doigts bien à plat sur la jambe en prenant bien garde de ne pas « filer » les mailles avec les ongles.
– Si la mise en place est difficile (surtout pour les bas de contention forte), on peut s'aider en enfilant d'abord une chaussette en nylon qui facilite le début de la manipulation.
– Pour les collants, procéder de la même façon, en montant progressivement et alternativement les deux jambes.

ENTRETIEN

– laver à l'eau tiède et au savon de Marseille;
– ne pas frictionner, ne pas tordre mais presser plusieurs fois dans l'eau savonneuse;
– essorer dans un linge, sans tordre et faire sécher à plat sans exposer au soleil.

REMBOURSEMENT SÉCURITÉ SOCIALE

Remboursées à 70 % par la Sécurité sociale :
– sans limitation de nombre pour les bandes élastiques;
– à raison de 2 paires par an pour les bas et collants.

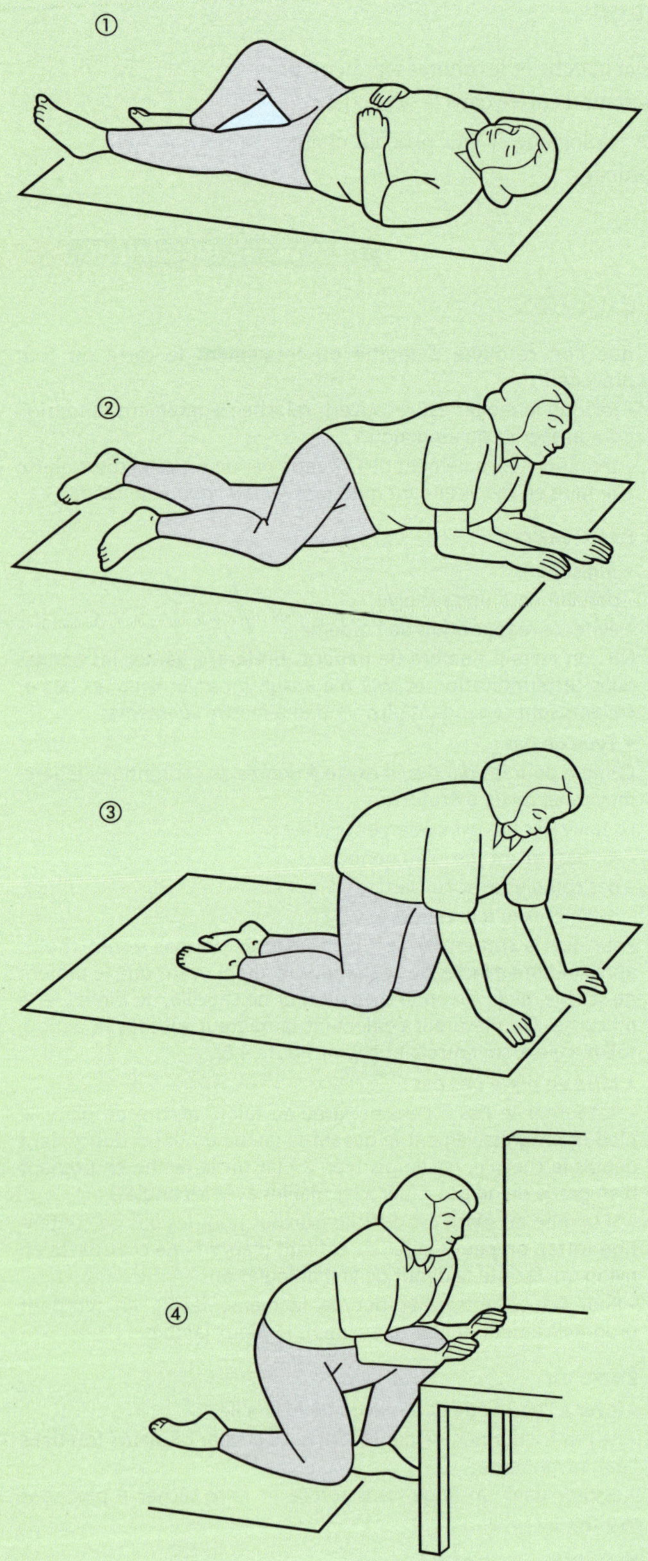

Tout le monde peut tomber, mais rester par terre est terriblement angoissant.

Voilà pourquoi, surtout lorsque l'on vit seul, il faut savoir se relever. Cela rassure et donne confiance en soi.

① S'allonger sur le dos, plier un genou jusque sur la poitrine et basculer sur le côté de la jambe allongée pour se retourner à plat ventre.

② En fixant le sol, se redresser sur les coudes et ramener les genoux fléchis pour passer à quatre pattes.

③ Avancer à quatre pattes jusqu'à une chaise, un lit ou tout autre appui stable.

④ Se mettre en position de « chevalier servant », la jambe la plus solide restant au sol.

⑤ Se hisser sur les jambes et s'appuyant sur la chaise et en relevant la tête.

⑥ Debout, rester appuyé le temps de bien retrouver l'équilibre.

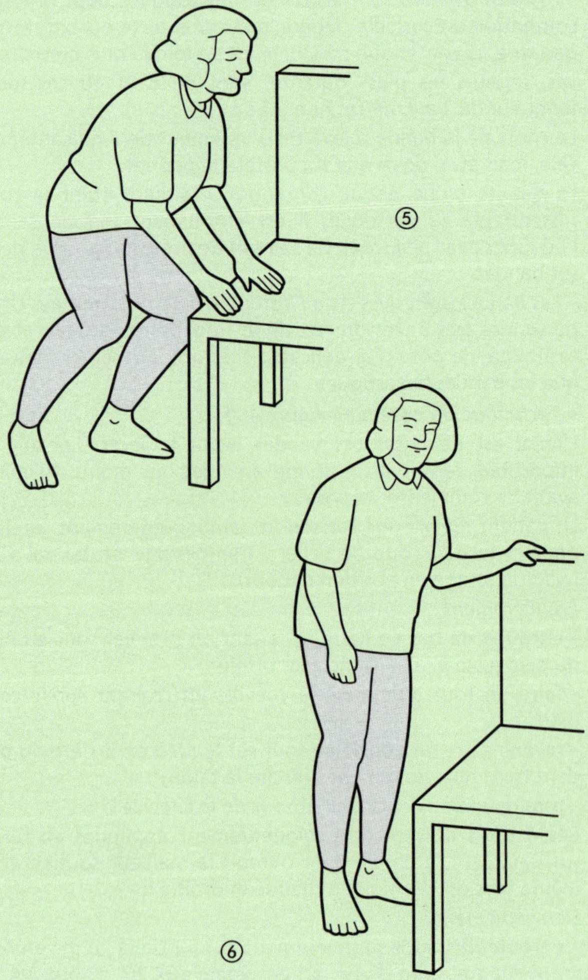

Fig. 4.6 Apprendre à se relever.

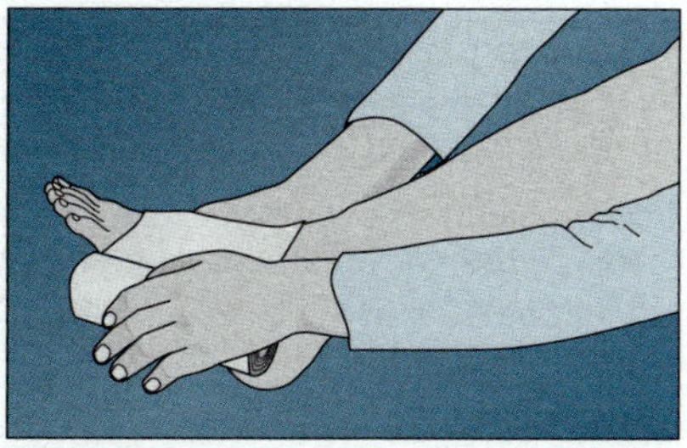

1 – Appliquer et maintenir l'extrémité de la bande à plat sur la peau, à la racine des orteils.

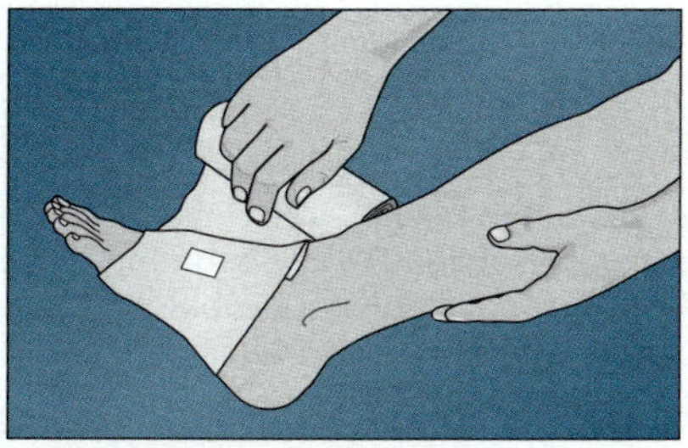

2 – Commencer l'enroulement de bas en haut, en faisant un premier tour.

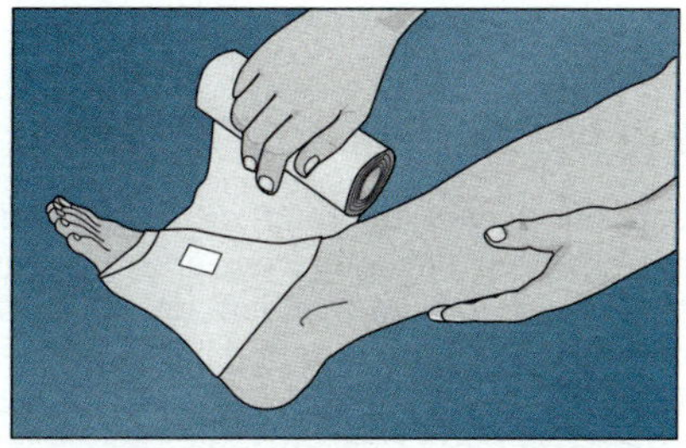

3 – Le deuxième tour doit se rapprocher de la cheville.

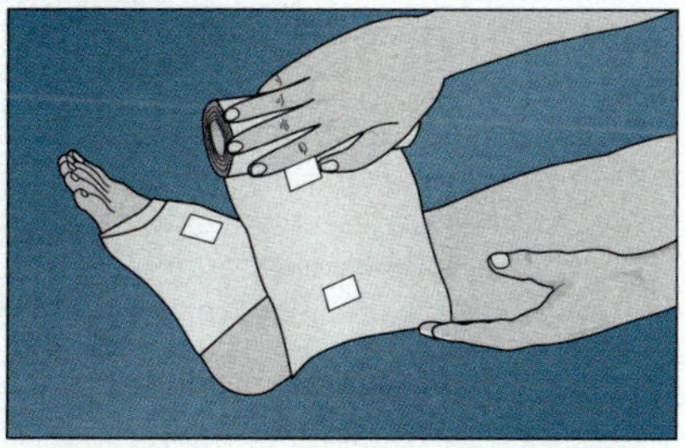

4 – Enrouler le troisième tour autour de la cheville, au dos du talon, et revenir sur le dessus du pied en faisant un huit.

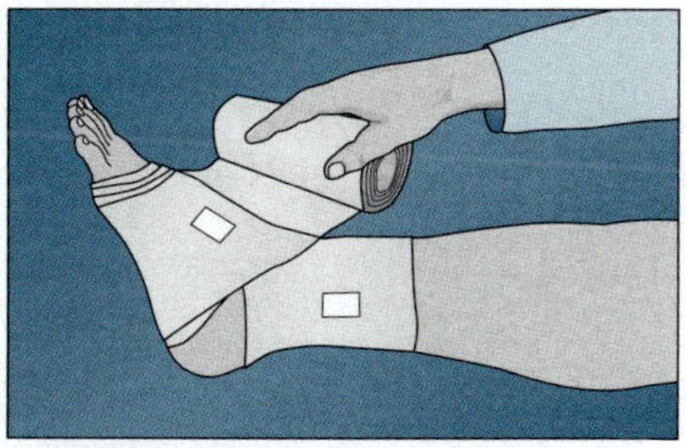

5 – Passer à nouveau sous le pied, revenir sur la cheville, laissant le talon libre, et faire un premier tour au-dessus de la cheville.

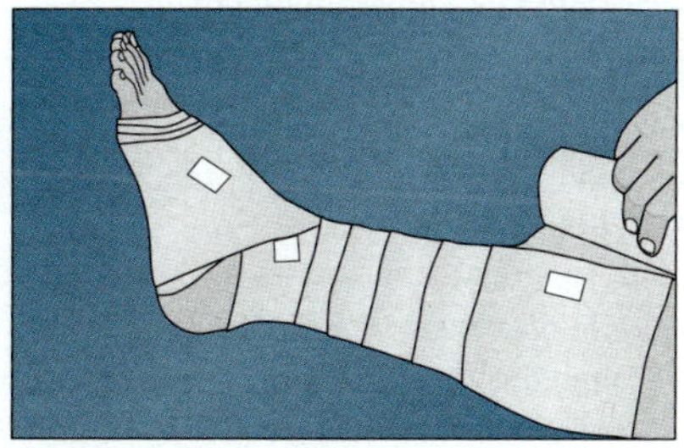

6 – Remonter ensuite sur le mollet en décalant régulièrement les spires selon prescription.

Fig. 4.7 **Pose d'une bande Biflex.**

b : tour de cheville (3 cm au-dessus de la malléole)
c : tour du mollet
f : tour de cuisse (à mi-cuisse)
A-D : sol/genou (2 cm sous le pli du genou)
A-F : sol/mi-cuisse
A-G : sol/entre-jambes

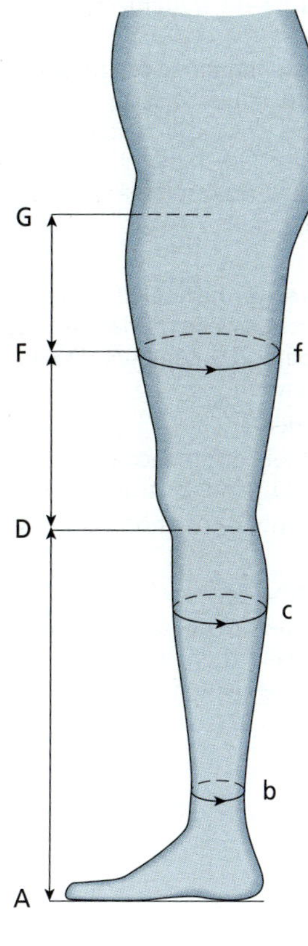

Fig. 4.8 **Mesures standard à prendre.**

DÉMARCHE INFIRMIÈRE

PRÉVENTION DES CHUTES À RÉPÉTITION

Dans un service de soins de longue durée (long séjour), en moyenne, on dénombre par année **4 chutes par personne**. En fait, ces chutes sont le fait de 10 à 20 % de la population hébergée et les causes sont multiples.

Toute personne âgée tombée une fois risque de faire d'autres chutes si la cause n'en a pas été supprimée.

Afin de prendre une décision pour la réalisation du plan de soins il est indispensable de lister le ou les facteurs de risque médicaux pouvant augmenter le risque de chute et de vérifier la bonne adaptation de l'environnement.

Facteurs de risque médicaux

• ***Sur le plan cardio-vasculaire***

– Surveillance régulière du pouls, de la tension artérielle couchée et debout.

– Apprendre aux personnes à se lever en plusieurs étapes.

• ***Sur le plan neuro-musculaire***

– Si maladie de Parkinson, donner le traitement à heures très régulières, surveiller particulièrement les changements de position et le « démarrage ».

– Si le patient n'a plus la capacité de se maintenir assis au fauteuil et glisse (hémiplégie, pathologie neurologique...) : le maintenir avec un gilet de maintien ou une sangle et le « caler » avec des coussins pour améliorer son confort. Penser à diminuer au mieux l'image négative de ce maintien en enfilant par devant un gilet normal qui « cachera » la sangle.

• ***Sur le plan locomoteur***

– Surveiller les douleurs, leurs horaires, les circonstances de déclenchement, l'efficacité du traitement donné régulièrement toutes les 4 heures.

– Pour éviter que la personne qui a des troubles de mémoire et qui ne doit pas prendre appui se lève, il est souvent utile de glisser la table adaptable devant le fauteuil mais en la coinçant derrière les pieds avant du fauteuil. Cet aménagement la « rappelle à l'ordre » sans qu'il soit nécessaire de la maintenir avec un corset (voir figure 4.9).

• ***Sur le plan de la vue***

– Nettoyer les lunettes et vérifier qu'elles soient adaptées. Pour les malvoyants, il est nécessaire de garder une disposition fixe du mobilier qui sert de repères. Les couleurs vives sont mieux distinguées que les couleurs pastel.

• ***Sur le plan des traitements***

– Être à l'affût d'éventuels effets secondaires des médicaments pouvant entraîner une chute ou des troubles de la marche.

Attention particulièrement aux psychotropes et aux médicaments à visée cardio-vasculaire.

• ***Sur le plan de l'incontinence***

– Après une évaluation pertinente de l'incontinence, les moyens de protection adaptés évitent les chutes par « glissade », chutes particulièrement fréquentes la nuit.

L'éloignement des toilettes peut être compensé par la mise à disposition d'une « chaise percée » à côté du lit, ou l'installation du bassin telle que la personne peut le prendre et le reposer seule, sans oublier de mettre la sonnette à portée de main.

Aides techniques et mobilier

• ***Cannes simples, cannes tripodes, déambulateur*** avec ou sans roues doivent être donnés à la personne après avis du kinésithérapeute ou du médecin et sans oublier de les régler à la hauteur adaptée : la hauteur d'une canne doit arriver à la hauteur de la hanche. Trop petite ou trop haute, elle devient un facteur de risque.

• ***Les moyens de contention*** doivent être utilisés avec parcimonie et être le résultat d'une réflexion d'équipe mesurant les avantages attendus (éviter les chutes) et les inconvénients qui sont grands : atteinte à une liberté individuelle, augmentation de l'angoisse et de l'agitation, perte de l'apprentissage de la marche.

Ces risques doivent être envisagés systématiquement lorsque l'on veut « attacher » une personne.

• ***Mobilier***

– Les lits à hauteur variable sont l'idéal mais il est possible de modifier la hauteur soit en mettant des cales, soit en sciant les pieds !

– On privilégiera les fauteuils type « bridge » dont l'assise est droite et suffisamment haute (65 cm) et qui dispose d'accoudoirs permettant à la personne âgée de se lever seule ; on bannira toute « banquette ».

– Lorsque la personne est sur un fauteuil ayant des roulettes, penser à bloquer systématiquement celles-ci si la personne se lève parfois de ce fauteuil ; dans ce cas, il est préférable de lui donner un fauteuil sans roulettes, quitte à en changer pour les déplacements plus importants.

– Mettre des fauteuils pour les « haltes » dans les longs couloirs.

Aménagement de l'environnement

• ***Sanitaires - cuisine***

– installer des barres d'appui dans la salle de bains et dans les WC ;

– mettre un surélévateur de WC ;

– mettre un tapis antidérapant dans la baignoire ;

– installer un siège pliable sous la douche ;

– sécher le sol.

• ***Escalier - couloir***

– installer de bonnes conditions d'éclairage ;

– installer une barre d'appui dans les couloirs ;

– installer une rampe ou une balustrade dans les escaliers ;

– faire poser une bande antidérapante sur les marches surtout sur la dernière ;

– faire réparer les irrégularités.

Fig. 4.9 **Maintien au fauteuil pour éviter la chute.**

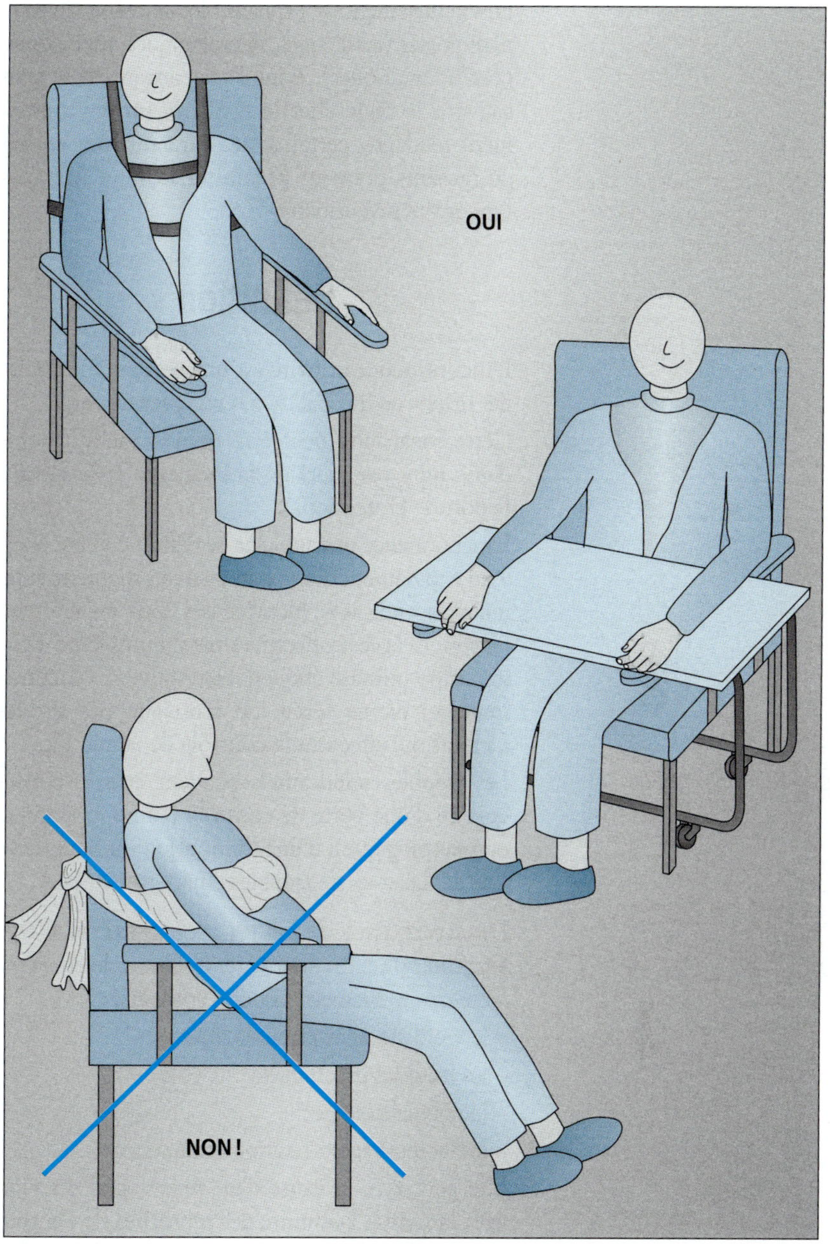

POINTS CLÉS

1. ▶ Les **chutes** sont très fréquentes chez les plus de 65 ans; elles sont le motif d'hospitalisation de 30 % des malades âgés. Elles sont aussi très fréquentes en institutions.
2. ▶ Elles ne sont pas dues au vieillissement mais à **nombre de pathologies** qui doivent être systématiquement recherchées.
3. ▶ Outre les **complications traumatiques**, les complications psychiques avec un risque de régression psychomotrice sont graves et nécessitent une rééducation motrice et préventive (apprentissage du relever du sol).
4. ▶ Lorsque le risque de chute est majeur et ne peut faire l'objet d'une thérapeutique, la décision de **maintien au fauteuil** de la personne âgée doit être réfléchie, discutée en équipe et régulièrement réévaluée.

Incontinence urinaire du sujet âgé

Les troubles sphinctériens du sujet âgé sont essentiellement représentés par l'incontinence urinaire et les troubles de l'élimination intestinale telles que la constipation et l'incontinence anale. Les particularités gériatriques portent sur l'incontinence urinaire. Les conditions d'une bonne continence nécessitent l'intégrité et le bon équilibre d'un ensemble complexe anatomique et nerveux. Le vieillissement représente un facteur de risque d'incontinence urinaire mais n'affecte pas toutes les personnes âgées. Il existe presque toujours chez le sujet âgé plusieurs causes et mécanismes un peu défaillants qui s'ajoutant les uns aux autres, provoquent ou aggravent l'incontinence.

Le vieillissement de l'appareil locomoteur, diverses pathologies (cardiaques, neurologiques, psychiques, post-traumatiques), dont l'association est le plus souvent la règle chez le vieillard, un environnement inadapté, certains médicaments sont autant de facteurs pouvant précipiter le sujet âgé vers l'incontinence urinaire.

Définition

L'incontinence urinaire est une perte involontaire des urines ou incapacité à retenir ses urines.

Cette incapacité peut être occasionnelle (moins d'une fuite par jour) ou permanente (nécessitant le port de protections).

L'incontinence urinaire peut se définir comme étant « un écoulement d'urine au mauvais moment et au mauvais endroit ». Nombreuses sont en effet les personnes âgées concernées par un problème d'élimination urinaire étiqueté bien souvent « incontinence » ; or, ce terme ne renseigne pas sur les facteurs qui affectent le contrôle de la miction.

Les troubles mictionnels peuvent être la conséquence d'une perte de contrôle (cause urologique ou neurologique), d'une diminution ou incapacité à se déplacer ou de troubles comportementaux.

L'INCONTINENCE DU SUJET ÂGÉ N'EST PAS UNE MALADIE, MAIS UN SYMPTÔME résultant de plusieurs facteurs diversement associés entre eux :

– le vieillissement physiologique ;
– les troubles psychiques ;
– la polypathologie ;
– les facteurs socio-environnementaux.

Elle peut être la cause d'un rejet social du sujet âgé ; la honte, la crainte des reproches de l'entourage familial ou soignant peut entraîner régression, repli sur soi, dépression.

Épidémiologie

En France, plus de 2,5 millions de personnes âgées de plus de 65 ans présentent une incontinence occasionnelle ou permanente. La prévalence de l'incontinence urinaire augmente avec l'âge et en cas d'altération importante des fonctions intellectuelles. Elle concerne plus de **60 % des personnes accueillies en institution** contre 10 à 20 % des personnes âgées restant au domicile. On note une prédominance féminine qui s'estompe dans le très grand âge.

L'incontinence peut être source de dépendance et est une des premières causes d'institutionnalisation des personnes âgées qui en sont atteintes.

Elle peut être la seule cause de non-retour au domicile au décours d'une hospitalisation.

L'INCONTINENCE A UN COÛT

- **À domicile** une personne âgée peut dépenser plus de 762 €/an en protections non remboursées. Parfois des produits de substitution sont utilisés (mouchoirs, serviettes, papiers…).
- **Le coût de l'institutionnalisation** pour incontinence urinaire est très élevé si l'on tient compte du coût du diagnostic (consultations, examens complémentaires), du traitement (médicaments, rééducation, chirurgie) et des moyens palliatifs (protections jetables, soins d'hygiène et de nursing).

Le vieillissement de la population française dans les années à venir s'accompagnera d'une augmentation du coût global de la prise en charge chez la personne âgée. Il s'agit d'un véritable problème de santé publique.

Vieillissement de l'appareil vésico-sphinctérien

L'appareil vésico-sphinctérien se compose de quatre éléments essentiels dépendants les uns des autres : la vessie d'une capacité de 300 à 500 cc, l'urètre, le système d'amarrage et de soutien ligamentaire et musculaire (figure 4.10). Le vieillissement physiologique entraîne un certain nombre de modifications.

Vessie et sphincters

La raréfaction des fibres musculaires, l'augmentation des fibres collagènes et des cellules graisseuses entraînent une perte de la distensibilité et de la contractilité vésicale. Les sphincters et le périnée perdent leur tonus.

CHEZ LA FEMME, la carence œstrogénique de la ménopause entraîne une atrophie des tissus de la vessie, de l'urètre, du vagin, une diminution de la résistance et de l'élasticité des tissus musculaires. La faiblesse du plancher pelvien peut entraîner une modification des rapports anatomiques et altérer

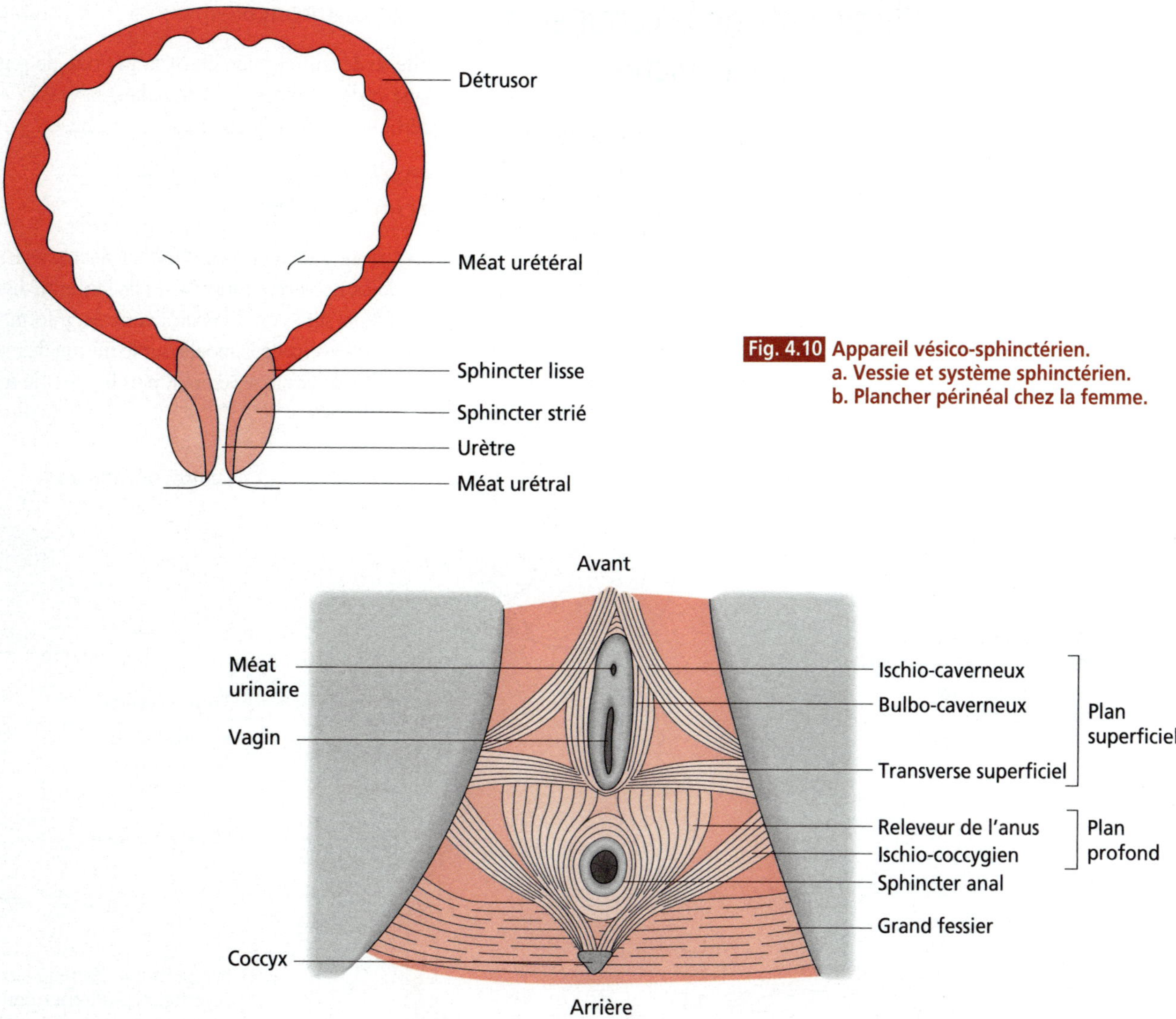

Fig. 4.10 **Appareil vésico-sphinctérien.**
a. Vessie et système sphinctérien.
b. Plancher périnéal chez la femme.

le mécanisme de transmission des pressions abdominales.

CHEZ L'HOMME, l'hypertrophie et le durcissement prostatique peuvent masquer l'incontinence, entraînant une atrophie du sphincter strié par manque d'utilisation de ce dernier.

Contrôle sensitivo-moteur

Il est moins efficace : la sensation de besoin se modifie et s'émousse, c'est-à-dire que le besoin est senti plus tardivement.

Déséquilibre du rythme nycthéméral de production des urines par les reins

Il entraîne une polyurie nocturne. Chez le sujet jeune, l'urine est formée et éliminée essentiellement dans la journée alors que le sujet âgé urine plus et plus souvent durant la nuit que le jour. Cette altération du rythme circadien de production des urines est encore plus marquée chez le sujet âgé dément.

Physiologie de la continence et de la miction

Le bon fonctionnement de l'appareil vésico-sphinctérien nécessite la mise en jeu d'un ensemble complexe de voies et de centres nerveux qui se commandent les uns les autres (figure 4.11).

Continence

Elle se définit comme étant la période de remplissage et de stockage de l'urine dans la vessie ; elle se déroule schématiquement selon 2 phases.

Phase de continence passive et involontaire

La vessie s'adapte passivement au remplissage ; les voies nerveuses sensitives, par l'intermédiaire de récepteurs situés dans la paroi vésicale, informent les centres nerveux de la moelle sur le niveau de remplissage. Plus la vessie se remplit, plus le col et le sphinc-

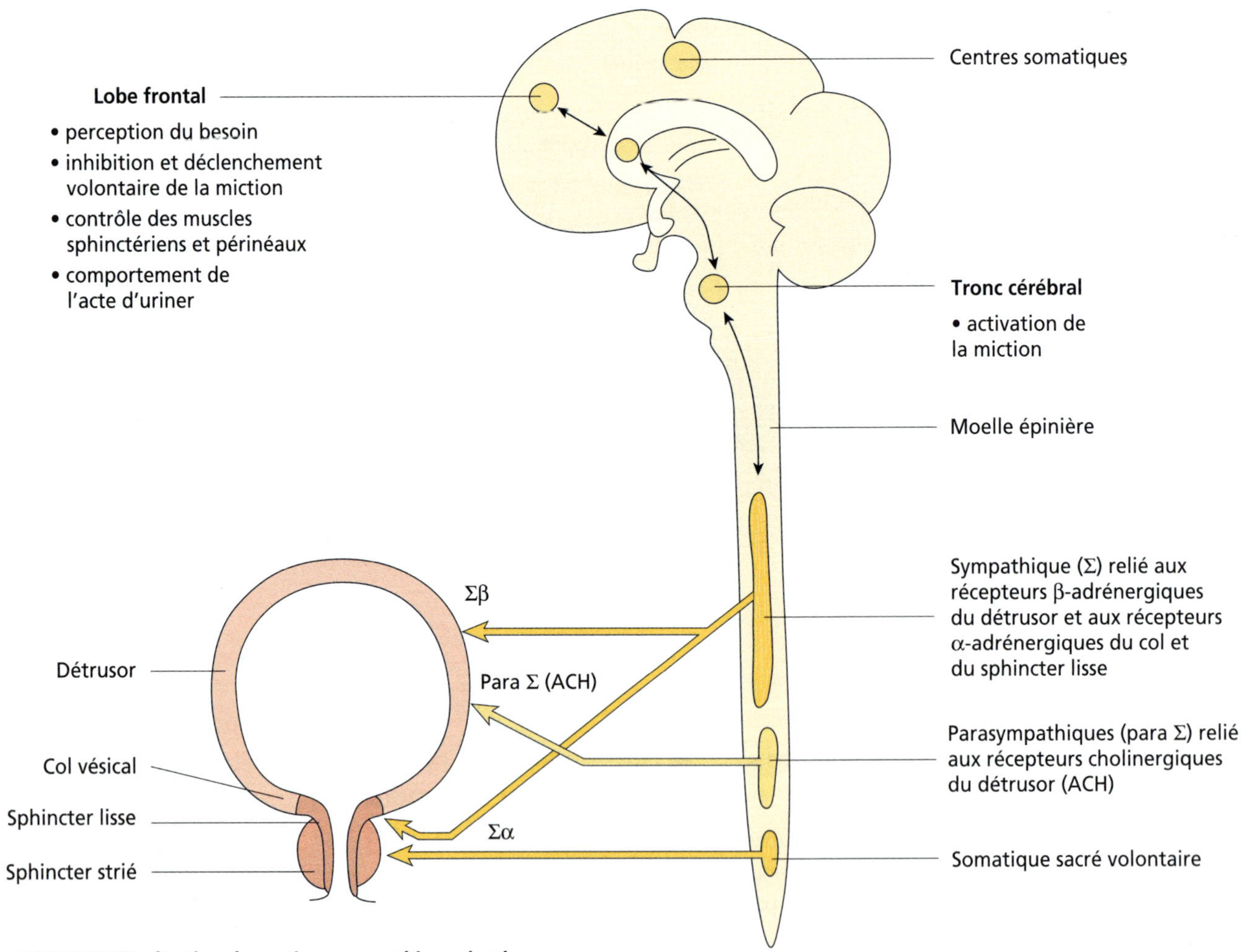

CONTINENCE : ***l'action du système sympathique domine.***

L'activation du système sympathique dorso-lombaire permet le relâchement du détrusor (récepteurs β) et la fermeture du col vésical et du sphincter lisse (récepteurs α). Le sphincter strié est fermé grâce à l'action du système somatique sacré ; l'urine est stockée.

MICTION : ***l'action du système sympathique domine, le système parasympathique est inhibé.***

L'activation du système parasympathique permet la contraction du détrusor (récepteurs cholinergiques) et le relâchement du col vésical et du sphincter lisse par inhibition des récepteurs α. Le sphincter strié se relâche, s'ouvre et laisse s'écouler l'urine.

Fig. 4.11 Physiologie de la continence et de la miction.

ter lisse se ferment de façon réflexe et involontaire et plus le détrusor se relâche. Ceci se fait grâce à l'activation du système nerveux sympathique médullaire. Toute fuite inopportune est évitée grâce à ce premier verrou de sécurité. Les informations sur le remplissage sont également transmises au cerveau qui permet à partir d'un certain niveau de remplissage (100 à 200 mL) de ressentir un premier besoin d'uriner.

Phase de continence active et volontaire

LA VESSIE CONTINUE À SE REMPLIR : *le besoin urgent d'uriner* est ressenti selon les individus lorsqu'il y a 300 ou 400 mL d'urine dans la vessie. À ce stade, la continence reste possible par :

– *la mise en jeu volontaire* d'un circuit d'inhibition du système nerveux parasympathique ;

– *la contraction volontaire du sphincter strié* dépendante du système somatique sacré.

C'est le deuxième verrou de sécurité qui permet de se retenir pour uriner dans des lieux appropriés.

Durant la phase de continence, la pression urétrale est toujours supérieure à la pression vésicale.

Miction

C'est l'action d'uriner. Cette action est déclenchée par « la perception » du besoin d'uriner. Le muscle de la vessie (détrusor) se contracte, le col, le sphincter lisse et le sphincter strié se relâchent.

La miction normale est volontaire, complète et indolore. Elle peut être interrompue par une contraction volontaire du sphincter strié et des muscles périnéaux. Durant la miction, la pression intravésicale est supérieure à la pression urétrale et l'angle vésico-urétral s'efface pour faciliter la miction.

Causes somatiques de l'incontinence urinaire

Selon le mécanisme physiopathologique, il est possible de classer l'incontinence en 3 types principaux :

– l'incontinence urinaire par « instabilité vésicale » ou impériosité mictionnelle ;

– l'incontinence urinaire « d'effort » par insuffisance sphinctérienne ou par défaut de transmission des pressions ;

– l'incontinence urinaire par rétention chronique d'urine. Les mictions se font par regorgement sur l'obstacle ou par faiblesse du détrusor.

Chez le sujet âgé, l'association de plusieurs mécanismes est fréquent.

Les principales étiologies sont résumées dans le tableau 4.5.

Quand aucune cause n'est retrouvée, on parle alors de *vessie instable idiopathique*, fait rare chez la personne âgée.

Incontinence urinaire par instabilité vésicale

C'est le mécanisme le plus fréquemment en cause chez la personne âgée.

Physiopathologie

La vessie se contracte souvent pour de faibles volumes d'urine. Ces contractions *involontaires*, inopinées et *anarchiques* de la vessie ne sont pas inhibées par la commande centrale.

Signes cliniques

La personne âgée ne peut pas se retenir, ce qui entraîne :

– une pollakiurie diurne et nocturne : elle va très souvent uriner ;

– des fuites d'urines abondantes précédées d'un besoin impérieux (le délai entre l'envie et la miction est raccourci) ; les symptômes sont majorés par le froid, les bruits d'eau qui coule, l'anxiété, l'émotion ;

– en dehors des fuites, les mictions sont normales.

Incontinence urinaire d'effort

L'incontinence urinaire d'effort est plus fréquente chez la femme. Du fait de son anatomie, l'homme est protégé (son périnée est fermé, les sphincters sont plus développés et l'hypertrophie prostatique peut comprimer l'urètre).

Les fuites urinaires se produisent lorsque le sphincter strié n'assure plus son rôle de « verrouillage » de la vessie et que la pression exercée par l'hyperpression abdominale (toux, éternuement) augmente la pression intravésicale. Le sphincter n'est plus en position intra-abdominale quand il y a relâchement de la musculature et la pression exercée sur la vessie va s'exercer sur le sphincter qui va se laisser « forcer » (figure 4.12).

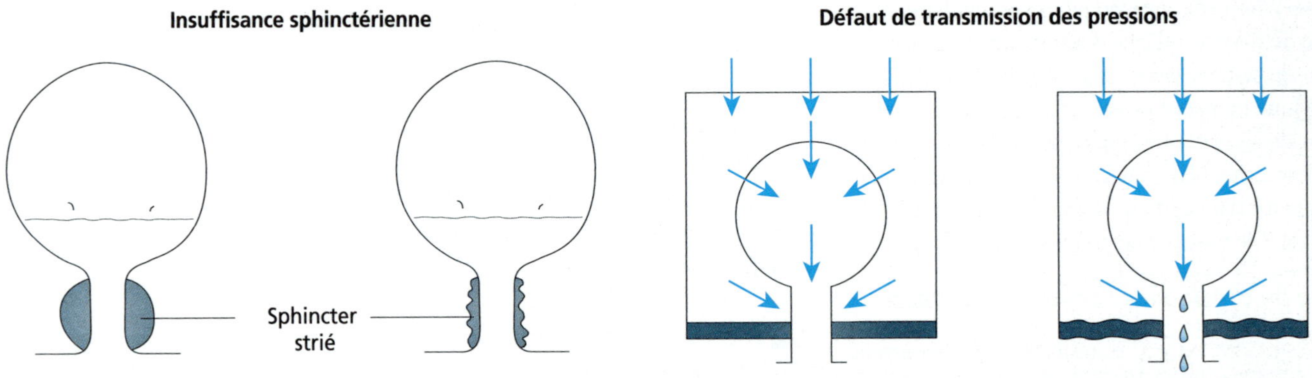

Fig. 4.12 Incontinence urinaire d'effort.

Tableau 4.5 Principales étiologies de l'incontinence urinaire.

Mécanismes / *Étiologies*	*Instabilité vésicale*	*Incontinence d'effort*	*Rétention chronique*
Neurologiques centrales	– AVC – Parkinson – hydrocéphalie à pression normale – myélopathies cervicarthrosiques – compression médullaire – paraplégie		– AVC – Parkinson – tumeur – sclérose en plaque – paraplégie
périphériques	– polynévrites	– syndrome de la queue de cheval – neuropathie (diabète, éthylisme)	– neuropathie (diabète, éthylisme)
Locorégionales	– infection urinaire – fécalome – lithiase, tumeur vessie – irradiation pelvienne – escarre sacrée – obstacle prostate – pathologie ano-rectale (hémorroïdes, fissure anale)	– grossesses multiples – séquelles obstétricales – séquelles de chirurgie pelvienne – prolapsus vésical	• obstacle urétral – extrinsèque : – adénome de la prostate – cancer de la prostate – tumeur pelvis – fécalome – intrinsèque : – sténose urètre • après sondage vésical à demeure
Épines irritatives	– escarre talon – ongles incarnés – ulcères de jambe		
Médicaments	– β^- – prostigmine	– benzodiazépines – α^-	– anticholinergiques – inhibiteurs calciques – dopamine – atropiniques

Signes cliniques

- **Petites fuites d'urine à l'effort sans ressentir l'envie d'uriner** même pour des efforts minimes : toux, rire, marche, changements de position. La personne âgée n'ose plus se déplacer, ni sortir de chez elle par crainte de fuites.
- **Les mictions volontaires** restent normales.
- **Les besoins sont normaux,** il n'y a pas de dysurie.
- **Une fausse « pollakiurie » de prévention** est notée pour éviter les fuites : la personne va souvent aux toilettes à titre préventif.

Incontinence urinaire par rétention chronique

Elle touche l'homme plus souvent que la femme.

La vessie se vide mal et incomplètement ; au maximum, elle ne se vide pas et les mictions se font uniquement par regorgement lorsque la pression intravésicale devient supérieure aux pressions de clôture de la vessie.

On définit la rétention chronique par la persistance d'un résidu postmictionnel supérieur à 100 mL ou supérieur à 20 % du volume mictionnel (exemple : volume mictionnel = 400 mL, résidu > 80 mL).

En cas de rétention complète, le volume vésical peut atteindre 1 litre ou plus.

Physiopathologie

Les forces de retenue sont supérieures aux forces d'expulsion de l'urine soit :
- par obstacle au niveau de l'urètre ;
- par déficience vésicale (hypoactivité du détrusor).

Signes cliniques

- Fuites de petit volume, en nombre variable, diurnes et nocturnes.
- Pas de besoin impérieux.
- Dysurie : la personne doit pousser pour uriner ; le jet est faible.
- Le globe vésical est difficile à apprécier car il s'est constitué à « bas bruit ».
- Le sondage postmictionnel quantifie l'importance du résidu.
- L'utilisation d'un *BladderScan* (échographe portable) facilite le diagnostic mais n'est pas disponible partout.

Incontinence de « circonstance » ou fonctionnelle

Ces incontinences sont souvent la conséquence :
- d'un facteur aggravant qui en se surajoutant décompense une continence « limite » ;
- d'une mauvaise qualité de l'environnement matériel, social, ou psychologique ou liée à une incapacité physique de se déplacer.

Ces incontinences urinaires sont très fréquentes et doivent toujours être recherchées. Les facteurs aggravants sont souvent curables et réversibles.

Facteurs aggravants

- Infection urinaire.
- Fécalome.
- Escarres.
- L'immobilisation, les troubles de la marche, la cécité peuvent entraîner une incontinence si on ne pallie pas à ces déficiences soit en passant le bassin à la demande, soit en accompagnant la personne aux toilettes.
- Médicaments baissant le seuil de vigilance (psychotropes, somnifères) ou augmentant la diurèse (diurétiques, certains antihypertenseurs).

Circonstances environnementales

- Lieux inadaptés : difficulté d'accès aux toilettes (trop éloignées, sur le palier), toilettes mal indiquées, mauvais éclairage, lit trop haut, usage intempestif des barrières de lit, sonnette inaccessible ou réponse trop tardive du personnel.
- Isolement, logement inadapté.
- Inadéquation de la prise en charge en mettant une protection systématique au décours de la première fuite urinaire ou lors d'une hospitalisation.

Facteurs psychologiques

- Régression, traumatisme affectif, dépression.
- Troubles cognitifs.
- Anxiété liée au changement.

Évaluation d'une personne âgée incontinente

Elle fait partie de l'évaluation globale de l'autonomie de toute personne âgée et se fait de façon pluridisciplinaire. Elle comporte :

– l'analyse de l'importance et du type d'incontinence par l'interrogatoire et l'observation ;

– la recherche de facteurs déclenchants ou aggravants par l'examen clinique et paraclinique.

Évaluation de l'incontinence

Ce recueil de données est une tâche complexe d'autant que souvent les personnes âgées nient le fait par pudeur ou par honte. Cet entretien demande de la part du soignant une attitude empathique pour comprendre le risque de blocage psychologique.

Il faut également tenir compte d'une éventuelle surdité, de troubles de la compréhension, de l'élocution, de la mémoire. C'est la raison pour laquelle l'évaluation se basera aussi sur l'observation qui affine les éléments donnés au cours de l'entretien.

▸ **Mode de vie** : le patient vit-il seul, a-t-il des aides ?

▸ **Lieu de vie** : distance de la chambre aux WC, WC en dehors de l'appartement, utilisation d'une « chaise percée ».

▸ **Antécédents :** médicaux, chirurgicaux, obstétricaux.

▸ **Niveau d'autonomie psychique** : mémoire, orientation, jugement, praxies.

▸ **Caractères des troubles urinaires.** Il convient d'établir un catalogue mictionnel notant (voir figure 4.13) :

– nombre de mictions ;

– horaires des mictions : diurnes ou nocturnes ;

– notions de « fuites » : date de l'installation, précédées ou non de la sensation de besoin impérieux, survenant ou non à l'effort (toux, rire, marche, soulèvements d'objets) ;

– sensation du passage urétral ;

– délai de sécurité en notant en minutes le temps de retenue possible entre la sensation du besoin et la fuite ;

– rechercher une notion de dysurie : difficulté au déclenchement de la miction, au cours de la miction, nécessité de pousser pour terminer la miction ;

– notions d'incontinence permanente : type et quantité de protections utilisées par jour ;

– notions de douleurs sus-pubienne, urétrale, à type de pesanteur.

Ces troubles mictionnels seront mesurés sur un catalogue mictionnel fait avec une grande rigueur sur 48 heures.

▸ **Traitements médicamenteux en cours.**

Nom : .... **Date :** ....

Heure	Protection ou slip mouillé-sec	Proposition WC, bassin urine = oui pas d'urine = non	Volume mictionnel en cc (si pas de miction, noter 0)	Si protection ou slip mouillé CAUSE de la fuite *Ex : n'a pas pu se retenir, WC trop loin, n'a pas senti le besoin, etc.*
7 à 9 h				
9 à 11 h				
11 à 13 h				
13 à 15 h				
15 à 17 h				
17 à 19 h				
19 à 21 h				
NUIT				

Fig. 4.13 Catalogue mictionnel d'évaluation.

Recherche de facteurs déclenchants ou aggravants

Examen clinique

- **Examen de l'abdomen ;** du périnée (prolapsus, lésions), du méat urinaire. Un toucher rectal permet d'éliminer des causes responsables d'obstruction (fécalome, hypertrophie de la prostate) et d'apprécier le tonus du sphincter anal.
- **Examen neurologique.**
- **Examen cutané** à la recherche d'escarres.

Examens complémentaires

- **Systématiquement** :

– examen cytobactériologique si bandelette des urines positives pour dépister une infection urinaire ;

– ionogramme sanguin, créatinine (déshydratation et examen de la fonction rénale) ;

– glycémie (diabète) ; numération formule sanguine et C réactive protéine (syndrome infectieux).

En l'absence d'infection urinaire ou de cause « d'incontinence de circonstances », et si l'état clinique le permet, on fera pratiquer un bilan urodynamique qui permettra de connaître le type d'incontinence.

- **Selon les signes d'appel :**

– échographie rénale, pelvienne, prostatique (chez l'homme) ;

– cystographie mictionnelle et rétrograde, une cystoscopie ;

– scanner rachidien, IRM (recherche de tumeur, compression médullaire) ;

– scanner cérébral.

Traitement curatif

Toute personne âgée présentant une incontinence urinaire occasionnelle ou chronique doit pouvoir bénéficier d'une prise en charge adaptée et personnalisée.

Les moyens utilisés dépendront de l'étiologie, du mécanisme, du patient et de son environnement. Il s'agit de traiter un patient âgé incontinent et non une incontinence urinaire isolée.

Aucune possibilité thérapeutique ne doit être écartée sur le seul prétexte de l'âge ; quels que soient le ou les traitements (médicaments, rééducation ou chirurgie) chaque indication doit être pesée et les contre-indications respectées. On peut ainsi guérir ou améliorer plus de 50 % des personnes âgées incontinentes.

Traitement médical

- **Traitement de l'infection urinaire.**
- **Suppression des médicaments iatrogènes.**

Selon le type d'incontinence, le choix du médicament sera différent. Quelle que soit la spécialité choisie, la posologie doit être débutée à faible dose et augmentée progressivement par paliers de quelques jours jusqu'à une dose maximale, le plus souvent inférieure à celle prescrite chez l'adulte (tableau 4.7)

Rééducation périnéale

La rééducation périnéale est un ensemble de techniques et d'exercices qui ont pour objectif de fortifier les muscles du périnée et le système de verrouillage des sphincters.

Cette rééducation est proposée aux personnes présentant une incontinence d'effort, ou une instabilité vésicale.

Elle s'adresse aux patients ayant des fonctions supérieures conservées, capables de coopérer (15 à 20 séances sont nécessaires pour obtenir des résultats).

Chirurgie

CHEZ LA FEMME ÂGÉE : cure d'un prolapsus utérin ou vésical ; les contre-indications sont celles de l'anesthésie. On peut proposer, en cas de non-indication chirurgicale, la pose d'un pessaire, rond de caoutchouc introduit dans le vagin et qui stabilise la base de la vessie.

CHEZ L'HOMME ÂGÉ : résection transurétrale de la prostate par voie endoscopique en cas d'adénome.

Prise en charge de l'incontinence

Le manque de temps est souvent évoqué pour prendre soin d'une personne incontinente. Cependant, l'inconfort lié à l'incontinence est tel que, en dehors de tout traitement curatif, on palliera au mieux cette déficience pour limiter le handicap.

Tableau 4.6 Médicaments prescrits dans l'incontinence urinaire du sujet âgé.

	Œstrogènes	Décongestionnants pelviens	Parasympatholytiques anticholinergiques	α-bloquants	Cholinergiques	α-stimulants
Action	↗ trophicité des muqueuses		s'opposent à la contraction du détrusor	↘ tonus urétral ↘ résistance à la vidange vésicale	renforcent contraction du détrusor	↗ tonus urétral ↗ tonus sphincter
Indications	insuffisance sphinctérienne	dysurie adénome prostatique	vessie instable	dysurie, adénome prostatique	vessie atone neurologique	insuffisance sphinctérienne
Contre-indications	cancer du sein cancer de l'utérus maladie thrombo-embolique		glaucome à angle fermé adénome prostate myasthénie iléus paralytique	hypotension orthostatique	angor asthme insuffisance cardiaque troubles de la conduction ulcère gastrique	HTA insuf. cardiaque angor troubles du rythme glaucome adénome prostate hyperthyroïdie
Précautions d'emploi	surv. TA frottis vaginaux		angor bronchite chronique	risque de chute	rarement utilisé chez le sujet âgé	contre-indiqué si âge > 80 ans
Effets secondaires	aucun avec les œstrogènes locaux		sécheresse bouche rétention urine tachycardie confusion	sécheresse bouche tachycardie hypotension orthostatique	flush diarrhée sueurs douleurs abdo. angoisse, vertiges	somnolence risque de chute
Spécialités	*Colpotrophine* *Trophigil* *Trophicreme*	*Tadenan* *Permixon*	*Ditropan* *Céris*	*Xatral LP* *Omix LP* *Zoxan LP* *Josir LP*	*Urecholine*	*Denoral* *Rinutan*

Cas clinique

Cas clinique

Mme C., âgée de 85 ans, est atteinte d'une maladie d'Alzheimer. Elle est hospitalisée, sa famille ne pouvant assurer ses soins à domicile. Elle ne parle plus, ne marche plus ; incontinente à son arrivée, elle est garnie de protections.

Après quelques jours, l'équipe constate que ses protections sont imbibées d'urines mais elle ne va pas à la selle. L'équipe et la famille constatent que Mme C. manifeste une agitation après le déjeuner en remontant sa robe. Sa fille nous apprend que Mme C., très coquette et méticuleuse, était toujours attentionnée à sa toilette. Elle refusait de « faire » dans sa protection. L'équipe a pris la décision de la mettre sur les toilettes à 14 heures chaque jour en ayant au préalable mis un suppositoire à la glycérine.

Peu à peu, Mme C. a progressivement récupéré un transit normal et l'agitation a disparu. Les selles sont notées et lorsque nous nous apercevons qu'elles ne sont pas suffisantes un petit lavement évacuateur est prescrit afin d'éviter la constitution d'un fécalome tant redouté.

La prise en charge passe par le catalogue mictionnel, le passage systématique du personnel pour proposer les WC, l'adaptation du type de protection et l'apprentissage de leur utilisation, l'adaptation de l'environnement (éclairage, chaise percée, surélévateur de WC, bassin, urinal, barres d'appui). Le volume des boissons ne doit pas être diminué, conseiller de boire plus dans la journée et moins en fin de journée.

Les protections

Les protections doivent être choisies « à la carte » en fonction de l'importance et de l'horaire des fuites, des capacités de la personne à gérer ou non son incontinence, de sa corpulence et de l'état cutané.

– *importance des fuites :* fuites importantes : utilisation d'un change complet ; fuites moyennes : une protection anatomique avec slip adapté ; petites fuites : de simples serviettes hygiéniques peuvent suffire. Les fabricants proposent maintenant des changes de plus en plus absorbants donc plus confortables ainsi que des culottes à enfiler, sans adhésifs, qui en facilitent l'utilisation et sont mieux acceptées. Elles sont à réserver aux personnes présentant une incontinence partielle, capables de les utiliser et de se rendre (ou d'être accompagnées) aux WC, permettant ainsi de préserver l'autonomie de l'élimination urinaire, mais leur coût élevé n'est pas accessible à tous.

– *horaire des fuites :* la protection peut n'être mise que la nuit ! Chez les hommes, il peut être plus confortable de mettre un étui pénien relié à une poche de recueil pour la nuit ;

– *participation de la personne* à sa prise en charge : s'il peut aller aux toilettes, même « trop tard », on évitera les « changes complets » difficiles à défaire, les culottes sont alors indiquées ; la protection est mise par « sécurité » ;

– *coût* très élevé de ces produits.

Problèmes rencontrés

La personne arrache sa protection la nuit ou la transforme en confettis, il s'agit le plus souvent de personnes démentes, l'utilisation de grenouillères avec fermeture au dos permet d'éviter cet inconvénient. S'assurer préalablement que le type de protection est adapté et que celle-ci est bien mise (attention aux protections trop petites ou trop serrées, aux adhésifs sur la peau).

Macération et lésions cutanées témoignent le plus souvent d'un défaut d'hygiène locale et/ou de changes insuffisants en nombre ou inadaptés ; une toilette locale suivie d'un séchage soigneux de la peau doivent être effectués après chaque change, si besoin utilisation d'une pâte à l'eau protectrice type *Aloplastine*. Pour une incontinence totale, le nombre de changes est de 4 à 5 par 24 heures selon le change utilisé.

DÉMARCHE INFIRMIÈRE

ABLATION D'UNE SONDE À DEMEURE ET PRISE EN CHARGE DE LA RÉÉDUCATION VÉSICALE

Mme D., 85 ans arrive dans le service pour rééducation d'une fracture du col fémoral. Un « clou-plaque » a été posé et Mme D. n'a pas l'appui pendant 45 jours. Une sonde vésicale a été posée dans le service d'orthopédie pour l'intervention et a été laissée par « commodité ».

En examinant la patiente, le gériatre apprend que Mme D. était continente avant l'intervention mais à condition d'être près de toilettes et se levait 3 fois la nuit. Elle ressent le besoin d'uriner malgré la sonde.

Le gériatre prescrit l'ablation de la sonde, un ECBU et la mise en route de la rééducation vésicale dans le service.

L'infirmière enlève la sonde et fait l'ECBU selon la même technique que chez un adulte jeune.

Elle explique à Mme D. le catalogue mictionnel sur 48 heures en lui demandant de sonner chaque fois qu'elle a envie d'uriner. Comme elle n'a pas l'appui, on lui passe le bassin sur son fauteuil en lui demandant de se soulever en appuyant sur sa jambe saine. On mesure la miction et on la note sur l'imprimé du catalogue collé sur la porte de la salle de bains (il est important de respecter l'intimité et de ne pas afficher ce catalogue mictionnel aux yeux de tous les visiteurs de Mme D.). La nuit, on lui passe le bassin au lit.

Pour éviter l'inconfort des fuites, on met à Mme D. une protection type anatomique avec un slip filet de contention (qui s'enlève plus facilement qu'une protection « type change complet ») et avant chaque miction, on note sur le catalogue s'il y a eu fuite urinaire ou non.

Pour mesurer une éventuelle rétention, on fait pendant les premières 48 heures un sondage postmictionnel (immédiatement après que Mme D. ait uriné dans le bassin) matin et soir. Si le résidu est inférieur à 100 mL, on arrête ces sondages postmictionnels au bout des 48 heures. Au-delà, on les renouvelle éventuellement en passant à 3 par jour. Le volume des résidus est consigné sur le catalogue.

Au bout de 48 heures, l'évaluation du catalogue mictionnel montre que Mme D. n'a pas de rétention mais qu'une incontinence persiste évoquant une instabilité vésicale avec sensation de besoin impérieux, difficultés à se retenir jusqu'à ce que le personnel arrive et fuites abondantes, en particulier la nuit.

On décide de poursuivre la prise en charge en mettant Mme D. sur le siège des WC systématiquement le matin pendant la toilette, au milieu de la matinée, avant le repas de midi, à 14 heures, 16 heures et le soir avant le coucher. On ne mesure plus le volume des mictions mais on continue de noter sur le catalogue mictionnel si il y a eu miction, s'il y avait des fuites, et s'il y a eu des mictions demandées entre les mictions systématiques.

Au bout de 12 jours, Mme D. n'a plus d'incontinence le jour mais encore des fuites la nuit, essentiellement dues au fait que pour des raisons d'effectif elle attend trop longtemps entre son appel et le passage des soignants. On lui installe alors le bassin sur le fauteuil à côté de son lit et on s'assure qu'elle arrive à le prendre et à se le passer elle-même, ce que Mme D. fait facilement au bout de deux nuits.

L'incontinence de Mme D. est guérie.

DÉMARCHE INFIRMIÈRE

PRISE EN CHARGE D'UN PATIENT AYANT UNE INCONTINENCE URINAIRE CHRONIQUE DEPUIS PLUSIEURS MOIS

M. F., âgé de 92 ans, est hospitalisé en « long séjour » pour une dépendance totale due à de lourdes séquelles d'hémiplégie gauche.

Après entretien avec la famille, il apparaît que toute rééducation a été vaine et que M.F. a une incontinence permanente, pour laquelle il a des protections jetables (terme nettement préférable à celui de « couches » relativement infantilisant).

L'examen clinique confirme que M.F. n'a pas de globe vésical, ni de fécalome. La bandelette urinaire mise sur la protection mouillée élimine *a priori* une infection urinaire.

M. F. aura 4 changes par 24 h en utilisant les changes complets *TENA flex* qui permettent à la peau de respirer (voir figure 4.14).

DÉMARCHE INFIRMIÈRE

PRISE EN CHARGE D'UNE PERSONNE ÂGÉE DÉMENTE INCONTINENTE

Premier exemple

Mme N., 78 ans, est hospitalisée pour une maladie d'Alzheimer sévère et évoluant depuis 5 ans. Son mari étant épuisé par la prise en charge de son épouse, Mme N. est hospitalisée pour un mois.

À l'arrivée, on observe une incontinence urinaire qui n'existait pas à la maison.

Mme N. ne retrouve pas sa chambre dont elle sort beaucoup et n'arrive absolument pas à repérer où sont les toilettes.

L'examen clinique et biologique élimine toute cause somatique.

On décide d'emmener Mme N. systématiquement aux toilettes 5 fois dans la journée et une fois dans la nuit en lui montrant la couleur différente de la porte des WC. Au bout de trois jours, les protections de Mme N. étaient sèches, sauf la nuit.

Au bout de 8 jours, Mme N. va seule aux toilettes et nous pouvons enlever la protection de jour. Par contre, la protection de nuit est laissée car Mme N. la supporte très bien et nous apprenons que M. N. se levait 3 fois dans la nuit pour faire uriner son épouse ce qui explique en partie son épuisement.

Deuxième exemple

M. F., 80 ans, désorienté dans le temps et l'espace ne reconnaît plus le chemin des toilettes. L'équipe observe que tous les jours, après le repas, il se dirige vers le couloir et urine sur le mur.

Une recherche dans son histoire nous apprend que dans sa jeunesse, habitant à la campagne, il avait pour habitude de sortir dehors pour uriner après les repas. Ceci nous a permis d'adapter notre démarche et nous l'accompagnons vers les toilettes après les repas.

POINTS CLÉS

1. ▶ De façon physiologique, les personnes âgées urinent peu dans la journée mais se lèvent une à deux fois la nuit. Elles n'ont pas d'incontinence mais la **capacité de se retenir** entre le moment où elles ressentent le besoin et le moment où elles urinent est plus faible que chez l'adulte jeune.
2. ▶ L'**incontinence urinaire** est une pathologie fréquente en gériatrie. Elle n'est pas due à l'âge, même si les performances du système vésico-sphinctérien diminuent. Elle est due à des pathologies chroniques ou aiguës qui peuvent elles-mêmes être aggravées par des facteurs intercurrents.
3. ▶ Le but de la prise en charge est de traiter ces facteurs intercurrents et de compenser au mieux l'incontinence résiduelle en ayant le souci du respect de la dignité de la personne et en lui donnant toutes les possibilités de **récupération de son autonomie**. On ne palliera pas à une incontinence urinaire du sujet âgé en lui mettant une sonde à demeure : c'est une source d'infection, d'inconfort et de limitation de l'autonomie.

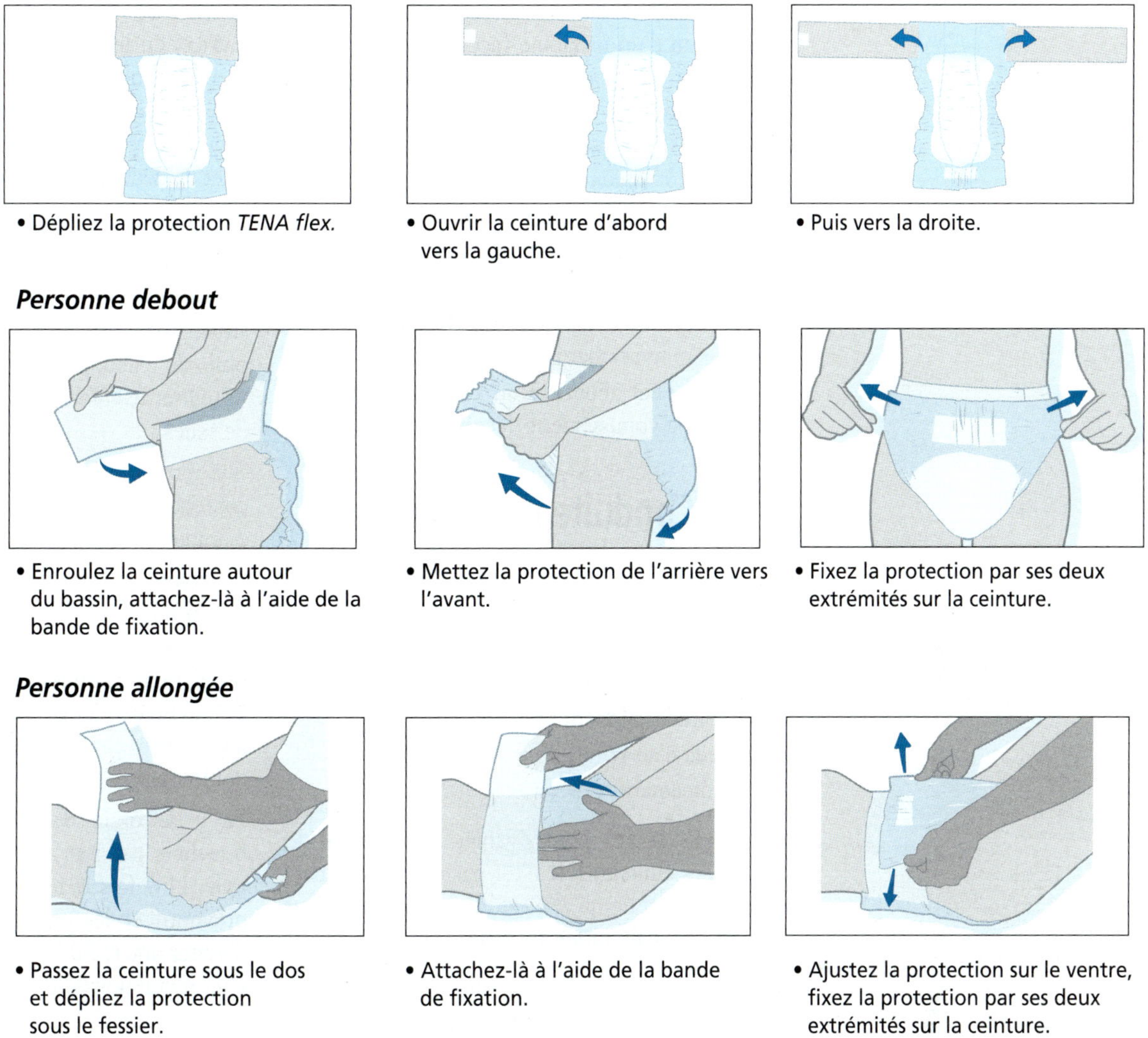

Fig. 4.14 Change complet *TENA flex.*

Élimination intestinale (selles)

La constipation est un problème de santé très fréquemment rencontré chez les personnes âgées. Elle peut se définir comme l'émission de selles rares et trop dures. On admet comme transit « normal », l'émission d'une selle soit chaque jour soit tous les deux à trois jours.

La constipation résulte de plusieurs facteurs :

– la diminution du péristaltisme intestinal liée au vieillissement, la diminution de la musculature abdominale d'où un ralentissement du transit ;

– le régime alimentaire pauvre en fibres ;

– la ration hydrique quotidienne est souvent insuffisante ;

– la diminution de la marche ;

– certains médicaments ralentissent le transit notamment la codéine, les antidépresseurs, etc. ;

– la diminution du réflexe de défécation liée au changement d'habitude de vie, à l'inconfort psychologique (chambre à 2 lits) et souvent la position inconfortable (handicaps, alitement).

Le risque majeur du ralentissement du transit est la formation d'un fécalome (accumulation de selles dures le plus souvent dans l'ampoule rectale mais pouvant être situées plus haut), les signes cliniques peuvent être trompeurs :

– une douleur abdominale ;
– des nausées avec parfois vomissements ;
– une fausse diarrhée par réaction de la paroi intestinale à l'accumulation des selles ;
– l'apparition d'un syndrome confusionnel ;
– une légère hyperthermie.

Ce tableau peut aboutir à un véritable syndrome occlusif avec vomissements fécaloïdes.

Conduite infirmière

En premier lieu, il faut rechercher auprès du patient ou de l'entourage les éléments qui peuvent aider à prendre soin du patient :

– les habitudes d'élimination intestinale ;
– les habitudes alimentaires ;
– le niveau d'activité ;
– les médicaments pris.

Noter les selles pour évaluer précisément le rythme des émissions. Il n'est pas rare que la personne âgée oublie qu'elle est allée à la selle, d'où l'intérêt du « calendrier des selles ».

Dans le cas ou la personne présente une constipation chronique, il faut veiller :

– à une alimentation riche en fibres (légumes verts, fruits) et une hydratation correcte (1,5 à 2 L/j) ;
– à favoriser l'exercice physique tel que la marche ;
– à donner des laxatifs naturels (pruneaux) et/ou demander la prescription de sachets de macrogol (*Movicol*, *Forlax*, *Transipeg*), 1 à 2 sachets/jour, laxatifs osmotiques qui augmentent le volume des liquides intra-intestinaux.

Il faut tenter de rétablir le réflexe de défécation en le mettant aux toilettes chaque jour à la même heure. Lorsque les selles s'accumulent dans l'ampoule rectale, il est possible d'utiliser un suppositoire à la glycérine ou d'*Eductyl* qui a pour effet de déclencher le réflexe de défécation.

Lorsqu'il y a suspicion de fécalome un toucher rectal permet de vérifier que l'ampoule rectale contient des selles dures. En cas de fécalome haut situé, non senti au toucher rectal, une radiographie de l'abdomen sans préparation permet de visualiser le côlon et constater ou non la présence de selles.

Sur prescription médicale, un lavement évacuateur est administré : 500 mL d'eau tiède avec 2 ampoules de vaseline ou 10 mL d'eau oxygénée.

Ce lavement est administré sans forte pression, la distension soudaine du côlon pouvant provoquer un choc. L'extraction au doigt peut être nécessaire, bien expliquer le geste à la personne, si besoin demander la prescription d'un anxiolytique au médecin car ce geste est anxiogène et peut être douloureux.

La prise orale de macrogol (*Movicol*), jusqu'à 8 sachets par jour, aide à la « vidange » intestinale. Une fois le fécalome évacué, un traitement préventif et les mesures diététiques permettront d'éviter une récidive et, au moindre doute, un toucher rectal doit être pratiqué.

POINTS CLÉS

1. ▶ La **constipation** est un des problèmes les plus fréquents en gériatrie et la plainte la plus fréquemment exprimée par les malades âgés.
2. ▶ Le rôle de l'infirmier(e) est primordial, tant sur le plan de la prévention que celui de la **prise en charge** (surveillance des selles, stimulation, alimentation, médicaments).

Syndrome de glissement

Ce nom a été employé il y a 40 ans pour désigner une façon de mourir assez inexplicable des vieillards en hospice par un processus différent de celui qui frappe un patient atteint d'une défaillance d'un organe.

Puis ce syndrome a été repris par divers gérontologues pour aboutir à la définition suivante.

Le syndrome de glissement est une décompensation rapide de l'état général faisant suite à une affection aiguë (infectieuse, traumatique, vasculaire, chirurgicale, choc psychique, etc.) qui est en voie de guérison ou qui parait guérie.

La personne semble refuser consciemment de continuer à vivre.

Cette décompensation évolue en quelques jours ou semaines (1 mois maximum) et conduit à la mort à travers des troubles neuro-psychiques et biologiques sévères, surtout si le traitement approprié n'est pas mis en route assez tôt, mais malheureusement souvent malgré le traitement.

Nous sommes donc face à des personnes âgées porteuses de lourdes affections somatiques relativement stabilisées qui viennent de se remettre d'un problème aigu chirurgical ou médical et qui pourtant vont s'aggraver de manière irrévocable et irréversible.

La difficulté réside dans l'incertitude de l'étiologie du processus et donc de la conduite à tenir adaptée.

Comment reconnaître le syndrome de glissement

Signes somatiques

Toutes les complications du syndrome d'immobilisation peuvent apparaître et les signes somatiques les plus souvent rencontrés sont :

- asthénie, anorexie, adypsie ;
- météorisme abdominal sur constipation ;
- rétention urinaire ou incontinence ;
- syndrome de déshydratation extracellulaire ;
- TA abaissée ;
- évolution vers des escarres ;
- rechute d'un état infectieux.

Signes psychiques

- tableau confusionnel ;
- tableau dépressif ;
- et/ou agitation ;
- et/ou troubles caractériels.

Éléments dépressionimorphes

Il est important de nuancer la description car le tableau n'est pas exactement celui d'un état dépressif même si le patient s'oppose au traitement et demande qu'on le laisse tranquille pour exiger de retourner chez lui, en ayant assez de la vie.

À la différence du syndrome dépressif psychique pur, il n'existe pas de recherche du suicide, pas de volonté auto-agressive, pas d'idée d'indignité, pas de délire d'auto-accusation.

Au contraire, on découvre une hétéro-agressivité vis-à-vis de l'entourage (corps soignant et familial), le patient exige le repos, le sommeil et l'immobilité, il veut être soulagé mais ne réclame pas de mesure adaptée à son état.

Il refuse la rééducation, la marche et la toilette, proteste contre les piqûres, les soins infirmiers qu'il considère comme de l'acharnement thérapeutique. Il sort de sa prostration apparente pour protester, crier, réclamer.

Éléments confusionnels

En premier lieu, il faut éliminer un hématome sous-dural au scanner, une pathologie iatrogène (traitement antidépresseur, barbituriques, anxiolytiques, hypnotiques, traitement cardio-vasculaire).

À l'issue de l'épisode confusionnel, on déterminera le degré de détérioration cérébrale résiduelle.

Diagnostic différentiel

Syndrome dépressif

Premier diagnostic à évoquer : un « syndrome dépressif » doit normalement s'exprimer de façon indéniable au cours d'un entretien attentif et adapté à l'état du sujet âgé. On ne peut se contenter d'allusions voilées au désir d'en finir avec une vieillesse interminable.

Cause somatique

Il est difficile d'affirmer qu'il n'existe aucune affection latente évoluant à bas bruit, ce d'autant qu'on préfère ne pas multiplier les explorations chez un patient non coopérant qui exige qu'on le laisse mourir en paix.

Attitudes négativistes

C'est une réaction caractérielle très fréquente chez le sujet âgé. Il refuse de manger, de répondre, de participer mais son état général reste satisfaisant. Au fur et à mesure, les réponses ainsi que la coopération vont s'améliorer pour ne pas mettre sa vie en danger.

Syndrome de régression psychomotrice

Le sujet âgé reste confiné au lit et redoute la verticalisation. Le patient est craintif, anxieux, phobique de tout déplacement, exige de retourner au lit où il peut récupérer son maintien et sa prestance, contrairement au syndrome de glissement.

Syndrome confusionnel

Il doit être mis en évidence pour faire régresser son évolution et mieux comprendre *a posteriori* son mécanisme.

Il faut être prudent pour l'associer d'emblée à un syndrome de glissement car le syndrome confusionnel est la traduction encéphalique d'un tableau pathologique somatique endogène ou iatrogène.

Décompensation d'un syndrome démentiel sous-jacent

Il s'agit de patients dont les signes déficitaires ont été déniés ou masqués par l'entourage.

La décompensation peut se produire à l'occasion d'une maladie somatique, d'un choc traumatique ou dans les suites d'une intervention chirurgicale. Les signes principaux observés sont une agitation diurne ou nocturne, troubles sphinctériens, gestes de négativisme.

Recherche des circonstances déclenchantes

Cette recherche est importante pour ne pas tomber dans la facilité d'un diagnostic imprécis conforté par une étiologie incertaine.

Maladie sérieuse, en apparence guérie

C'est la situation la plus caractéristique.

Le plus souvent, le syndrome de glissement va être observé après un intervalle libre de récupération et se traduire par un affaiblissement inexplicable et rapidement évolutif. Faut-il encore être certain de l'absence d'un processus sous-jacent qui affaiblirait le patient.

Chute, intervention chirurgicale

Elles entraînent soit un affaiblissement physique et un renoncement psychique pouvant par un mécanisme mal connu aboutir à un syndrome de glissement, soit un syndrome de régression psychomotrice ou un tableau de névrose traumatique.

Survenue d'un deuil, d'une séparation relationnelle

Elles n'interviennent pas fréquemment dans l'enquête étiologique.

Décompensation d'un conflit conjugal familial et institutionnel

Elle peut entraîner une attitude de régression et de négativisme.

Hospitalisation, admission dans une institution de retraite ou de long séjour

En réalité ce n'est pas l'hospitalisation en tant que décision qui est pathogène après des échecs de maintien à domicile mais plutôt les conduites inadaptées à la personne âgée ne respectant pas en particulier son rythme. Alors le patient n'a plus comme arme face à ce qu'il désapprouve que le négativisme et en particulier la clinophilie et le refus de se nourrir.

Thérapeutique et prise en charge

Sur le plan médicamenteux, il sera institué un traitement antidépresseur dans les cas où le syndrome dépressif est réellement présent. Mais surtout, la thérapeutique la plus efficace sera guidée par une écoute attentive des plaintes du patient et de l'origine supposée de ses troubles afin d'éviter des examens paracliniques inutiles.

La prévention des complications du syndrome d'immobilisation induit par le syndrome de glissement est primordiale mais difficile du fait de l'opposition de la personne.

Le rôle infirmier va se situer dans l'écoute non seulement du patient mais aussi de la famille et des proches, à la fois pour dépister un éventuel conflit conjugal ou familial et pour limiter les conduites affectives inappropriées telles que l'infantilisation, le chantage, la froideur, la colère, les menaces ou la poursuite de vieilles querelles de famille.

En parallèle, un travail institutionnel devra s'effectuer au sein de l'équipe soignante. L'infirmier(e) avec ses collègues aides soignantes, médecins (gériatres et psychiatres), psychologue, va être amenée à réaliser un travail de réflexion sur les attitudes tenues à l'égard du patient conduisant à

DÉMARCHE INFIRMIÈRE

FACE À UN SYNDROME DE GLISSEMENT

Mme B. est hospitalisée à la suite d'un accident vasculaire cérébral qui provoque une hémiplégie gauche. Mme B. est âgée de 86 ans. Elle est veuve et ses 2 enfants sont décédés. Sa seule famille est composée de sa belle-fille et de ses 2 petits-enfants.
Jusqu'à son hospitalisation, Mme B. vivait seule totalement autonome.

Mme B. ne réalise pas son handicap et ne comprend pas que, quand elle veut aller aux toilettes, personne ne l'accompagne.
Sa famille ne peut se résoudre à lui expliquer qu'elle est paralysée et qu'elle ne peut se déplacer.
Un matin elle tente de se lever, tombe et à ce moment réalise son état. À partir de ce jour, elle commence à changer, refusant d'être mise au fauteuil, refusant de s'alimenter et de prendre ses médicaments. Elle ne parle quasiment plus.
Devant cette situation, le psychiatre consulté propose un traitement antidépresseur mais il est inefficace et l'état de Mme B. s'aggrave aboutissant à son décès au bout d'un mois. Après son décès, la famille a appris par une amie de Mme B. que celle-ci lui avait demandé des messes afin qu'elle décède plus vite…

Le rôle de l'infirmière sera double.

- ***Vis-à-vis de la patiente :***

– prévention secondaire des complications de décubitus (voir *Syndrome d'immobilisation*, page 88).
– écoute attentive et compréhensive pour tenter de renouer le dialogue que la personne refuse

- ***Vis-à-vis des membres de l'entourage :***

– écouter leur souffrance de façon compatissante;
– les rassurer sur la continuité de la prise en charge;
– les aider à participer (repas, massages, etc.), s'ils le désirent et dans la mesure où la patiente ne manifeste pas de refus évident;
– les inviter à rencontrer le médecin pour que l'aspect sombre du pronostic soit abordé et leur permettre d'en parler.

une remise en question des soignants et à une nouvelle conception de l'approche de la personne âgée atteinte du syndrome de glissement. Il s'agira tout comme la famille d'éviter les écueils que sont l'infantilisation, le manque de fermeté ou au contraire le manque de communication, la carence affective voire l'attitude de rejet.

Conclusion

Le syndrome de glissement est une entité encore mal définie de différenciation subtile avec le syndrome dépressif. Il exige une observation et une écoute attentives afin de mettre en œuvre rapidement les moyens appropriés pour corriger un tableau clinique dont le pronostic est le plus souvent mortel.

POINTS CLÉS

1. ▶ Le **syndrome de glissement** est une décompensation rapide de l'état général faisant suite à une affection aiguë qui est en voie de guérison ou qui paraît guérie. La personne met sciemment sa vie en danger.
2. ▶ La frontière avec la dépression est floue : il n'y a pas d'idée de dévalorisation et de culpabilité; le **traitement antidépresseur est inefficace**.
3. ▶ Le syndrome de glissement est une situation **particulièrement difficile à gérer** pour une équipe soignante, du fait des difficultés de communication avec le malade opposant et l'inéluctabilité du décès.

Modifications du sommeil

Sommeil de la personne âgée

Rappel physiologique

Le sommeil est « un état périodique et nécessaire de diminution de la vigilance au cours duquel on cesse d'entrer en relation avec le monde extérieur ».

UNE NUIT DE SOMMEIL EST COMPOSÉE, en moyenne, chez l'adulte jeune, de 4 à 5 cycles de 90 minutes environ, chacun d'eux étant constitué d'une succession de différents stades tous également indispensables :

- **Stade 1 :** correspond à la phase d'*endormissement* et de *sommeil léger*.
- **Stade 2 :** stade de *sommeil confirmé*.
- **Stade 3 :** stade de transition vers le *sommeil profond*.
- **Stade 4, de sommeil profond :** encore appelé *sommeil lent*. Il s'accompagne d'une réduction des principales activités physiologiques (ralentissement du rythme cardiaque et respiratoire, baisse de la température centrale, de la tension artérielle, du tonus musculaire), permettant ainsi une bonne récupération physique. La proportion relative de sommeil lent est plus importante dans la première moitié de la nuit.
- **Stade de sommeil paradoxal :** encore appelé *sommeil rapide*, pendant lequel l'activité onirique (les rêves) est très intense. Il s'accompagne, à l'inverse du stade 4, d'une hyperactivité végétative (irrégularités du rythme cardiaque, respiratoire, de la tension artérielle, augmentation du débit sanguin cérébral et de la consommation en oxygène). La première phase de sommeil rapide apparaît au bout de 60 à 90 minutes. Ce stade est un état de sommeil « lourd » pendant lequel il faut un stimulus de très forte intensité pour réveiller la personne. La proportion relative de sommeil rapide est plus importante dans la deuxième moitié de la nuit. 20 % de la durée totale du sommeil est du sommeil paradoxal. Le réveil se situe toujours après une phase de sommeil rapide.

Effets du vieillissement sur le sommeil

Les principales modifications sont une diminution de temps de sommeil nocturne, une altération de sa continuité et une modification progressive de son architecture.

- **La réduction du temps de sommeil nocturne** est en partie compensée par les « siestes » selon les individus et leur culture. La sieste n'a aucun caractère systématique lié à l'âge.
- **L'altération de la continuité** se caractérise par l'apparition d'éveils nocturnes de quelques secondes mais de plus en plus nombreux : la capacité du sujet à rester endormi diminue avec l'âge.
- **Il y a moins de sommeil lent,** donc une capacité de récupération moindre. Le sommeil paradoxal est également diminué.

Troubles du sommeil

Dès la cinquantaine, les plaintes concernant le sommeil augmentent. Elles sont dues aux modifications vues ci-dessus qui entraînent un sommeil de moins bonne qualité, c'est-à-dire que le sujet ne se sent pas reposé après une nuit. On peut définir ainsi les « vrais » et les « faux » insomniaques.

- **Les « faux » insomniaques** sont ceux qui se plaignent de ne pas dormir ou d'avoir mal dormi et d'être en mauvaise forme le matin mais dont la durée de sommeil observée par un observateur extérieur est « normale ». Même si les plaintes sont plus fréquentes chez les femmes âgées, les hommes ont plus souvent un sommeil objectivement perturbé.
- **Les « vrais » insomniaques** sont ceux dont la durée de sommeil est très raccourcie (plus par rapport à celle qu'ils avaient avant que par rapport à une norme qui n'existe pas vraiment). L'insomnie est due :

– à une difficulté ou impossibilité à s'endormir dans le contexte d'une anxiété ;

– soit à une incapacité à se rendormir après un éveil nocturne, soit à un réveil précoce, ce que l'on observe plus dans le cadre du syndrome dépressif.

Le choix d'un médicament pour favoriser le sommeil dépendra donc de cette analyse : hypnotique, anxiolytique ou antidépresseurs, en gardant à l'esprit toutes les règles de prescription chez la personne âgée (voir *infra*).

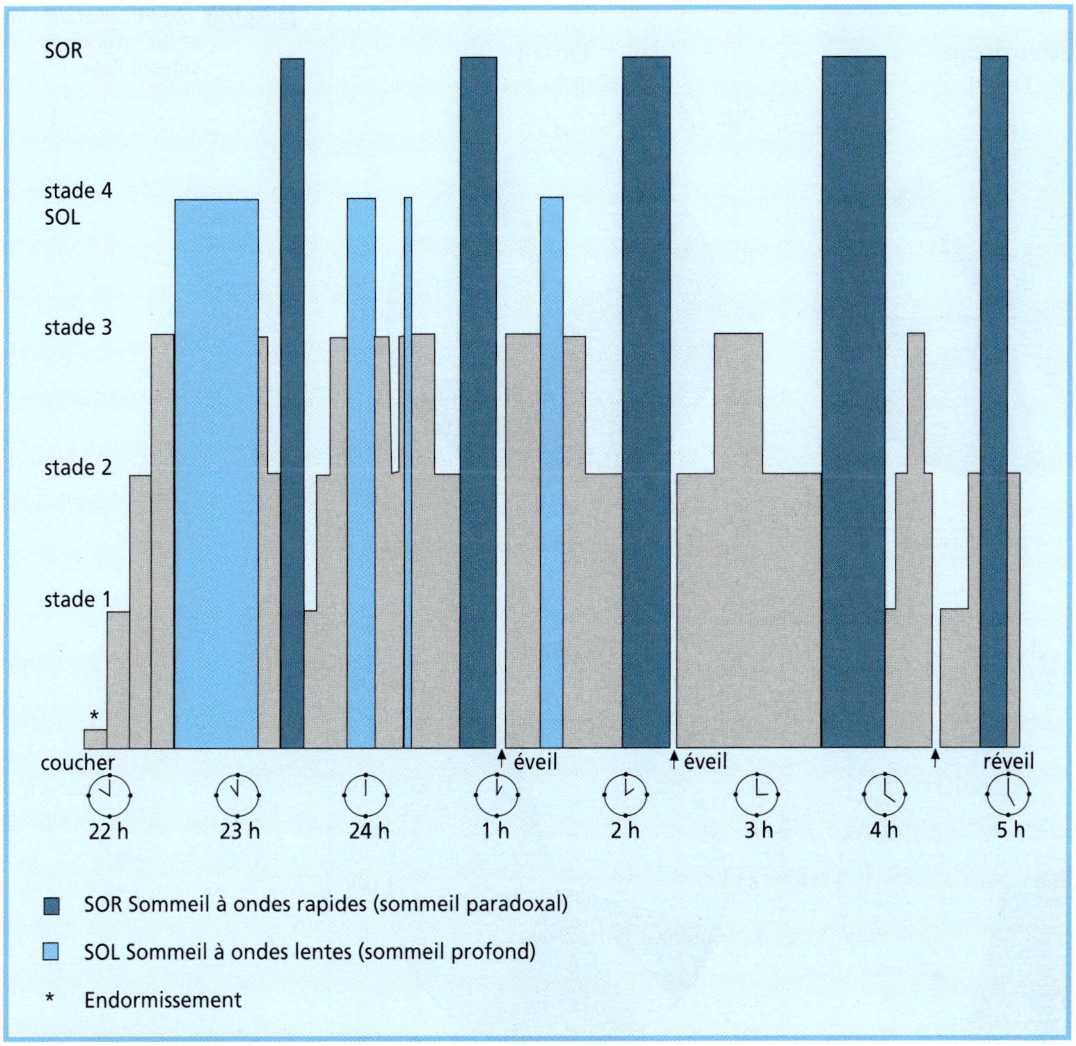

Fig. 4.15 Organisation du temps du sommeil. Nuit de 7 heures de sommeil normal. (D'après L. Colonna et D. Ginestet, *Les troubles du sommeil et leurs traitements*.)

POINTS CLÉS

1. ▶ Le sujet âgé dort moins longtemps la nuit et compense ce manque de sommeil par les siestes. **Le sommeil est de moins bonne qualité** (fréquence des éveils nocturnes et moins bonne capacité de récupération).

2. ▶ **Les insomnies sont le plus souvent de « fausses » insomnies** mais ceci est une plainte fréquente. Le choix de la thérapeutique appropriée se fera après une analyse de la plainte et du contexte du malade.

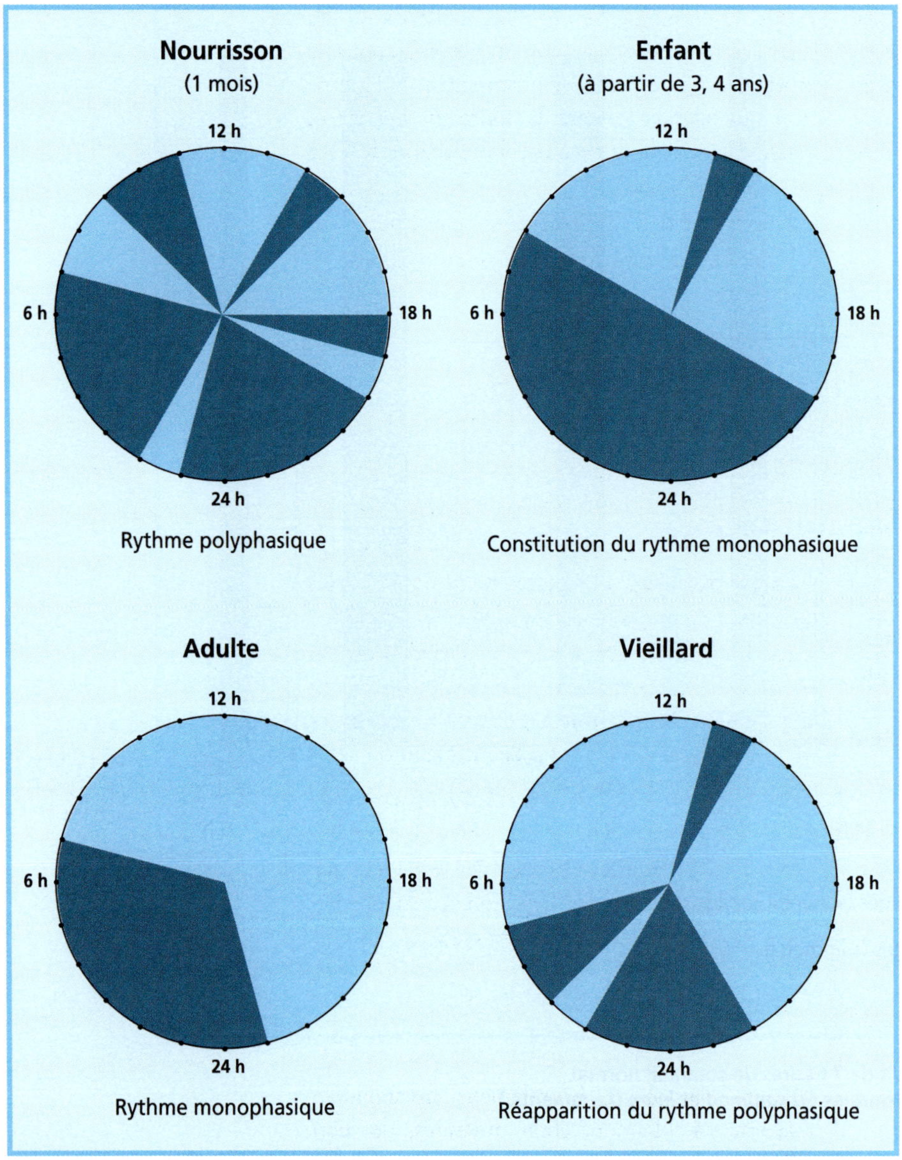

Fig. 4.16 Modifications de la durée et de l'organisation du sommeil suivant l'âge.

Syndrome d'immobilisation et état grabataire

Ou comment éviter la grabatisation ?

En France, on dénombre actuellement 9,7 millions de personnes âgées de 65 ans et plus.

Parmi celles-ci, environ 2 à 3 % — soit 200 000 à 300 000 — sont confinées du lit au fauteuil.

Un séjour prolongé au lit est toujours dangereux chez le vieillard à l'état de santé précaire, car il l'expose au *syndrome d'immobilisation* et provoque *l'état grabataire*. Un quart des vieillards hospitalisés décèdent des complications d'un état grabataire.

Définitions

Syndrome d'immobilisation

C'est l'ensemble des détériorations musculaires,

ostéo-articulaires, cutanées, neurologiques, psychiques, viscérales et métaboliques dues à l'alitement prolongé et à la suppression des activités quotidiennes. Ces détériorations peuvent s'installer rapidement *après quelques jours d'alitement et d'immobilisation d'une personne âgée*.

Si l'on n'intervient pas, l'évolution aboutit inéluctablement à l'état grabataire.

État grabataire

Est grabataire toute personne qui ne quitte pas spontanément son lit.

Autrefois vécu comme une fatalité liée au « seul grand âge » contre lequel on ne pouvait lutter alors que les maladies responsables de l'alitement guérissaient !

Il est la conséquence de pathologies invalidantes (neurologiques, orthopédiques, cardiologiques ou autres) ou la conséquence directe du syndrome d'immobilisation du malade âgé qui survient en l'absence de soins de nursing adaptés.

Modifications physiopathologiques

Les modifications physiopathologiques liées à l'alitement et à l'immobilisation du sujet âgé malade vont entraîner diverses complications et provoquer le syndrome d'immobilisation.

LE DÉCUBITUS A POUR CONSÉQUENCE ESSENTIELLE

- **Une baisse du débit cardiaque,** ralentissement circulatoire, stase veineuse, stase des liquides interstitiels.
- **Une augmentation de l'activité des ostéoclastes** dès les premières heures d'alitement, d'où accélération du processus d'ostéoporose et augmentation du Ca urinaire

6 mois d'alitement → perte de 40 % du volume osseux.

- **Une fonte musculaire globale** mais portant surtout sur les muscles antigravitaires inutilisés tels que les quadriceps.
- **Un hypercatabolisme protéique** responsable d'une dénutrition.
- Dès les premières heures d'immobilisation d'un sujet âgé malade, on observe un hypercatabolisme protidique qui entraîne rapidement une dénutrition qui aggrave encore la fonte musculaire et baisse d'autant la force musculaire (perte de 15 à 30 % en huit jours).
- **Une baisse de l'érythropoïèse** → anémie.
- **Une baisse des défenses immunitaires** → infections.

Étiologie

Les facteurs favorisants sont nombreux

- **Le vieillissement physiologique des organes.**
- **La polypathologie :** les personnes de 85 ans et plus présentent en moyenne 3 à 5 maladies simultanées.
- **La diminution des capacités d'adaptation du sujet âgé aux situations de stress** (maladies, changement d'environnement, hospitalisations et transfert itératifs), et lenteur de récupération après une période de décompensation.

CECI DÉFINIT UNE POPULATION PARTICULIÈREMENT À RISQUE, les personnes très âgées (> 85 ans), immobilisées par leur pathologie, dénutries, démentes ou déprimées, malvoyantes.

Toute pathologie aiguë peut décompenser l'équilibre précaire

- **Toute pathologie brutalement invalidante :** accident vasculaire cérébral, fractures, douleurs inflammatoires aiguës, etc.
- **Toute pathologie responsable d'un alitement durant plus de trois jours** peuvent précipiter le vieillard dans le syndrome d'immobilisation.

Complications

Elles sont nombreuses, concernent la plupart des appareils et sont elles-mêmes des facteurs aggravants du syndrome d'immobilisation.

Complications cardio-vasculaires

- **Phlébites.**
- **Embolie pulmonaire** (l'alitement est la 3e cause d'embolie pulmonaire après 80 ans)

Lors de la mise au fauteuil après un alitement prolongé, il n'est pas rare d'observer :

- **Une hypotension orthostatique** avec perte de connaissance possible.
- **Une tachycardie réflexe à l'effort.**
- **Œdèmes de stase** (quand la personne reste au fauteuil).

Complications infectieuses

Pulmonaires

Broncho-pneumopathies favorisées par le vieillissement pulmonaire (voir Vieillissement des organes), la stase des liquides interstitiels, les troubles de la déglutition, et les inhalations secondaires au reflux gastro-œsophagien favorisé par la position allongée. La fièvre manque dans 50 % des cas.

Cutanées

Surinfection d'escarres, ulcères.

Urinaires

Très fréquente, l'infection urinaire est favorisée par plusieurs facteurs :

– apports liquidiens insuffisants ;
– incontinence anale ;
– rétention d'urines sur fécalome qui comprime l'urètre ;
– lithiase vésicale ou rénale ;
– pathologie prostatique chez l'homme ;
– éventuel défaut d'hygiène locale.

Le diagnostic repose sur l'ECBU pratiqué systématiquement devant tout signe anormal urinaire ou non (confusion, somnolence).

Le risque de ces infections est la septicémie.

Complications cutanées

Escarres

Ils résultent d'une hypoperfusion (ischémie) des tissus par compression de ceux-ci entre l'os (le plus souvent les saillies osseuses) et un plan dur ; un terrain déficient favorise leur apparition (diabète, artérite, neuropathies, anémie, dénutrition). Le cisaillement et la friction des tissus cutanés et sous-cutanés, la macération et la fièvre sont autant de facteurs favorisant la constitution des escarres qui peuvent apparaître en quelques heures.

Ils peuvent survenir sur tous les points d'appui : talons, sacrum, trochanter, dos...

22 % des vieillards hospitalisés ont des escarres alors que seulement 3 % de la population générale hospitalisée en est porteuse.

L'incidence des escarres est de 250 000/an et 14 000 personnes meurent des complications des escarres.

En effet, un escarre qui apparaît multiplie par 4 le risque de décès et par 6 s'il ne guérit pas !

La prévention évite 90 % des escarres et comme ceux-ci débutent en général entre le troisième et dixième jour d'hospitalisation, il est fondamental de repérer systématiquement pour toute personne âgée son risque potentiel (voir tableau 4.7, page 93, Grille de Norton).

Complications osseuses

L'ostéoporose peut entraîner des fractures spontanées (le plus souvent col du fémur et côtes), et des tassements vertébraux responsables de violentes douleurs et aggravant le syndrome d'immobilisation.

Complications digestives

La constipation est constante et peut aboutir au fécalome qui sera systématiquement recherché par un toucher rectal, devant toute nausée ou vomissement mais également devant une diarrhée (qui est alors une fausse diarrhée).

Le fécalome peut être responsable de syndrome occlusif, suspecté devant des vomissements fécaloïdes.

Complications musculaires et articulaires

- **Une amyotrophie** d'où une baisse de la force musculaire qui compromet la rééducation et pérennise l'immobilisation.
- **Des rétractions tendineuses** avec ankylose des articulations qui aboutissent à des attitudes vicieuses, d'autant plus difficiles à réduire que le temps passe (la récupération est très compromise si l'immobilisation est supérieure à 3 mois).

Complications nerveuses

Une compression des nerfs périphériques (entre os et plan dur : lit, barrières, accoudoirs...) le plus souvent du nerf cubital, radial ou sciatique poplité externe, est la complication possible lorsque les changements de position ne sont pas assez fréquents ou que la personne est mal positionnée.

Complications urinaires

Incontinence

« De circonstances » du fait de la dépendance, ou vésico-sphinctérienne (voir *Incontinence urinaire du sujet âgé*).

Rétention d'urine

La recherche du globe vésical doit faire partie de l'examen clinique du patient grabataire car il est souvent diagnostiqué avec retard, du fait des mictions par regorgement. La recherche d'un fécalome est systématique car il peut comprimer l'urètre et empêcher l'évacuation des urines.

Complications psychiques

L'immobilité entraîne des carences relationnelles et sensorielles favorisant le repli sur soi et pouvant faire précipiter la personne dans le « syndrome de glissement » (voir *supra*).
On observe également de réels syndromes dépressifs ou des attitudes régressives avec une grande demande de maternage.
En l'absence de prise en charge rapide de tout syndrome d'immobilisation d'une personne âgée « fragile », toutes ces complications peuvent survenir à divers moments dans l'évolution, isolées ou associées entre elles, et on assiste à une cascade d'événements pathologiques aboutissant soit à l'état grabataire définitif, soit au décès du malade.

L'embolie pulmonaire et les infections sont les **premières causes** de décès du sujet âgé alité.

Prise en charge et traitement

Il s'agit d'une urgence qui demande l'intervention d'une équipe pluridisciplinaire : médecin, infirmier(e)s, aides-soignant(e)s, AMP, kinésithérapeute, ergothérapeute, psychologue, assistante sociale, psychomotricienne.

Bilan préalable

Indispensable avant toute prise en charge, il doit être exhaustif et l'évaluation doit être globale : médicale, psychologique et sociale.

Bilan des causes : évaluation des pathologies ayant provoqué l'alitement.

Bilan des complications éventuelles déjà installées par un examen clinique complet et soigneux.

Évaluation de la dépendance : que fait la personne et comment le fait-elle ?
– peut-elle manger seule, boire seule, aider à sa toilette, à l'habillage ?
– est-elle continente, peut-elle utiliser un pistolet, un bassin ?
– est-elle capable d'utiliser la sonnette ?
De multiples grilles de dépendance existent. Le choix de celle-ci importe peu : ce qui est important, c'est que l'équipe se soit appropriée cette grille.

Bilan de l'état psychique : évaluation des fonctions supérieures permettant de mesurer une éventuelle détérioration intellectuelle ou l'existence d'un syndrome dépressif.

Bilan social avec le concours de l'assistante sociale :
– entourage du malade (famille, amis) ;
– ressources (crainte de ne pouvoir payer le séjour et les soins), ce qui majore l'anxiété ;
– état du domicile (crainte de ne plus pouvoir retourner au domicile et de n'avoir pas de solution).

Prévention

Avant l'alitement : prévention primaire

– Ralentir l'involution physiologique par un exercice physique adapté (gymnastique douce, marche) alimentation équilibrée, stimulation intellectuelle pour éviter la désinsertion sociale et l'isolement.
– Prévenir et traiter les maladies.
– Ne pas immobiliser un sujet âgé pour de petites pathologies ne le justifiant pas (ulcères…).
– Éviter si possible les chutes (utilisation de cannes, déambulateur, freins sur les lits médicalisés et fauteuils roulant, utilisation réfléchie de barrières) et mettre en place immédiatement une kinésithérapie dès que la marche devient précaire.
– Appareiller (auditif, lunettes, prothèses dentaires).
– Limiter au maximum la prescription des médicaments pourvoyeurs de malaises et de chutes.

Pendant l'alitement : prévention secondaire

Savoir entourer le malade âgé

Lui faire prendre conscience de tout ce qui reste utilisable, le mettre en confiance, s'en occuper et l'occuper en évitant le maternage, *(faire faire, ne pas faire à sa place)*, encourager et stimuler. Pour cela il faut savoir apprécier les difficultés éventuelles du langage (aphasique), parler lentement dans les tonalités graves et articuler en cas de surdité, mettre l'appareil auditif s'il existe. Mettre tous les ustensiles à portée de main (verre + eau, peigne, rasoir, pistolet, sonnette, téléphone) et réapprendre à les utiliser.

Pratiquer les soins d'hygiène

Toilette corporelle quotidienne en préservant l'intimité de la personne âgée :

– ne pas oublier les soins bucco-dentaires (brossage doux des muqueuses : (langue, gencives), chez le sujet édenté, mise en place de la prothèse qui sera retirée le soir et nettoyée ;

– les soins des yeux (collyres) ;

– les soins de pieds (ongles coupés, espaces interdigitaux), consultation pédicure ou podologue si besoin ;

– la peau doit être bien séchée. En cas de peau sèche et squameuse utiliser une pommade grasse type *Coldcream* ou *Cerat* ;

– toilette locale à l'eau et au savon doux et séchage soigneux sans frotter après chaque change en cas d'incontinence.

Savoir éviter la déshydratation

– 1 verre = 125 cc - 8 verres = 1 litre ;

– besoins journaliers minimaux : 1,5 L/j.

Fiche de suivi des apports quotidiens de boissons.

Boissons aux goûts de la personne et contenants adaptés (canard, paille…). L'eau aromatisée et fraîche se boit plus facilement que l'eau tiède ! L'eau gélifiée est indiquée en cas de troubles de la déglutition.

Si les apports de boissons restent insuffisants, une perfusion sous-cutanée pourra être prescrite par le médecin (voir *Déshydratation*, page 45).

Savoir prévenir la dénutrition

– alimentation adaptée à l'état dentaire, aux éventuels troubles de la déglutition, si possible variée, et aux goûts de la personne ;

– utilisation de suppléments protidiques (voir Dénutrition).

Savoir éviter l'incontinence et la rétention

– bassin, pistolet à portée de main, chaise percée, de même que la sonnette ;

– pas de sondage à demeure pourvoyeur d'infection urinaire ;

– sondages postmictionnels évacuateurs répétés en cas de rétention.

Savoir prévenir la constipation et le fécalome

– hydratation suffisante, utilisation d'huile de paraffine, de lactulose, ou macrogol (*Transipeg*, *Movivol*), suppositoire d'*Eductyl* ;

– lavements programmés (*Normacol*), régime adapté suffisamment riche en fibres.

Savoir prévenir les infections bronchiques

– position demi-assise dès que possible, à chaque repas ;

– texture des aliments adaptée en cas de fausses-routes ;

– kinésithérapie de drainage, aérosols…

Prise en charge psychologique

– revalorisation narcissique. Prendre soin de l'image de la personne (coiffure, maquillage si souhaité, propreté des ongles, vêtements propres…) ;

– lutter contre l'isolement, favoriser les visites.

Savoir limiter l'hypotension-orthostatique

– bandes ou bas de contension ;

– changement de position progressif.

Savoir éviter les escarres

Le traitement des escarres est préventif et s'inscrit dans une prise en charge globale de la personne :

– surveillance fréquente et massage doux (effleurages) des points d'appui et de toutes saillies osseuses (talons, fesses, sacrum, trochanter, omoplates, coudes, épineuses vertébrales, occiput, malléoles…) avec *Biafine* ou *Sanyrène* ; les effleurages se font sans gants, mains réchauffées, durant une minute sur chaque zone à risques et sont à répéter au moins 4 fois par jour ;

– soulagement des appuis par changements de position toutes les 3 heures au moins ; triangles de positionnement à 30° pour soulager les trochanters, fiche quotidienne de suivi du rythme et des changements de position ;

– matelas spéciaux anti-escarres ne dispensant pas des massages préventifs et changements de position ; pas d'alèse épaisse et dure entre le matelas et la personne, ne pas tendre les draps tout en évitant les plis, pas de miettes ni objets sur les draps ;

– mesurer les facteurs de risques d'escarres avec la grille de Norton (tableau 4.7).

Ce bilan se fait selon les 5 critères de Norton eux-mêmes cotés de 1 à 4 selon l'état du sujet.

Si le score est ≤ 14 : les risques sont présents.
Si ≤ 10 : les risques sont graves.
Si ≤ 5 : les risques sont certains.

Tableau 4.7 Grille de Norton.

	4	3	2	1
État général	bon	moyen	précaire	mauvais
État psychique	bonne orientation temporo-spatiale, bonne communication avec l'entourage	orientation temporo-spatiale acceptable, patient passif, lenteur de réaction	désorientation temporo-spatiale, conversation parfois inadéquate	état léthargique
Activité	capable de marcher seul (avec canne ou déambulateur)	nécessité d'une tierce personne pour se déplacer	déplacement uniquement lit-fauteuil (état général ou prescription)	reste au lit (état général ou prescription)
Mobilité	mobilisation et contrôle de toutes les extrémités à volonté	mobilisation et contrôle des extrémités mais limités, et nécessité d'une aide pour changer de position	incapable de changer de position, faible participation, paralysies, contractures	incapable de bouger, de changer de position
Incontinence	contrôle total des sphincters ou contrôle anal et sondage urinaire	un à deux épisodes d'incontinence urinaire par 24 heures ou sondage urinaire et incontinence anale	trois à six épisodes d'incontinence urinaire ou de selles diarrhéiques dans les dernières 24 heures	incapable de contrôler ses sphincters, ou sept à dix épisodes d'incontinence urinaire et anale par 24 heures

Savoir prévenir les rétractions et les attitudes vicieuses

L'immobilisation en attitude vicieuse fixe rapidement les malpositions du sujet âgé alité, entraînant des déformations orthopédiques douloureuses et une impotence fonctionnelle définitive.

Installer convenablement le malade dans son lit :

– membres inférieurs : hanche en extension, rotation nulle, genou en extension, pieds à angle droit, pour éviter l'équin ;

– tronc à plat (1/2 assise si insuffisance cardiaque, respiratoire, ou si alimentation par sonde gastrique) ;

– membres supérieurs : bras en légère abduction, coude demi-fléchi, poignets en légère extension, mains en position de fonction (surélevés par un oreiller en cas d'hémiplégie).

Savoir utiliser le matériel :

– drap (une seule épaisseur suffit) ;

– matelas régulier assez ferme ou matelas anti-escarres ;

– cerceau pour supprimer le poids des draps ;

– coussins, triangle de positionnement à 30° sur le côté ;

– surélévation modérée des pieds du lit pour éviter l'œdème ;

– attelles de positionnement ;

– perroquet.

Savoir maintenir la mobilité articulaire et l'amplitude des mouvements.

Mobilisation pluriquotidienne et douce des articulations, puis actives aidées, puis seules dès que possible. Privilégier épaules, coudes, mains, genoux, hanches, chevilles, orteils.

Savoir restaurer l'autonomie motrice

Par une **rééducation progressive** sur les conseils éclairés du kinésithérapeute.

Exercices musculaires au lit : en aidant le moins possible, en encourageant. Toujours précédés d'un massage des muscles durant 2 à 3 minutes. En surveillant le pouls (arrêter l'exercice si le pouls s'accélère, si le visage se crispe).

Verticalisation très progressive : toujours par étapes.

– Acquérir la position assise (aide du perroquet, des barres latérales), exercice à faire 2 à 3 fois par jour.

– Exercices au bord du lit (mouvement de flexion, extension des jambes) ;

– Passage lit-fauteuil.

– Passage assis-debout (intérêt de l'espalier en kiné), *éviter la rétropulsion*. En cas de malaise, d'instabilité, d'hypotension orthostatique, s'aider d'une table de verticalisation ou barres parallèles, puis ensuite de déambulateur, cannes simples ou tripodes, selon le handicap.

Dès que la personne âgée est capable de rester plus d'une heure debout, il faut l'habiller avec ses vêtements et la chausser (éviter l'éternelle « charentaise »).

L'intervention de l'ergothérapeute permet le réapprentissage des gestes de la vie courante.

Traitement des complications

Si le syndrome d'immobilisation est installé avec son cortège de complications, c'est l'état grabataire : le traitement devient alors curatif pour éviter l'état grabataire définitif ou son aggravation.

Thromboses veineuses (phlébites)

Bandes de contention et traitement anticoagulant par héparines de bas poids moléculaire à doses curatives en sous-cutané sur prescription médicale. (*Innohep* et *Fraxodi* permettent de traiter les phlébites avec une seule injection par jour, le relais par anticoagulant oral sera précoce, sauf contre-indications). Mise au fauteuil et verticalisation dès que possible. Le *Lovenox* 40 (héparine de bas poids moléculaire) en injection sous-cutanée peut être utilisé chez le sujet âgé en cas d'alitement, en prévention des thromboses veineuses.

Infections

Antibiothérapie adaptée en fonction de l'antibiogramme urinaire ou à spectre large en cas d'infection pulmonaire associée à des aérosols et une kinésithérapie respiratoire.

Escarres

Les soins locaux aboutissant à la guérison des escarres sont longs.

Le traitement local des escarres est régi par deux principes :

- **la cicatrisation en milieu humide** favorise la réparation naturelle des tissus endommagés ;
- **l'écosystème bactérien** de la plaie doit être respecté.

Ces deux principes, résultats de recherche scientifique longtemps négligée, ont remis en question les habitudes infirmières. L'utilisation intempestive des antiseptiques, les glaçons et le sèche-cheveux sont à proscrire.

Le nettoyage de la plaie doit être fait au sérum physiologique ou à l'eau stérile ou encore à l'eau du robinet (une escarre peut être douchée), les compresses non stériles suffisent (sécher la plaie en tamponnant, le frottement « énergique est douloureux), les gants stériles sont inutiles (les plaies ne sont pas stériles), les gants en vinyle à usage unique suffisent pour se protéger, se laver les mains avec une solution ou un gel hydroalcoolique avant et après le pansement pour éviter de transmettre des germes d'un malade à l'autre.

De gros progrès ont été réalisés ces dernières années par les laboratoires pour mettre au point des pansements de plus en plus performants et adaptés pour chaque phase de l'escarre et pour différentes localisations (formes adaptées pour talon, sacrum) à condition de bien les choisir en fonction des lésions observées tant au niveau de l'escarre elle-même que de l'état de la peau en périphérie.

Les qualités du pansement ideal

– maintenir l'environnement de la plaie humide pour faciliter la détersion (les patients qui ont des escarres peuvent et doivent être douchés régulièrement) ;

– permettre l'absorption des exsudats ;

– avoir un effet d'autolyse permettant la détersion ;

– ne pas adhérer à la plaie, retrait indolore ;

– ne provoquer ni irritation ni développement bactérien pathogène (pyocyanique, staphylocoque, streptocoque) ;

– facile d'emploi ;

– peu onéreux.

Les pansements (hydrocolloides, hydrogels, hydrocellulaires, Alginates…) sont chers, la plupart sont intégralement remboursés par la Sécurité sociale pour les malades en ALD et par les mutuelles pour les malades au régime général mais en, l'absence de mutuelle, la part à la charge du malade reste élevée.

Les différents stades de l'escarre : plutôt que de définir les stades de l'escarre de 1 à 4 en fonction de sa profondeur, il est préférable de décrire précisément la lésion, car différents types de lésions sont possibles pour un même stade. C'est cette observation de la plaie qui permet de choisir le pansement le plus adapté.

- **Rougeur disparaissant** à la pression ou aux changements de position : l'escarre n'est pas encore constituée.
- **Rougeur persistante :** tache rosée qui ne disparaît ni à la pression, ni aux changements de position.
- **Phlyctène :** bulle contenant une sérosité claire ou hémorragique.
- **Désépidermisation :** abrasion superficielle de l'épiderme à fond rouge.
- **Nécrose :** la lésion atteint toutes les couches de la peau, la plaie est noire, les tissus sont morts. La nécrose peut être sèche ou exsudative (humide).
- **Ulcération :** plaie de profondeur variable pouvant atteindre dans les cas graves le muscle et l'os, le fond de la plaie peut être rouge et/ou fibrineux (dépôts jaunâtres), nécrosé, sec ou exsudatif.

Quelque soit le stade de l'escarre, l'appui sur la zone atteinte doit être supprimée en prenant garde de ne pas appuyer sur une autre zone à risque

Traitement local en fonction des lésions observées

Le choix du pansement découle d'une évaluation précise de l'escarre, une fiche de suivi permet de noter lors de chaque pansement, l'aspect de la plaie et des berges, sa localisation et sa taille, son odeur (savoir que les hydrocolloides peuvent dégager une odeur nauséabonde, prévenir la personne) et le protocole en cours. Ces fiches permettent d'éviter la valse des protocoles en fonction des habitudes de chacun(e) et garantissent la bonne continuité des soins.

Rougeur persistante ne disparaissant pas à la pression

Dès ce stade, les effleurages préventifs doivent être arrêtés, ils aggravent l'ischémie des tissus, donc l'escarre.

L'appui doit être supprimé par un positionnement à l'aide de coussins ou de plots en mousse ; si l'appui ne peut être totalement supprimé, une plaque d'hydrocolloide transparent type *Comfeel*, *Duoderm* ou *Algoplaque* peut être appliquée pour protéger la peau et laissée en place jusqu'à 7 jours, la lésion visible derrière la plaque doit être surveillée quotidiennement pour détecter une éventuelle aggravation et apprécier la tolérance du pansement (par exemple au moment des toilettes ou des changes).

– *Phlyctène séreuse à liquide clair :* si la « bulle » est tendue, il faut l'inciser en conservant le toit (le découper s'il est sec), puis appliquer un hydrocolloide transparent à changer lorsqu'il se décolle. Si la bulle n'est pas tendue et de petite taille, supprimer simplement l'appui et recouvrir d'un hydrocolloide transparent.

– *Phlyctène hémorragique :* inciser et découper le toit de la bulle pour bien évacuer son contenu (le sang est un bon milieu de culture pour les germes), nettoyer au sérum physiologique et recouvrir avec un hydrocolloide transparent ou un pansement gras (*Jelonet*) à renouveler tous les 2 à 3 jours si hydrocolloide non disponible.

Nécrose et fibrine

La cicatrisation de l'escarre comporte différentes étapes : détersion, bourgeonnement et épidermisation.

La phase de détersion doit permettre d'éliminer rapidement la nécrose et la fibrine. Elle est indispensable car, tant que les tissus nécrosés sont présents, le bourgeonnement ne peut pas se faire.

La détersion peut être douloureuse, il est préférable de donner des antalgiques avant le pansement. Le choix de l'antalgique dépendra de l'intensité de la douleur et de la longueur de la tache. Mais, on partira, *a priori*, du fait que la personne risque d'avoir mal, du fait du soin, de la manipulation de son corps et de son inquiétude. De plus, plus la personne sera calme, plus la détersion pourra se faire rapidement et plus on accélère la cicatrisation. L'utilisation d'anesthésiques locaux en gel type *Emla*, sur prescription médicale, en l'absence d'allergie connue, permet d'obtenir une antalgie locale qui dure 30 minutes ; convient pour les escarres de petite taille.

Exemple de traitement antalgique avant des soins curatifs d'escarre

– 2 comp. d'*Efferalgan codéine* 1 heure avant le pansement ;

– **ou** sirop de *morphine Aguettant* 5 mg/ml : 2,5 à 5 mg 1 heure avant le pansement (dose à augmenter si soulagement insuffisant)

– **ou** *Actiskénan* 5mg : une gélule 1 heure avant le pansement (les gélules peuvent être ouvertes).

– *Plaque noire et sèche* : ramollir la plaque, scarifier si besoin la plaque sans faire saigner puis appliquer un hydrogel (*Duoderm* hydrogel, *Urgo hydrogel, Comfeel Purilon*…) recouvert d'une plaque d'hydrocolloide transparent, refaire le pansement tous les 2 à 3 jours en fonction de la quantité d'exsudats. La vaseline en couche épaisse peut être utilisée mais nécessite de refaire le pansement tous les jours, ce qui est moins confortable pour la personne. Une fois ramollie, un sillon d'élimination apparaît en périphérie et la plaque peut être excisée au scalpel du centre vers la périphérie, le risque hémorragique est minime, les tissus nécrosés n'étant plus vascularisés ; ce geste fait gagner beaucoup de temps ; cette détersion mécanique peut être répétée tant que la nécrose persiste, elle est suivie par la pose d'une plaque d'hydrocolloide à ne changer qu'à saturation (bulle blanchâtre jusqu'à 1 cm des berges).

– *Plaque noire et humide* : si peu exsudative, appliquer une plaque d'hydrocolloide à changer à saturation ; si très exsudative, appliquer un Alginate plus absorbant (*Urgosorb, Comfeel seasorb, Algostéril*…) recouvert d'une plaque d'hydrocolloide qui fait office de pansement secondaire.

Ulcération

– *Fibrineuse et/ou nécrosée* : hydrocolloide ou si très exhudative (la plaque se sature très vite et se décolle), Alginate en compresses ou hydrofibres (*Aquacel*) à changer à saturation, recouvrir d'un pansement secondaire (plaque Hydrocolloide) ou film polyuréthane semi-perméable (*Tégaderm, Opsite*). Excision des tissus nécrosés si besoin.

– *Creuse* : appliquer une pâte hydrocolloide (*Duoderm* pâte), ne remplir la cavité qu'au $^3/_4$ et recouvrir d'une plaque, si plaie exsudative, appliquer une mèche d'Alginate.

Le bourgeonnement : quand la nécrose et la fibrine sont éliminées, le fond de la plaie apparaît rouge framboisé et humide ;

– *Plaie peu exsudative* : pansements gras ou hydrocolloide à changer à saturation (3 à 4 jours en moyenne).

– *Plaie exsudative* : alginates ou hydrocellulaires très absorbants (*Allevyn, Biatain, Tielle*).

– *Plaie creuse* : hydrocellulaire mousse (*Allevyn cavity, Biatain* cavité) ou mèche alginate ou hydrofibre si très exsudatif.

L'épidermisation se développe de la périphérie vers le centre sous la forme d'un liseré rosé.

Appliquer un pansement gras (*Jelonet, Adaptic*) ou une plaque transparente à laisser jusqu'à décollement (pansement 1 fois/semaine). Quand l'escarre est totalement cicatrisée, la peau reste fragile plusieurs semaines et, en l'absence de précaution, exposée à la récidive.

Problèmes rencontrés

– *Plaie infectée* : à suspecter lorsque le pourtour de la plaie est inflammatoire et en cas de douleur inexpliquée, d'odeur nauséabonde (ne pas confondre avec l'odeur dégagée par les hydrocolloides), de coloration bleu vert des exsudats, d'une stagnation de la cicatrisation, d'une aggravation locale, d'apparition de zones de nécrose, d'une infiltration inflammatoire périphérique. L'apparition d'une fièvre sans autres causes, une hyperleucocytose, une CRP élevée confortent le diagnostic.

Traitement : pansements à base de charbon (*Actisorb plus* à humidifier au sérum physiologique avant la pose, *Carbonet, Carboflex*) recouvert de compresses à renouveler tous les jours ; si la plaie est peu exsudative, appliquer une interface (*Adaptic*) entre la plaie et pansement au charbon, si elle est très exsudative faire de même avec un alginate ou un hydrofibre. Les pansements à base de charbon sont aussi efficaces contre les mauvaises odeurs dégagées par la plaie. Les antibiotiques *per os* ne sont pas systématiques, leur prescription dépend de l'état locorégional et général, les résultats des prélèvements locaux peuvent guider l'antibiothérapie (nombreux germes résistants).

– *Plaie hémorragique* : pansements avec alginates (propriétés hémostatiques) à renouveler tous les jours.

– *Plaie trop bourgeonnante :* empêche l'épidermisation, appliquer des corticoïdes (corticotulle ou Diprosone crème) sur prescription médicale en protégeant les berges avec Alloplastine, pansement à renouveler tous les jours jusqu'à diminution du bourgeonnement permettant la reprise des pansements type plaque hydrocolloide par exemple, appliquer la plaque en tirant sur ses bords pour créer une pression sur la plaie, ce qui empêche l'excès de bourgeonnement.

– *Macération des berges de la plaie :* fragilise la peau ; appliquer un alginate sur le pourtour de la plaie.

– *Eczématisation du pourtour de la plaie :* utiliser des pansements sans adhésif, des corticoïdes locaux, de la vaseline. Lutter contre la sécheresse cutanée (*Cold cream*, *Cérat*).

– *Plusieurs types de lésions sur la plaie :* choisir le pansement en fonction de la lésion dominante.

Douleurs osseuses

Dues à des tassements vertébraux ou à l'ostéoporose, elles seront calmées par des antalgiques choisis en fonction de l'intensité de la douleur, la morphine peut être prescrite d'emblée par le médecin en commençant par de petites doses prises toutes les 4 heures, à augmenter en fonction du soulagement obtenu et par des cures de 10 jours de calcitonine.

Calmer ces douleurs est impératif pour pouvoir mobiliser la personne, la mettre au fauteuil et « sortir du cercle vicieux de l'immobilisation ».

Fécalome

L'évacuation du fécalome est possible avec un doigtier s'il est bas situé.

En cas de fécalome plus haut situé, diagnostiqué sur la radiographie d'abdomen sans préparation, on prescrira à la fois des lavements évacuateurs et des laxatifs *per os* type *Colopeg* ou *Movicol :* 8 sachets par jour pour obtenir une « purge colique ».

Chez la personne âgée, le lavement le plus efficace reste le lavement avec 1 litre d'eau tiède contenant 50 cc d'huile de vaseline ou paraffine, 10 cc d'eau oxygénée et 10 g de sel !

Les lavements type *Microlax* ou *Normacol* ne sont efficaces que pour une constipation moyenne et beaucoup moins pour l'évacuation d'un fécalome.

On peut envisager de faire des lavements systématiques hebdomadaires en cas de récidive du fécalome chez une personne grabataire pour laquelle les laxatifs habituels restent inefficaces.

Attitudes vicieuses et rétractions tendineuses

Elles peuvent être telles qu'elles empêchent la mise au fauteuil ou la mise debout en vue d'une rééducation.

On peut proposer un « dépliage » chirurgical avec ténotomie mais à condition que l'état général permette une anesthésie et surtout en continuant la prévention et la mobilisation douce car les récidives sont fréquentes.

Ces attitudes vicieuses sont responsables de douleurs à la mobilisation et en particulier au moment de la toilette. Celle-ci doit donc impérativement faite après la prise d'antalgiques.

Incontinence

Lorsque aucune thérapeutique n'est envisagée, on mettra des protections adaptées, changées 4 à 6 fois par 24 heures (voir *Troubles sphinctériens*, page 69).

L'indication de la sonde urinaire dans ce cas ne se justifie que s'il y a des escarres sacrées.

La sonde urinaire à demeure chez des patients incontinents est source d'infection mais aussi stigmatise aux yeux de tous ce handicap qui reste très dévalorisant et limite de fait la volonté de la personne à être installée ailleurs que dans sa chambre, de participer à des rencontres, etc.

Syndrome dépressif ou syndrome de glissement

Voir *Syndrome de glissement*, page 82 et *Dépression*.

Pronostic

Il est bon lorsque le syndrome d'immobilisation est modéré et vient de s'installer.

Mais il faut se donner au moins 3 mois de réadaptation pour permettre au sujet âgé de retrouver une bonne autonomie.

Il est mauvais lorsque l'état grabataire est acquis (50 % d'échec de la rééducation), c'est redire toute l'importance d'une bonne prévention.

Tableau 4.8 Le syndrome d'immobilisation.

Complications	Conséquences	Traitements	Prévention
Cardio-vasculaires :			
stase, œdèmes	phlébite ; embolie pulmonaire	anticoagulants, bandes de contention	surélever pieds du lit, HBPM
hypotension orthostatique	malaises chutes	médicaments bandes à varices	bandes de contention massages, mobilisation, lever progressif
Infectieuses :			position demi-assise
pulmonaires	encombrement	antibiothérapie	alimentation semi-liquide
urinaires	fièvre	aérosols	hygiène +++
cutanées	décompensation cardiaque	kinésithérapie respiratoire	pas de sonde à demeure
	septicémie, déshydratation	réhydratation	
Cutanées :			
escarres	douleurs, surinfections, décès	antalgiques, soins locaux	massages points d'appui, changement de position, nutrition, hydratation, matelas coussins adaptés, hygiène
Osseuses :			
ostéoporose	impotence fonctionnelle	positionnement	mobiliser au lit
fractures	douleurs	antalgiques	mise au fauteuil
tassements vertébraux		orthopédiques	alimentation
Digestives :			
troubles de la déglutition	fausses routes	antibiothérapie	position semi-assise, alimentation semi-liquide
reflux gastro-œsophagien	pneumopathies d'inhalation	antireflux	hydratation
fécalome	syndrome subocclusif	évacuation digitale, lavements, aspiration digestive éventuelle	laxatifs
Musculo-tendineuses :			
amyotrophie	attitudes vicieuses fixées et douloureuses	kinésithérapie	massage
raccourcissement		« dépliage » chirurgical	positionner
rétractions		ergothérapie	mobiliser
ankylose			verticaliser
Nerveuses :			
compression nerveuse	paralysies	kinésithérapie intensive	positionnement, coussins, matériel
Urinaires :			
rétention	insuffisance rénale, pyélonéphrite	sondages postmictionnels	surveillance transit
	escarres	évacuation éventuelle d'un fécalome	passage régulier bassin ou mise sur les toilettes
		exploration de la prostate	pas de « couches » systématiques
incontinence	atteinte narcissique ++	bilan urodynamique, médicaments selon mécanismes en cause	
Psychiques :			
syndrome dépressif	dévalorisation, atteinte narcissique	prise en charge psychologique et antidépresseurs	rassurer, revaloriser, tenir compte des capacités restantes
états régressifs	attitude opposante,		
anxiété, angoisse	demande de maternage		
syndrome confusionnel		traitement de la cause	stimuler les actes de la vie quotidienne

Cas clinique

Cas clinique

Mme P. est hospitalisée en soins de suite et réadaptation (ancien « moyen séjour ») pour prise en charge d'un état grabataire installé depuis trois mois. Mme P. a comme pathologies : un asthme, une insuffisance cardiaque, une insuffisance veineuse majeure. Elle présente une escarre du talon gauche nécrosé.

Elle ne tient pas debout et deux personnes sont nécessaires pour la mettre au fauteuil où elle ne tient que peu de temps du fait d'une grande fatigabilité. Elle est totalement dépendante pour la toilette et l'habillage. Elle est incontinente mais ressent le besoin sans pouvoir se retenir.

PARTICIPATION À LA RÉÉDUCATION

– Planifier dans le plan de soins les séances de rééducation pour qu'elles soient faites après le pansement d'escarre quand la patiente est encore sous l'efficacité de l'antalgique (durée d'action : 4 heures).
– La rééducation est débutée en kinésithérapie par l'installation sur le plan incliné pour la reverticaliser puis l'apprentissage de la marche entre les barres parallèles. Dans la chambre, la mise au fauteuil se fera en demandant à la dame de tenir sur ses deux jambes et peu à peu en lui faisant faire quelques pas, soutenue par deux personnes.
– Stimuler au maximum de sa capacité de coopération pour la toilette (elle pourra faire sa toilette du visage), les repas (ne l'aider à manger qu'après qu'elle ait commencé seule).
– Quand Mme P peut marcher avec le déambulateur, installation de celui-ci près du fauteuil de telle façon qu'elle puisse le prendre sans risque de chute en se levant de son fauteuil. Pour chaque repas à la salle à manger (ou deux fois par jour si les repas sont pris en chambre), la faire marcher avec le déambulateur en l'accompagnant pour la rassurer.
– Conseiller à la famille ou aux amis de faire la même chose (les familles sont le plus souvent contentes d'avoir une visite « active »).
– Sur le plan de la continence, puisque Mme P. ressent le besoin, on passera pendant deux semaines le bassin ou les toilettes systématiquement toutes les trois heures dans la journée et à deux reprises dans la nuit (minuit et 4 heures) en veillant à ce que la sonnette soit toujours à portée de main. Pour la sécuriser (surtout pendant les séances de rééducation, on mettra à Mme P. une protection avec une culotte facile à enlever; on ne mettra surtout pas de système type « change complet » qui ne permette pas de se déshabiller facilement quand on a besoin d'uriner. Au fur et à mesure des progrès de la marche, on emmènera la patiente aux WC jusqu'à ce qu'elle soit capable d'y aller seule en toute sécurité. Pour la nuit, on installera un bassin à côté d'elle pour qu'elle se le passe elle-même jusqu'à ce qu'elle sache se lever seule de son lit sans danger.

DÉMARCHE INFIRMIÈRE

STIMULATION ET SOUTIEN PSYCHOLOGIQUE

– Expliquer que cette période de rééducation sera longue (de l'ordre de deux à trois mois) mais que la volonté de Mme P. est l'élément déterminant majeur de la réussite (« la moitié du chemin ! »).

– Expliquer que toute l'équipe se mobilise pour lui faire faire des progrès et que, de ce fait, on lui demandera de faire au maximum les choses plutôt que de les faire à sa place. Ce n'est pas un refus d'aide qui, de toute façon sera là pour compenser ce qui est encore difficile.

– Être présent à chaque déplacement, l'aide physique devenant au fur et à mesure une aide psychologique; mais il est important de continuer à la sécuriser quand elle n'a plus besoin de personne pour la soutenir physiquement.

– Parler de « l'avenir » avec Mme P et lui permettre ainsi d'exprimer ses doutes mais aussi ce qu'elle envisage et ce qu'elle désire.

– En cas de découragement, tristesse, angoisse, en parler au médecin qui, si besoin, prescrira un traitement antidépresseur. Dans ce cas, être vigilant à toutes modifications pour évaluer le bénéfice de ce traitement mais aussi les éventuels effets secondaires.

PROTOCOLE DE SOINS

SOINS D'ESCARRE DE TALON

– Installation confortable de la malade : couchée sur le côté droit, jambe gauche fléchie, talon tourné vers l'extérieur avec un coussin entre les deux genoux.

– Expliquer à la personne les soins qui vont être faits en précisant que la cicatrisation demandera du temps et nécessitera de renouveler fréquemment les pansements.

– Commencer par une détersion en fonction de l'aspect de la nécrose (sèche ou humide) (voir page 95). À ce stade, le soin est souvent douloureux En cas de douleur, voir avec le médecin pour prescription d'antalgiques avant le soin.

– Établir une fiche de suivi de l'escarre.

– Continuer la détersion tant qu'il persiste des tissus nécrotiques.

– Quand le tissu est rouge et bourgeonnant, continuer avec des pansements gras ou appliquer un hydrocolloides ou un hydrocellulaire en fonction de l'importance de l'exsudat jusqu'à la cicatrisation totale.

Que ce soit au lit ou au fauteuil, positionner le talon de façon à ce qu'il n'appuie sur aucun plan dur. Pratiquer des massages doux des autres zones à risques.

– Rajouter un supplément hyperprotidique type *Fortimel* par jour et veiller à ce qu'il y ait des desserts lactés à chaque repas.

– Afin de pouvoir débuter aussi la rééducation, demander à la famille (ou à la lingère du service ou à l'assistante sociale) une paire de chaussures montantes souples un peu grandes pour que le pansement d'escarre ne soit pas un obstacle à la remise en position debout.

POINTS CLÉS

1. ▶ Il faut redouter **le syndrome d'immobilisation** devant toute pathologie aiguë survenant chez le vieillard et mettre en route toutes les actions de prévention dès le premier jour d'un alitement si celui-ci est inévitable.
2. ▶ Les maladies des personnes âgées doivent être soignées « au fauteuil » ; si l'alitement ne peut être évité, le **lever sera aussi précoce que possible** et toujours progressif.
3. ▶ Une **semaine de lit** en trop demande un mois de réadaptation en plus chez le sujet âgé !
4. ▶ Ne pas oublier le vieillard dans son lit, alors que la maladie qui l'y a conduit est guérie ! (23 % des décès des vieillards hospitalisés sont dus aux **complications de décubitus**).
5. ▶ Si, malgré tous les efforts, l'état grabataire s'est installé, il est toujours possible de réduire le handicap, ne serait-ce qu'en installant le malade âgé au fauteuil et en le faisant participer même de façon minime à une « **vie sociale** ».

Soins spécifiques aux personnes âgées handicapées

5

Les personnes âgées peuvent être atteintes de handicaps physiques ou psychiques, voire les deux à la fois. Ces handicaps entraînent une *dépendance*; la dépendance étant la situation d'une personne qui a besoin d'autrui pour l'aider à organiser sa vie quotidienne.

Le maximum de la dépendance est constitué de la perte de l'autonomie, situation de l'individu qui n'est plus en mesure de décider, pour des raisons mentales ou physiques, de l'organisation de sa vie.

Chez la personne âgée, ceci est aggravé par les effets du vieillissement : déficiences liées à l'accumulation de pathologies mineures (hypoacousie, troubles de la vision, troubles rhumatologiques, perte de la force physique, etc.) qui vont diminuer l'adaptabilité aux situations nouvelles et constituer des facteurs de risques (chutes, pertes de l'orientation, grabatisation, retrait psychologique, syndrome de glissement, etc.). Ajoutons l'environnement affectif qui peut aller, de la part de l'entourage, d'un maternage excessif à un abandon total.

Lorsque les personnes ne sont plus autonomes, il faut insister sur leurs ressources et les facultés qu'elles ont conservées et non sur leurs déficiences, pour les aider à prendre soin d'elles-mêmes au mieux de leurs capacités.

Objectifs des soins en gérontologie

Guérir et traiter les pathologies curables, compenser les handicaps lorsque cela est possible et prévenir l'aggravation en prenant en compte les ressources du patient, de l'environnement et de sa famille.

Soulager la douleur physique, la souffrance morale et assurer le bien-être.

Accompagner la personne en fin de vie.

L'objectif des soins est donc de favoriser l'autonomie et la qualité de vie en aidant la personne âgée à mettre au point des stratégies d'adaptation efficace, en favorisant chez elle la prise en charge personnelle de sa santé et la résolution de ses problèmes. En l'aidant à redéfinir ses attitudes, l'infirmier(e) contribue à maintenir son état de santé au niveau optimal. La personne âgée a besoin d'exercer ses responsabilités : il ne faut pas tout faire à sa place, mais lui laisser toujours plus de prises sur sa vie, et entretenir et accroître son équilibre psychologique.

Actes techniques et valeurs humaines

Les soins sont fondés sur des actes techniques, mais aussi et surtout sur des valeurs humaines. Travailler auprès de personnes âgées handicapées nécessite de la part du personnel infirmier de grandes qualités :

- **La maturité :** à 20-25 ans, il est difficile de se mettre à la portée de personnes âgées d'environ 85 et 90 ans.
- **La tolérance :** acceptation de « l'autre » et de ses différences qui avec l'âge se sont exacerbées : habitudes devenues « manies ».
- **La patience et la douceur :** le rythme de vie à ces âges est très ralenti; il faut savoir le respecter et s'y conformer : c'est à nous de suivre leur rythme et non aux personnes âgées à s'adapter au nôtre (surtout en institution).
- **Le respect de la dignité de la personne :** quelque soit son handicap, physique et surtout psychique. Ces personnes ont eu une longue vie riche en événements heureux ou malheureux, ont été des adultes responsables : ne jamais l'oublier ! surtout lorsqu'elles sont devenues entièrement dépendantes de nous pour le moindre geste de la vie quotidienne.
- **La conscience professionnelle :** nous sommes souvent en présence de personnes n'ayant plus les capacités de se défendre, voire simplement de demander.

Faisons pour elles ce que nous voudrions que l'on fasse pour nous un jour, ou pour la personne que nous aimons le plus si elle se trouvait dans la même situation.

Soins personnalisés aux personnes âgées handicapées

Les soins aux personnes âgées handicapées se doivent d'être personnalisés.

Connaître la personne

CHAQUE INDIVIDU EST UNIQUE, a un passé que nous devons essayer de cerner soit avec lui, soit avec son entourage.

Il nous faut connaître ses habitudes de vie, ses goûts alimentaires, vestimentaires, les loisirs pratiqués, les valeurs auxquelles il adhère (croyances, milieu social...).

IL FAUT FAIRE « L'INVENTAIRE » DE SES MANQUES, MAIS SURTOUT DE SES RESSOURCES sur lesquelles nous allons nous appuyer pour aider cette personne :

– soit à récupérer son autonomie ;

– soit à maintenir ce qui peut l'être ;

– soit à mettre en œuvre des moyens permettant de suppléer aux capacités perdues.

Ceci ne peut être fait que par un recueil d'informations ou de données auprès de la personne elle-même ou de sa famille, auquel on adjoint les informations qui découlent de l'observation du comportement de la personne durant les premiers jours.

De ce recueil établi, consigné dans le dossier de soins, et en concertation avec l'équipe émerge le ou les *« problèmes »* de la personne.

LE PROBLÈME MIS EN EXERGUE, les objectifs de soins posés, un plan d'action est mis en place, comportant :

– les soins techniques relevant du rôle délégué ;

– les soins relevant du rôle propre infirmier ;

– les soins de coopération (surveillance des traitements).

Ce plan d'action est limité dans le temps, une évaluation des objectifs devant être régulièrement faite en équipe afin de réajuster les soins requis en fonction de l'évolution de la personne âgée.

Il est important d'associer la famille, lorsqu'elle est présente, aux objectifs de soins, sinon comment faire comprendre à une personne âgée qu'elle doit, par exemple, manger seule, si sa famille, croyant bien faire, la fait manger comme un bébé !

Soins techniques du rôle délégué

La polypathologie associée à la fragilité des personnes âgées rendent ces soins techniques primordiaux dans les chances pour la personne âgée d'éviter les complications de la pathologie et/ou de l'immobilisation induite. Les actes techniques n'ont pas de spécificité mais l'abord relationnel pour effectuer ces actes est particulier.

Soins relevant du rôle propre

Soins de nursing

Ils sont essentiels au bien-être de la personne, participent au respect de sa dignité et sont préventifs des escarres. Ils doivent être quotidiens pour l'ensemble du corps mais pratiqués autant de fois que nécessaire pour le siège. (Il ne s'agit pas de changer uniquement les protections sans laver le siège.)

Chaque fois que la personne âgée le peut, elle doit participer elle-même, ne serait-ce que de se laver le visage.

L'habillement doit être personnalisé au maximum et on proposera toujours un choix entre deux vêtements. La façon de s'habiller est un élément de l'identité d'un individu, au même titre que son nom.

Les vêtements doivent être mis comme nous les mettons nous-mêmes et non pas à l'envers par commodité pour le personnel !

Sauf contre-indication médicale, les personnes âgées doivent être levées tous les jours, afin de ne pas perdre la notion de la station debout. Dans ce domaine, une collaboration doit être établie avec les rééducateurs (voir *supra*).

Repas

Les repas ont une très grande importance pour les personnes âgées :

ILS RYTHMENT LA JOURNÉE, souvent monotone. Au maximum, il faut essayer de garder les horaires classiques des repas et ne pas, pour l'organisation du personnel, avancer par exemple le dîner à 17 h 30 -18 h.

- **Ils représentent encore une notion de plaisir** pour la majorité de nos résidents et, pour ce faire, la présentation des menus comme des plats est primordiale.

▸ **Chaque fois que possible, faire manger les personnes en salle à manger** et non pas dans leur chambre. Cela les oblige :
- à sortir de leur chambre ;
- à faire quelques pas ;
- à « s'habiller » pour aller au « restaurant » ;
- à maintenir une certaine socialisation.

Les repas ont bien sûr leur intérêt nutritionnel : en collaboration avec le médecin et la diététicienne, on veillera à un bon apport protidique (essentiel pour lutter contre les escarres et la dénutrition) et hydrique.

L'infirmier(e) doit noter ce que prend la personne âgée et en référer rapidement si les apports deviennent insuffisants, des compléments pouvant alors être prescrits.

Au maximum, faire en sorte que la personne mange seule : il faut parfois l'aider (lui couper sa viande, ses fruits…), parfois « amorcer » le geste de manger notamment pour les personnes atteintes de démence qui « ne savent plus » comment faire pour manger et qui peuvent rester tout le repas devant leur assiette sans avoir l'idée de prendre leurs couverts.

Animation

Prendre soin du corps, c'est essentiel, mais il ne faut pas oublier l'esprit !

En institution, il est très important de sauvegarder l'identité des personnes :
- appeler les personnes par leur nom propre ;
- favoriser la personnalisation du décor de leur chambre ;
- leur choix de loisirs… ;
- favoriser la fréquentation des lieux de culte si la personne est croyante.

Les journées sont longues et il faut « occuper » les personnes âgées, et maintenir leurs capacités d'éveil.

▸ **Il faut tout d'abord favoriser et encourager** les visites extérieures de nos personnes et ne pas être trop restrictifs dans les horaires de visites.

▸ **L'animation** est capitale (se référer à ce chapitre) mais l'animation, c'est aussi le quotidien :
- c'est s'asseoir auprès d'elles et parler ;
- c'est regarder les autres faire et pas forcément faire soi-même (que font d'autre nos anciens dans leur village, sur leur pas de porte, sinon regarder la vie !) ;
- c'est aller avec elles prendre un café à l'extérieur de l'institution ou de chez soi ;
- c'est faire ensemble de la pâtisserie et manger ensuite ce qui a été produit.

Stimulation

▸ **Mettre des calendriers éphémérides,** quotidiennement mis à jour avec les pensionnaires, placer des horloges avec de gros chiffres dans les endroits communs favorise le maintien de l'orientation dans le temps.

▸ **Parler de l'actualité, du temps, de leurs souvenirs** stimule la mémoire, le langage, la capacité d'attention et d'écoute.

Encadrement de l'équipe aide soignante

Enfin, en institution, l'infirmier(e) doit avoir la capacité d'encadrer l'équipe aide soignante qui travaille avec elle ; savoir faire passer et respecter ces valeurs aux personnes qui n'ont pas leur formation. Il est essentiel d'avoir une continuité de la prise en charge décidée en équipe, quelle que soit la personne qui intervient auprès de la personne âgée.

La qualité des soins dispensés aux personnes âgées tant du point de vue technique que des relations humaines reste de la responsabilité de l'infirmier(e), notamment en l'absence du cadre infirmier.

POINTS CLÉS

1. ▶ La spécificité des soins aux personnes âgées handicapées ne réside pas tant dans les soins techniques, (identiques à ceux de n'importe quel patient, si ce n'est que l'infirmier(e) doit être capable de faire face à tout, les personnes âgées présentant souvent des polypathologies).
2. ▶ La **prise en charge** doit être **globale** intégrant, outre les pathologies, l'**environnement social et familial** de la personne, ses **capacités psychiques** et son histoire.

CHARTE DES DROITS ET LIBERTÉS DE LA PERSONNE ÂGÉE DÉPENDANTE

– **Article 1 :** Choix de vie

Toute personne âgée garde la liberté de choix de son mode de vie.

– **Article 2 :** Domicile et environnement

Le lieu de vie de la personne âgée dépendante, domicile personnel ou établissement, doit être choisi par elle et adapté à ses besoins.

– **Article 3 :** Une vie sociale malgré les handicaps

Toute personne âgée dépendante doit conserver la liberté de communiquer, de se déplacer et de participer à la vie de la société.

– **Article 4 :** Présence et rôle des proches

Le maintien des relations familiales et des réseaux amicaux est indispensable aux personnes âgées dépendantes.

– **Article 5 :** Patrimoine et revenus

Toute personne âgée dépendante doit pouvoir garder la maîtrise de son patrimoine et de ses revenus disponibles.

– **Article 6 :** Valorisation de l'activité

Toute personne âgée dépendante doit être encouragée à conserver des activités.

– **Article 7 :** Liberté de conscience et pratique religieuse

Toute personne âgée dépendante doit pouvoir participer aux activités religieuses ou philosophiques de son choix.

– **Article 8 :** Préserver l'autonomie et prévenir

La prévention de la dépendance est une nécessité pour l'individu qui vieillit.

– **Article 9 :** Droit aux soins

Toute personne âgée dépendante doit avoir, comme toute autre, accès aux soins qui lui sont utiles.

– **Article 10 :** Qualification des intervenants

Les soins que requiert une personne âgée dépendante doivent être dispensés par des intervenants formés, en nombre suffisant..

– **Article 11 :** Respect de la fin de vie

Soins et assistance doivent être procurés à la personne âgée en fin de vie et à sa famille.

– **Article 12 :** La recherche, une priorité et un devoir

La recherche multidisciplinaire sur le vieillissement et la dépendance est une priorité.

– **Article 13 :** Exercice des droits et protection juridique de la personne

Toute personne en situation de dépendance doit voir protégés non seulement ses biens mais aussi sa personne.

– **Article 14 :** L'information, meilleur moyen de lutte contre l'exclusion

L'ensemble de la population doit être informé des difficultés qu'éprouvent les personnes âgées dépendantes.

(*Fondation nationale de Gérontologie / www.fng.fr*)

Soutien psychologique de la personne âgée

6

Parler de soutien psychologique de la personne âgée, c'est aussi et d'abord s'interroger sur le psychisme des « vieux ». Mais, comme beaucoup d'auteurs le soulignent, il s'agit surtout d'un problème de normalité : la vieillesse, relèverait-elle du normal ou du pathologique, en sachant que cette distinction est indissoluble des données socioculturelles du moment et du lieu ?

En effet, notre société moderne véhicule des images négatives sur les « vieux » : personnes inutiles, acariâtres, avares, grincheuses, égocentriques, hypocondriaques, rigides, etc. Ces traits de caractère, caricaturaux et, heureusement, non généralisés, seraient-ils indissociables de l'âge ou des mécanismes de défenses, face aux pertes et face à l'idéalisation sociale de la jeunesse ?

En fait, qu'est-ce, pour chacun de nous, qu'une personne âgée ? Qu'est-ce que le vieillissement ? Qu'est-ce que la vieillesse ?

Si nous nous référons au seul critère de l'âge, des êtres tels que Claude Sarraute, Sœur Emmanuelle, Henri Salvador et bien d'autres encore font partie de cette catégorie sociale, « personnes âgées ». Et pourtant leur jeunesse psychique n'est pas à démontrer. Au regard de la vie psychique, l'âge n'est pas un critère.

Rappelons-nous que nous sommes toujours le vieux d'un plus jeune. Le vieux, c'est l'autre, mais aussi nous. Notre perception de la vieillesse est subjective, empreinte de notre vécu auprès de nos ancêtres, de notre éducation, de nos peurs. D'après Freud, dans l'inconscient, *« tout le monde est convaincu de son immortalité et de sa jeunesse »* et *« chaque personne âgée, lorsqu'on l'écoute, parle de la surprise du vieillissement, de la remise en cause des modèles, et du difficile apprentissage qu'elle entraîne »*. (B. Veysset-Puijalon.)

Pour pouvoir travailler avec les personnes âgées, nous devons avoir la possibilité de réfléchir sur notre propre rapport au vieillissement et à une réévaluation, dans l'idéal, de nos attitudes vis-à-vis de la mort et de la jeunesse.

Vieillissement - Vieillesse

La vieillesse n'est pas le vieillissement. D'après J. Messy, elle s'en distingue par le fait qu'elle n'est pas un processus mais un état. Elle surgirait comme une rupture du vieillissement à l'issue d'une perte en trop. Elle se révélerait brusquement comme image hideuse dans le miroir.

Le vieillissement, par contre, nous concerne tous, il n'est pas à venir, mais bien présent depuis notre conception. Le vieillissement est un processus normal, naturel, qui s'étale sur toute l'existence, dès la naissance. Il doit être considéré selon tous ses aspects (physiologique, économique, social, psychologique).

Il représente un changement et se définit comme un processus de pertes mais, aussi d'acquisitions. En effet, *« l'apprentissage de la perte fait partie intégrante d'un chemin d'humanité. Celui qui n'a connu que l'accumulation ne sait pas que perdre apprend autant que gagner, que perdre est nécessaire à la vie pour qu'elle ne succombe pas par asphyxie du trop accumulé »* (B. Veysset-Puijalon). *Vieillir, c'est vivre. Vivre, c'est perdre.*

Le passage du temps ne marquera pas tous les individus de la même manière. Chaque personne est différente en fonction des facteurs génétiques, du poids de l'environnement, des conditions sociales et du vécu familial, personnel. C'est en fonction de sa personnalité, de sa vigueur physique, de son entourage, que le vieillard réagira plus ou moins bien aux divers événements qui vont le toucher. Il faut tenir compte avant tout de l'état affectif, de l'adaptation aux situations anciennes et nouvelles, et du rôle que la société lui permet de jouer. Il n'est donc pas souhaitable de parler de vieillissement psychologique identique à toutes personnes âgées mais de sujets qui vont vieillir en fonction de ce qu'ils sont. Chaque homme est unique dans sa façon d'être.

L'expérience montre que la plupart des personnes âgées sont saines d'esprit, qu'elles continuent à se projeter dans le temps et qu'elles résolvent leurs problèmes aussi bien que dans leur jeunesse. Elles ont même acquis une maturité émotionnelle, des expériences de vie qui leurs sont propres. Leur vie affective n'est ni pire ni meilleure que celle des jeunes, mais elles doivent faire face à de nombreuses pertes qui par leurs multitudes et leurs rapprochements peuvent affecter leur santé physique et mentale. Des deuils deviennent nécessaires.

Processus normal de deuil

Le processus de deuil est identique à tout être humain quel que soit son âge et quelle que soit la perte : parents, lieu, idéal, physique, animal domestique… vie. Ce processus intrapsychique, consécutif à la disparition d'un objet d'attachement est appelé travail de deuil.

Travail de deuil

Au cours de ce travail psychique, le sujet progressivement passera par différentes étapes afin de se détacher de son objet pour qu'enfin de nouveaux investissements s'accomplissent.

L'être humain éprouvera, en période de deuil, un manque d'intérêt pour le monde extérieur, manque d'intérêt qui s'installe avec la perte. Toute l'énergie psychique semble être accaparée par la douleur et les souvenirs.

- **Le premier temps** est sous le signe du choc ou de la dénégation. « Ce n'est pas possible, ce n'est pas vrai. »
- **Le deuxième temps** est le temps de la révolte « Je n'ai rien fait de mal, pourquoi dois je souffrir ainsi ? »
- **Le troisième temps** peut être celui de la négociation.
- **Au quatrième temps** apparaît la dépression qui s'accompagne de pleurs et de tristesse.
- **Le cinquième temps** est le temps de l'acceptation et du réinvestissement.

Deuil et réinvestissement

Ces étapes décrites par E. Kübler-Ross sont retrouvées dans le quotidien clinique mais le déroulement et la durée sont tributaires de l'individu et de la perte.

C'est pour cela que nous devons être attentifs, car si ce travail de deuil ne peut être accompli, aucun réinvestissement de qualité ne sera possible et, *« tout deuil non fait ou non terminé rend plus problématique le vécu lié à des pertes ultérieures »*.

Difficultés d'adaptation rencontrées par la personne âgée au cours de son évolution personnelle

Altération de l'image de soi

Elle est liée le plus souvent à la modification de l'image corporelle. Le vieillissement entraîne des modifications physiques. Ces changements corporels, sans être des handicaps majeurs, sont souvent ressentis négativement et sont mal acceptés par le sujet. *« Le jour où je n'ai plus supporté la teinture, je me suis senti vieux et sans force, je ne peux plus me regarder dans une glace. »*

La problématique est essentiellement narcissique. Le narcissisme est défini par C. Balier, comme amour positif de l'image de soi-même. Celui-ci serait satisfait par l'idéal du moi qui constitue un modèle auquel le sujet cherche à se conformer.

Une altération de la perception de son image corporelle, auquel se rajoute un rejet social, peut entraîner une blessure narcissique, source de conséquences graves : désinvestissement de soi-même, régression, dépression… La personne âgée, face à cette image d'elle-même, face à l'image renvoyée par les autres et la société pourra avoir des difficultés à conserver de l'estime et de l'intérêt pour elle-même. En effet, notre attitude à l'égard de notre propre corps dépend de la vision qu'ont les autres de nous-mêmes. Écoutons S. de Beauvoir : *« Nous essayons de nous représenter qui nous sommes à travers la vision que les autres ont de nous… L'individu âgé se sent vieux à travers les autres sans avoir éprouvé de sérieuses mutations intérieurement, il n'adhère pas à l'étiquette qui se colle à lui. Il ne sait plus qui il est. »*

Une négociation doit sans cesse s'établir entre l'image de soi, l'image renvoyée par autrui, et l'image collective. Un décalage très anxiogène peut exister entre l'image intériorisée, fantasmatique, chargée de libido narcissique et de vécu personnel, l'image renvoyée par le miroir, et les possibilités réelles du corps.

L'élaboration de cette perte dépendra, encore une fois de l'entourage, et aussi du maintien d'un idéal du moi pas trop maltraité par le vécu et le social.

DÉMARCHE INFIRMIÈRE

RENFORCER LE NARCISSISME ET L'IDENTITÉ DU SUJET

Mme P, 89 ans, est admise en long séjour, pour perte d'autonomie avec cécité. Mme P est divorcée, sans enfant. Elle exerçait le métier de couturière et évoluait dans le milieu artistique. Aucun objet personnel, vestimentaire, l'accompagnent dans ce nouveau lieu qui sera pour elle son dernier lieu. « Je suis là pour mourir » dit-elle. Elle, si coquette, se retrouve plus ou moins bien habillée par l'institution. « Regarde comment elles m'ont arrangée aujourd'hui. Je ne peux pas sortir ainsi, je suis moche, ça me change d'être ici. J'ai tout perdu. » La combinaison de Mme P dépasse de sa robe de 10 cm, les bas sont tire-bouchonnés au fond de ses pantoufles.

Afin de préserver l'identité et l'intégrité des personnes âgées, il est essentiel de respecter leur dignité et de maintenir une image valorisante en prenant en compte le désir du sujet.

Vu la fragilité psychique et sociale de ces personnes, il est nécessaire d'utiliser les règles élémentaires de politesse telles que :

- Se présenter (son nom et sa fonction).
- Présenter le service si la personne est hospitalisée.
- Appeler la personne par son nom de famille. N'utiliser le prénom ou des diminutifs (mémée-pépé, etc.) que si la personne l'a elle-même expressément demandé.
- Utiliser le vouvoiement.
- Prévenir le sujet pour tout ce qui concerne son état de santé physique, psychique et social (examens médicaux, changement de lieux, etc.).
- Tenir compte de son désir. Lui laisser, quand c'est approprié, le choix de sa tenue vestimentaire, le choix de ses actions. Ne pas imposer s'il n'y a pas lieu, des activités contraignantes pour tel sujet particulier (sieste, repas pris en commun, activités de loisirs, etc.).
- Préserver sa pudeur, son image corporelle. Éviter de lui mettre des vêtements qui ne lui appartiennent pas ou qui la transforme en image clownesque (combinaison dépassant de la robe de dix centimètres, bas tire-bouchonnés au fond des pantoufles, etc.).
- Lui laisser exécuter, dans la mesure du possible, les gestes de la vie quotidienne, malgré la perte de temps que cela peut sembler occasionner. Ne pas « faire à la place de », quand les capacités sont conservées : faire sa toilette, s'habiller, se coiffer, le ménage, la vaisselle permettent de maintenir ou de retrouver un sentiment d'utilité et d'identité.
- Lui parler de personne adulte à personne adulte. La personne âgée, même présentant une altération de ses fonctions, ne doit pas être considérée comme un enfant. Un langage infantilisant ne peut que maintenir la personne dans un état de régression ou de perte d'identité.
- Converser avec elle durant les soins. Éviter de parler « au-dessus » d'elle avec une collègue, comme si en fait, elle n'était qu'un objet et non un individu.
- Éviter de se moquer de ses objets d'attachement. Une personne âgée peut, jusqu'à son décès, avoir une vie affective et même, une vie sexuelle.
- Connaître son histoire : scolarité, parents, métier, mariage, nombre d'enfants, petits-enfants, loisirs passés et présents, changement dans les habitudes de vie : retraite, départ des enfants, baisse financière, difficultés d'ordre physique ou sensoriel (sujet propre ou conjoint), deuils : année et retentissement de la perte de proches (conjoint, enfants, parents, amis).

Pertes et deuil

Au fur et à mesure du temps qui s'écoule, le sujet âgé se trouve confronté à de nombreuses pertes : pertes sociales (départ à la retraite, revenus diminués…), pertes sensorielles (baisse de la vision, de l'ouïe, de la mobilité, baisse de l'autonomie…), pertes affectives (décès d'amis, de parents, du conjoint).

Ces pertes, nombreuses et rapprochées, comme nous l'avons vu précédemment, demandent à être élaborées au cours d'un travail psychique.

Mais notre société, en privilégiant le culte de la jeunesse et de la beauté ne permet pas en général à nos aînés de réussir au mieux leur réaménagement psychique. « Quand on est vieux, on n'intéresse plus personne. On est un poids pour les enfants, la société. On ne devrait pas vieillir. » Le désarroi de la personne âgée n'est pas seulement lié à ses éventuels déficits physiques et intellectuels. Il est aussi lié à la perte de motivation, à un sentiment de dévalorisation, au manque de sens d'une existence ressentie vide et inutile.

Et pourtant, il est nécessaire d'aider la personne âgée à franchir les étapes du travail de deuil. L'influence de nos attitudes pourra faciliter ou non ce processus.

Solitude

Lorsque celle-ci n'est pas intentionnellement recherchée par le sujet, elle est souvent signe d'isolement affectif et social. Maintenu dans cet état, le sujet âgé peut perdre tout contact avec la réalité et s'enfoncer petit à petit dans un processus morbide. L'être humain, quel qu'il soit, a besoin de contacts

DÉMARCHE INFIRMIÈRE

ACCEPTER DE PARLER DE LA MORT

Mme R, en long séjour depuis un an, a été transférée, 15 jours auparavant, en service aigu où elle décède. La question se pose de prévenir ses voisines de table. La majorité des membres de l'équipe est réticente. « Ça va les perturber. » La nouvelle est annoncée aux deux amies qui demandent d'assister à la levée du corps. L'une d'elle désire apporter des fleurs. Le bouquet est acheté par un membre de l'équipe, en suivant les instructions de Mme K, qui se sent incapable de sortir pour le choisir elle-même. Mme K voudrait bien, elle aussi « partir le plus vite possible ».

Accepter de lever le tabou qui entoure la mort, en osant laisser la personne âgée s'exprimer sur le sujet. Nos interventions, même bienveillantes, du style : « *Il ne faut pas parler ainsi, cela vous fait mal.* » interdisent la parole. En acceptant d'entendre la plainte : « *Vous devez souffrir pour réclamer la mort ainsi.* », le sujet âgé aura la possibilité de dire son angoisse, ses peurs, son mal-être.

Donner la possibilité, à la personne âgée, d'accompagner, si elle le désire, cet(te) ami(e) décédé(e), c'est l'occasion de la rassurer elle-même par rapport à son futur départ. C'est aussi lui permettre d'exprimer sa douleur, et ses propres interrogations quant à son avenir.

chaleureux et de stimulations externes positives. La personne âgée, aux prises avec ses pertes, n'en a que plus besoin pour retrouver un sentiment d'estime personnelle. Lorsqu'on peut évoquer ses problèmes auprès d'une oreille compatissante, on peut en général mieux faire face aux difficultés.

Perte d'autonomie/Dépendance

LA DÉPENDANCE du sujet âgé est due à différents états pathologiques :

– soit somatiques : les maladies, les déficiences ;

– soit neuropsychiatriques : l'anxiété, la dépression, le délire, et les états démentiels.

La dépendance se définit sur le plan psychologique, comme une tendance à rechercher aide et protection auprès d'une personne, et de s'en remettre à elle pour les actes de la vie quotidienne.

L'AUTONOMIE, elle, est la capacité du sujet à se gouverner lui-même.

Un sujet âgé dépendant vivra mieux ses handicaps si la qualité et la dignité de sa vie sont préservées. La qualité sera sauvegardée par le maintien des relations sociales, malgré les incapacités, par la prise en compte des besoins généraux et spécifiques. La personne âgée gardera une dignité et une confiance en elle-même, en fonction de la reconnaissance de ses désirs et de nos attitudes personnelles. *Le dernier rempart de l'autonomie humaine est psychique. Certaines personnes sont entièrement dépendantes physiquement, mais il leur reste quelque chose d'autonome : leur esprit.*

LE RESPECT DE LA DIGNITÉ passe par la prise en compte des besoins de la personne, de ses désirs et la possibilité d'exercer ses droits :

- **Droit à l'intimité :** possibilité de fermer sa chambre, son placard, de tirer les rideaux quand il y a des visites, de refuser l'accès de sa chambre à d'autres (y compris le personnel !).
- **Droit de possession :** gérer ses biens, même s'ils sont minimes et, que ce soit ou non avec l'aide d'un tiers, avoir ses propres affaires, s'acheter ce dont on a besoin ou envie.
- **Droit de communication :** recevoir et envoyer du courrier sans automatiquement passer par un tiers, téléphoner dans de bonnes conditions.
- **Droits civiques :** exercer son droit de vote, pratiquer sa religion, suivre ses croyances.

Manifestations

Ces difficultés d'adaptation se manifestent souvent par des symptômes qu'il importe d'analyser pour pouvoir les prendre en charge correctement.

PLAINTES DE MÉMOIRE

On ne peut séparer les fonctions cognitives et intellectuelles de l'affectivité, et il arrive assez fréquemment que ces plaintes cachent un problème d'anxiété ou de dépression, face au vieillissement.

On oublie à tout âge et, parvenu à un âge plus avancé, on oublie qu'on oubliait tout autant plus jeune. Mais la peur de la démence peut amener des sujets âgés à majorer la gravité de leurs troubles, et à vivre dans un état d'angoisse majeur quant à leur avenir.

Nous devons entendre cette demande et y répondre en conseillant une consultation psychogériatrique afin, si c'est possible, de faire la part entre des troubles organiques réels et des perturbations affectives.

ATTITUDES DÉFENSIVES

Elles se traduisent par une agressivité ou (et) besoin excessif de tout contrôler, ou de nombreuses plaintes somatiques.

DÉMARCHE INFIRMIÈRE

CONDUITE À TENIR FACE À UNE PERSONNE ÂGÉE DÉPRIMÉE

L'équipe annonce la mort de sa fille à Mme L. Bien qu'elles se soient séparées fâchées, Mme L. est très affectée à l'annonce de cette nouvelle. Désormais, elle doit faire le deuil de tout ce qui l'attachait à son passé. « J'ai tout perdu. » Dans un premier temps, elle nie totalement les événements. « Elle n'est pas morte… tu es sûre… vraiment. » Ensuite, Mme L. accepte cette réalité. Elle pleure. Elle se révolte. Elle se montre très agressive, verbalement et gestuellement, lorsqu'on ne répond pas immédiatement à sa demande : demande de présence constante et de fusion.

Elle est vue par le psychiatre qui prescrit un traitement antidépresseur. L'équipe l'entoure beaucoup. Une relation d'aide est amorcée.

Notre première réaction face à des personnes tristes est d'essayer de leur donner du courage ou de leur dire de ne pas prendre les choses tristement. *« Il ne faut pas pleurer, elle est contente maintenant. » « Si vous dites que ça ne va pas, vous allez faire de la peine à votre fils, lui qui vient presque tous les jours vous voir. » « Regardez autour de vous, il y a plus malheureux. » « Vous devriez sortir, cela vous changerez les idées. »* En fait, c'est l'expression de nos propres besoins, de notre incapacité à supporter et à écouter cette tristesse. Les paroles consistant à prêcher au sujet de faire comme si rien ne s'était passé, n'ont tendance qu'à renforcer le sentiment d'isolement, de solitude et d'incompréhension. *« Tout va bien… Je me plains tout le temps paraît-il ! Il faut que j'arrête de parler de moi. »*

Nous devons reconnaître à la personne le droit d'être triste, le droit de s'épancher, de « crier » la douleur qui est la sienne. En lui permettant d'exprimer sa souffrance, en lui accordant une présence sécurisante, la personne âgée pourra commencer le travail interne d'acceptation de la perte. Il n'est pas toujours utile de parler : s'asseoir près de la personne pour qu'elle ait la possibilité de toucher l'infirmier(e), l'écouter sans l'interrompre, même si tout ce qui est dit n'est pas « exact », l'assurer de la compréhension de sa peine et de la possibilité ultérieure de continuer à pouvoir en parler.

Délires

Anxiété, angoisse

Angoisse face à l'avenir, à la mort, aux changements physiques, sociaux, psychiques.

Dépression

Tristesse, sentiment d'inutilité, repli sur soi, pleurs, attitudes régressives, perte de l'estime de soi, insomnie, hypersomnie, apathie, désintérêt, perte de l'appétit, baisse de l'initiative.

La sexualité de la personne âgée

Quel que soit notre âge, nous avons tous besoin d'amour et de vie sexuelle. Or, on tourne souvent en ridicule le sentiment amoureux du vieillard. Les vieux « amoureux » sont souvent traités de « vieux beaux », les vieilles dames de « dames indignes ». Les couples de vieillards qui se forment prêtent à sourire. Or, la libido est loin de disparaître chez la personne âgée comme l'a montré le rapport Kinsey et d'autres études.

Certes, le vieillissement entraîne des modifications physiologiques avec des réactions plus lentes, parfois des difficultés telles qu'une érection plus difficile chez l'homme et des dyspareunies liées à la sécheresse vaginale chez la femme mais l'homme et la femme âgés restent capables d'orgasme.

S'il y a une baisse des fonctions instrumentales, il n'y a pas de baisse de l'affectivité. Si les emballements affectifs sont plus rares, les réactions sont plus profondes et plus durables. Le problème qui se pose est que la personne âgée ne peut souvent exprimer sa libido du fait des tabous moraux, religieux et sociaux et renonce à exprimer ses pulsions sexuelles. À force, nombre de vieillards n'arrivent plus à exprimer leurs sentiments, à ne plus savoir comment aimer.

La relation amoureuse est génératrice de tendresse, de respect, de gratitude et de sérénité. Dans la relation sexuelle, ce sont souvent ces éléments là qui sont recherchés.

Très souvent, les couples âgés doivent réapprendre à communiquer à partir de la retraite ; la relation conjugale se modifie et chacun doit retrouver un rôle propre différent de celui du temps d'une activité professionnelle.

Communication

La communication fait partie de la vie. Tout en nous communique.

La personne âgée qui est en face de nous, nous parle soit par des mots soit par un langage corporel. De même nos messages verbaux ou non verbaux, sont ressentis et interprétés par le sujet âgé.

En effet, il y a communication chaque fois que l'on émet ou reçoit des messages et lorsqu'on donne une signification aux signaux d'une autre personne.

Si au terme communication nous avons tendance à associer le terme « mot », le langage du corps est parfois, plus révélateur que le « dit ». Que penser de cette personne qui vous dit que tout va bien, alors que ses yeux sont embués de larmes et que son visage exprime la tristesse ?

Très souvent, la communication non verbale prime dans la relation soignant-personne âgée. Le corps ne ment pas, et avant d'ouvrir la bouche nous fournissons une abondance d'informations. Si j'éprouve du recul, du dégoût face à tel sujet, je lui fais passer un message qui viendra peut-être renforcer la honte qui est la sienne de son corps vieilli ou mutilé.

Il est important de savoir que la communication non verbale est tributaire de la culture et de l'éducation reçue. La connaissance de la biographie du sujet n'en est que plus primordiale.

Notre corps (crispation, détente, mouvements brusques....), notre visage (crainte, joie, colère...), nos yeux (menaçants, lumineux, souriants...), nos vêtements, notre odeur, notre façon d'appréhender les contacts physiques sont des renseignements que nous adressons à l'autre et que l'autre va interpréter. De même, le sujet âgé communique avec nous sur le même mode.

L'observation de ces différents messages peuvent nous renseigner sur notre façon d'être face au soigné et sur son ressenti ici et maintenant. « Son visage est crispé durant les soins : peut-être souffre-t-il ? peut-être est-il angoissé ? » « Durant la toilette il se débat : peut-être a-t-il peur de l'eau ? peut-être qu'il n'avait pas l'habitude de se laver ainsi ? peut-être que le soignant ne respecte pas sa pudeur, son temps ? »

La prise en compte de cette communication dans la relation soignant-soigné peut permettre de mieux appréhender la personne dans ses besoins et son désir, d'adapter les soins en fonction du sujet et d'accepter les défenses de celui-ci.

Écoute/Relation d'aide

Confronté(e) à une situation difficile, la verbalisation de la douleur permet de l'atténuer et de ne pas y rester accroché(e). Mais la parole est parfois muette par peur de déplaire ou par manque de disponibilité à être entendu.

En effet, écouter pour entendre, écouter pour aider l'Autre à faire son deuil et à choisir ce qu'il désire, requiert un état d'être et une mise à distance du vécu personnel de l'écoutant. Nous écoutons toujours avec ce que nous sommes, nos expériences, nos acquis, nos peurs, nos habitudes, nos espoirs, notre histoire. Le risque majeur est de projeter nos propres émotions, nos propres significations, nos propres interprétations.

Le fait d'écouter et d'entendre dépend en grande partie de notre psychisme, de notre propre connaissance personnelle, de notre attitude vis-à-vis de l'Autre et de l'acceptation de sa différence.

Écouter, c'est saisir l'Autre dans son histoire, sa souffrance, son vécu actuel et lui permettre de trouver » *sa* » solution.

L'ÉCOUTE dans la relation d'aide passe par l'écoute et la compréhension de soi-même.

L'entretien d'aide requiert un espace et un temps appropriés. L'entretien d'aide n'est pas une discussion, un interrogatoire.

La relation d'aide est spécifique.

L'entretien de face-à-face doit être non directif et centré sur le sujet. Ce qui est demandé à l'écoutant en relation d'aide, c'est une attitude de compréhension empathique. D'après Carl Rogers : *« Le fait d'être empathique consiste à percevoir le cadre de référence interne d'une autre personne avec exactitude et avec les composantes émotionnelles et les significations qui s'y rattachent, comme si l'on était l'autre personne. Mais sans perdre la condition comme si, sinon il s'agit d'identification »* ; c'est-à-dire sans s'identifier à l'autre.

Un climat de sécurité, de sincérité, de chaleur humaine et de disponibilité doit être instauré.

DANS LA RELATION MISE EN PLACE, la finalité est de percevoir le sujet en tant que tel, de ressentir la personne dans sa globalité, dans ses messages verbaux et non verbaux afin de l'aider à trouver « *son* » propre désir. « *Il s'agit de favoriser chez l'Autre la croissance, le développement, un meilleur fonctionnement et une plus grande capacité à affronter la vie.* » (Carl Rogers).

LE SOIGNANT, en tant qu'être humain, ne sera pas toujours prêt à cette écoute, soit à cause de ses soucis personnels, soit parce que sa relation à la personne n'est pas vécue de façon totalement positive, soit par manque de formation.

Dans le premier cas, la verbalisation au patient « aujourd'hui je suis dans l'impossibilité de vous consacrer du temps », permet de soulager à la fois le soignant (déculpabilisation) et le soigné (compréhension et non-déstabilisation de la relation).

Dans le deuxième cas, parler de ses difficultés à un membre extérieur (collègues, médecin traitant...) permet soit de comprendre les enjeux de la relation pour soi et l'autre, et aborder plus sereinement celle-ci, soit de prendre la décision de passer le relais.

En ce qui concerne le troisième cas, la relation d'aide demandant une implication personnelle importante, le soignant, selon son propre désir et cheminement, choisira ou non de se former à celle-ci. L'essentiel c'est d'avoir toujours conscience de ses propres limites et de savoir passer le relais ou faire appel aux spécialistes.

LE TRAVAIL DES SOIGNANTS auprès des personnes âgées est difficile. Ils doivent être soutenus et aidés. Face à l'état de dépendance, de souffrance, de fin de vie, tous les intervenants peuvent réagir de façon inadéquate en projetant leur propre angoisse de la vieillesse, leur propre culpabilité face à leur impuissance. Des réactions de rejets, d'intolérances peuvent apparaître et aggraver la symptomatologie du sujet âgé.

Pour que puisse se développer un climat propice aux échanges, il est impératif que les différents interlocuteurs de la personne âgée soient aptes à développer les attitudes qui permettront une communication authentique.

DES FORMATIONS sont nécessaires. Des groupes de soutien, des travaux devront être mis en place pour permettre aux soignants d'exprimer leur douleur.

Conclusion

Dans toutes situations de crise (perte de lieu, de proches, institutionnalisation) le sujet âgé dont la capacité d'adaptation est moindre, doit faire face à des changements de vie très perturbateurs.

SON PROJET DE VIE, surtout si la personne est institutionnalisée, est remis en cause.

Selon sa personnalité, son environnement social et familial, le sujet peut soit :

- **Reconstruire son avenir, sa vie** et retrouver des désirs après avoir vécu une période de dépression réactionnelle.
- **Ne pas accepter cette nouvelle vie.** Malgré tout l'investissement des différents membres de l'équipe, il peut décider de vivre *a minima* ou de refuser cette vie qui lui est proposée, principalement en ne s'alimentant plus.

Quelle que soit la situation rencontrée (deuil réactionnel, institutionnalisation, dépression, syndrome de glissement ou accompagnement) les comportements des soignants passent par :

– le renforcement du narcissisme et de l'identité du sujet ;
– la communication soignant-soigné ;
– l'écoute et la relation d'aide ;
– l'acceptation de parler de la mort.

POINTS CLÉS

1. ▶ Le **vieillissement psychologique n'est pas uniforme** chez tous les individus : chaque individu vieillit en fonction de ce qu'il a déjà vécu.
2. ▶ Les pertes inhérentes à l'avancée en âge s'accompagnent d'**un processus de deuil** qui suit cinq étapes plus ou moins longues selon les personnes et la perte subie.
3. ▶ Les difficultés d'adaptation de la personne aux modifications qui accompagnent son avance en âge **dépendent** de sa personnalité mais aussi de l'entourage et du rôle social qu'elle peut conserver.
4. ▶ La **relation d'aide** avec le malade âgé est basée sur le respect de son autonomie, c'est-à-dire sa capacité à se gouverner quelles que soient ses limites physiques et psychologiques, sur ses besoins mais aussi sur ses désirs. Le désir amoureux et la sexualité restent présents tout au long de la vie.

Animation en institution gériatrique

7

Démarche d'animation

La démarche d'animation est globale et centrée sur la personne, ses souhaits, ses désirs, ses centres d'intérêt.

Elle nécessite donc de bien connaître la personne et d'être à l'écoute des éléments d'information qu'elle ne donne pas toujours de façon consciente. La biographie de la personne âgée, la connaissance de ses « violons d'Ingres », de ses intérêts, de sa culture ne seront connus qu'au bout d'un certain temps de relation tant avec elles qu'avec ses proches. **L'animation, c'est d'abord la communication et l'écoute.**

On peut schématiquement considérer deux types d'animation : l'animation individualisée, centrée sur le souhait d'une personne et une animation plus collective où l'on met en place des activités que choisiront ou non les personnes âgées.

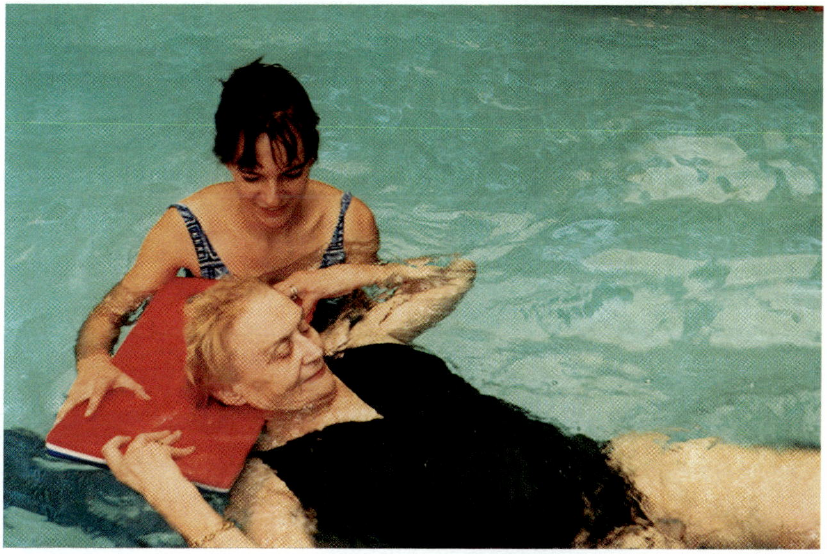

Photo 7.1 À la piscine municipale.

Animation individualisée

Elle est progressive en plusieurs étapes :

Repérage du souhait de la personne : « ce serait bien si… »

Exprimer ses désirs n'est facile pour personne, encore moins pour la génération actuelle de personnes âgées qui a peu connu les loisirs et dont la vie était moins simple sur le plan matériel que maintenant (transport, loisirs, communication, etc.). Même pour les personnes âgées lucides, il faut rester à l'écoute pour ne pas passer à côté de ce qui est timidement exprimé. Avec les personnes ayant une détérioration mentale, la difficulté est encore plus grande et ce n'est qu'en mettant en commun les différents fragments d'information recueillis par les uns et par les autres que ce souhait prendra forme.

Passage du souhait à la réalisation

Le passage du souhait à la réalisation qui nécessite de vaincre les réticences de la personne et celles de l'institution qui peuvent facilement devenir des obstacles : « et après tout, pourquoi pas ? ».

LA PRÉPARATION

Elle inclut au maximum de ses capacités la personne pour que ce projet reste le sien et qu'elle ne devienne pas un « objet d'animation ».

Elle mesure la faisabilité du projet et s'assure qu'aucun élément matériel de dernière minute ne pourra être un obstacle à la réalisation.

LA RÉALISATION

Elle a lieu *pour le plaisir de la personne âgée et pour le plaisir du moment présent*.

Si des effets « thérapeutiques » sont observés, ils seront bien sûr notés mais le but de l'animation reste le plaisir et non la thérapie.

Évaluation et souvenir : « la prochaine fois… »

Le souvenir lorsqu'il est possible prolonge la joie de ce qui s'est passé la veille mais ce n'est pas parce que l'on ne se souvient plus, même quelques heures après, qu'il ne faut rien proposer aux personnes atteintes de troubles de la mémoire.

Tableau 7.1 Animation en institution gériatrique.

Exemples d'activités possibles	*Points importants à ne pas oublier*
Les sorties (activités les plus appréciées)	
– promenades	attention aux marches, pentes, gravillons
– musées, expositions, magasins	attention aux marches, jours spéciaux pour groupes, fauteuils roulants pour les personnes fatiguées, pas plus de 8 à 10 personnes car, au-delà, le groupe est « ingérable »
– marchés, cafés	surtout celui de l'ancien domicile : 2-3 personnes
– piscine	un accompagnant par personne; visite des lieux et accord préalable avec la piscine; pour toutes les sorties, ne pas oublier le « sac » avec eau, gobelets, protection de rechange
Activités « intellectuelles »	
– bibliothèque	nécessité de livres à large vision livres enregistrés sur cassette prendre un livre à la bibliothèque est parfois aussi important symboliquement que de le lire; éviter de demander un résumé de ce qui a été lu, ceci risque trop de mettre la personne en échec
– groupe de conversation sur les actualités, sur un thème	petit groupe inférieur à 10; permet de stimuler la mémoire des faits anciens longtemps très bonne; permet de mieux se connaître, d'échanger, de favoriser les relations entre les participants
– lecture du journal, commentaires des actualités	ne peut se faire qu'avec des personnes lucides
– cinéma	soit avec un vidéo projecteur, soit avec un écran agrandisseur de la télévision les films musicaux ont manifestement toujours plus d'attrait que les autres élaborer le programme avec les plus intéressés
Activités « manuelles »	
– couture, tricot, broderie	ne jamais « forcer »; ne pas avoir de souci de « production », la vente de fin d'année doit être un projet du groupe, pas un faire-valoir de l'établissement
– cuisine	de la préparation (élaboration du menu, courses) à la dégustation
– jardinage	jardinières surélevées pour que les personnes n'aient pas à se baisser
Activités sociales	
– messe ou autre culte	ceci leur permet de garder un rôle social
– élections	les emmener voter à leur bureau de vote est beaucoup plus valorisant que les procurations
– comité d'établissement, commission de menus, association d'animation	il n'est pas toujours facile d'avoir des représentants des résidents et souvent ceux-ci ne représentent qu'eux-mêmes; ceci étant, leur participation est très riche d'enseignement pour tous
Fêtes carillonnées	mise en place d'ateliers de préparation à la décoration de chaque lieu de vie permet aux personnes d'être moins passives. respecter au plus près les dates; par exemple, la fête de Noël n'a pas lieu le 15 décembre : autant l'appeler d'un autre nom, fête de l'hiver, fête à thème, etc. si spectacle, penser que la capacité d'attention est diminuée; la durée optimale est de 5 à 45 minutes. nécessité d'un spectacle avec musique, mouvements couleurs en tous cas pour les personnes handicapées

L'évaluation en équipe de l'activité proposée permet de raconter des moments forts, le plus souvent très gais, informe tous les soignants des différences de comportements des personnes dans un cadre hors de l'institution.

Elle permet également de revoir les problèmes matériels d'organisation.

Activités collectives

Le choix de ce type d'activités doit se faire en tenant compte de plusieurs données :

NIVEAU DE HANDICAP DE LA POPULATION HÉBERGÉE. Elles ne seront pas les mêmes selon qu'il s'agira d'une maison de retraite pour personnes valides ou d'un service de soins de longue durée ! Nombre de désillusions cruelles viennent de ce manque d'analyse au départ : « de toute façon, elles ne veulent ou ne peuvent rien faire ! » On se heurte régulièrement à deux obstacles :

- **Les personnes les plus lucides** sont souvent réticentes à des activités de groupe où elles craignent les personnes ayant une détérioration intellectuelle. Leurs loisirs sont souvent des loisirs individuels (tricot, lecture, télévision) et leurs relations sont essentiellement avec leurs entourage familial et amical.
- **Les personnes handicapées** n'ont pas toujours envie de faire « mal » ce qu'elles faisaient très bien autrefois : le tricot, la couture, la broderie sont des activités qui mettent de nombreuses personnes en situation d'échec ou face à la réalité de leurs difficultés.

ORIGINE SOCIOCULTURELLE DE LA POPULATION ACCUEILLIE. Des auditions de musique classique avec un diaporama de monuments intéresseront plus des personnes ayant voyagé, été à des concerts, expositions, etc. À l'inverse, des personnes ayant eu des activités moins intellectuelles seront plus intéressées par des activités de cuisine, jardinage, etc.

L'évaluation de la pertinence des activités ne sera pas mesurée au nombre de personnes qui la fréquente. Par exemple, la séance de « cinéma » hebdomadaire (avec un vidéoprojecteur sur grand écran) ne sera fréquentée régulièrement que par quatre ou cinq personnes dans un service de soins de longue durée : les autres n'en ont pas envie, ne peuvent rester calmes et concentrées suffisamment longtemps, parlent et perturbent la projection, ont peur de la pénombre, etc. Le seul critère reste celui du plaisir individuel et l'on rejoint l'animation individualisée.

Cette pertinence ne sera non plus pas mesurée à l'aune de la « production » : dans un groupe « tricot », il peut très bien n'y avoir que une ou deux personnes qui prennent plaisir à tricoter et quatre ou cinq simplement présentes, contentes d'échanger et de participer à la conversation avec les autres résidents et le personnel présent.

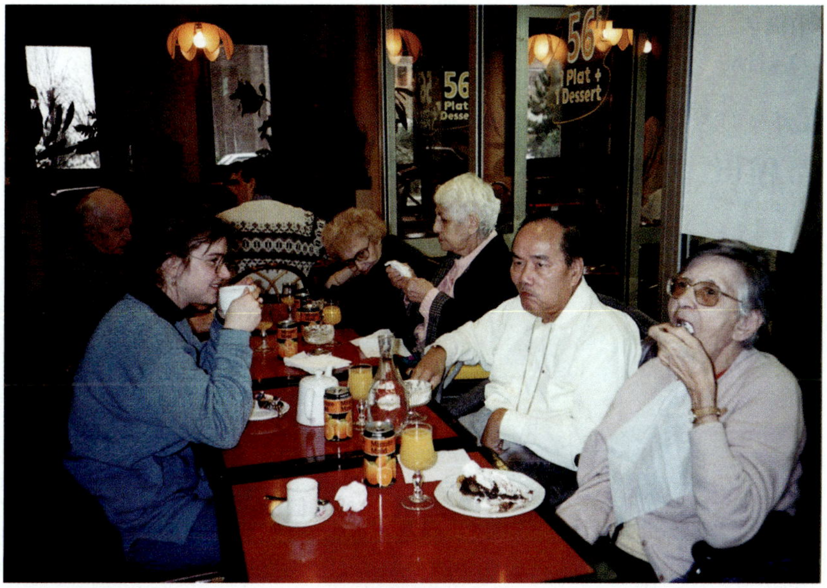

Photo 7.2 Sortie dans une brasserie du quartier.

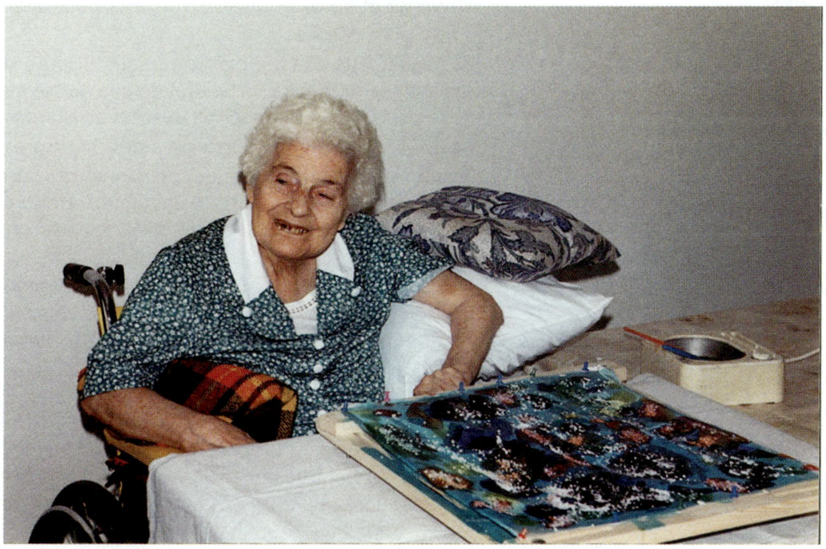

Photo 7.3 Peinture sur soie.

PROTOCOLE DE SOINS

UN JOUR D'AUTOMNE...

Sylvie et Corinne, font le lit de Mme G., celle-ci étant dans son fauteuil. Elles parlent du temps qui est magnifique, du soleil, de la couleur des arbres. Mme G. parle alors des forêts de son enfance en Corrèze et des châtaignes qu'elle ramassait et que l'on mangeait pendant la veillée. Elle pense qu'elle ne pourrait plus aller en ramasser à cause de ses jambes...

Sylvie et Corinne en parlent lors de la réunion de transmission et proposent d'organiser une promenade en forêt pour aller ramasser des châtaignes. Jean-Claude propose l'utilisation de la cheminée du salon pour les faire griller en rentrant. Plusieurs tâches sont déterminées :

- en parler avec les personnes âgées dont elles s'occupent et qu'elles connaissent bien ;
- savoir qui serait intéressé ;
- repérer une forêt où on peut encore ramasser des châtaignes (Monique qui habite en banlieue propose d'aller voir avec ses enfants) ;
- réserver le minibus de l'établissement auprès de la personne qui en est responsable et fixer la date ; la taille du minibus fixera le nombre de personnes à emmener y compris les accompagnants (au moins deux plus le chauffeur) ;
- réserver pour la même date le salon avec la cheminée auprès de la personne qui « gère » les salles communes de l'institution (voir avec elle si la cheminée fonctionne et où est le bois) ;
- informer la direction de cette sortie pour les problèmes d'assurance.

Le lendemain, Monique informe l'équipe qu'il y a encore des châtaignes et qu'en plus elle a trouvé un café-restaurant à l'orée de la forêt accessible sans escaliers et dans lequel une boisson chaude pourrait être prise et où on pourrait en profiter pour aller aux toilettes !

Il faut donc encore :

- s'assurer que chaque personne âgée dispose d'un peu d'argent sur son compte pour pouvoir le lui remettre le jour de la sortie afin qu'elle puisse payer sa consommation et/ou en offrir une à la personne de son choix (ceci se règle soit avec les assistantes sociales, soit avec le comptable) ;
- s'assurer que chaque personne a des chaussures et un manteau ;
- mesurer le besoin d'aide des personnes qui vont se promener pour fixer le nombre d'accompagnants, l'idéal étant un pour un, le minimum étant un pour deux. Prévoir un fauteuil roulant pliant de « secours » au cas où... et un sac avec des protections de rechange si on emmène des personnes incontinentes.

Le jour dit, il pluviasse ! Un vrai temps d'automne...

Mme G. est quand même ravie de sortir pour aller en forêt, les quatre autres dames déçues et il ne faudrait pas les pousser beaucoup pour qu'elles ne veuillent plus venir !

Mais Sylvie, Corinne, Monique et Jean-Claude ont tout préparé et sentent bien que, pour Mme G., à l'origine du projet, ils ne peuvent plus annuler. On part et comme souvent en automne, il refait un peu beau. On trouve quelques châtaignes, on parle beaucoup des odeurs, des souvenirs, de la pluie. Au bout de 30 minutes dans la forêt, Mme S. a froid et Mme G. tousse. On va boire un chocolat chaud au café et Mme S., qui habituellement boit au verre en laissant couler un peu de liquide de sa bouche, boit son chocolat dans une tasse en tenant la soucoupe et sans en renverser la moindre goutte !

Mme G. parle beaucoup et l'atmosphère est très gaie. Quand on rentre, c'est déjà la fin de l'après-midi et toutes sont fatiguées. Comme il y a en plus beaucoup de châtaignes, on décide de reporter au lendemain la séance de grillage de châtaignes et avec toutes les personnes de l'unité ! (Monique pense à prévenir pour la salle !)

L'ORGANISATION DE CES ACTIVITÉS répond à quelques règles simples mais fondamentales :

- **Information écrite en gros** sur des affiches mises à hauteur de fauteuil roulant, en de multiples endroits tant pour les résidents que les visiteurs (qui inciteront leur parent à y participer) que le personnel.
- **L'information doit être reprise oralement et personnellement** pour toute personne susceptible d'être intéressée. Il est le plus souvent nécessaire d'aller chercher les personnes au moment de l'animation, même si elles avaient donné leur accord la veille !
- **La régularité de l'activité** sur un rythme hebdomadaire ou bihebdomadaire est importante pour devenir un repère dans la vie des personnes âgées. Lorsque l'activité est plus espacée, elle est souvent « oubliée » d'une fois sur l'autre.

◗ **Le choix du lieu** est fonction du type d'activité et de la population hébergée. Globalement, plus elle a des troubles des fonctions supérieures, plus l'activité doit se passer près du lieu de vie, de la chambre, de la salle à manger habituelle.

◗ **La taille du groupe** dépend du type d'activités : la personne ne peut réellement participer que si le groupe est de l'ordre d'une dizaine. Au-delà, elle devient uniquement spectateur comme dans les fêtes carillonnées ou les anniversaires.

◗ **Le nombre d'animateurs** dépend de l'activité et du niveau de handicap : pour un groupe cuisine, si on veut que chaque personne puisse faire quelque chose, il faut un animateur pour deux. À un loto, il suffit d'un animateur par « table » pour suivre les numéros avec toutes les personnes autour. La préparation de l'activité doit donc tenir compte des planning car il est important que ce soit toujours quasiment les mêmes animateurs.

Nous entendons par « animateur », les membres du personnel qui participent à cette activité, quelle que soit leur fonction dans l'institution.

Le rôle de l'animateur en « titre » étant plus un rôle de coordination et organisation.

L'animation en gérontologie est faite par tous ou ne peut se faire !

POINTS CLÉS

1. ▶ Le **but de l'animation** dans une institution gériatrique est le plaisir de la personne. Elle peut avoir des effets bénéfiques sur l'état de santé mais il ne s'agit pas d'une thérapeutique dont le but est de soigner.
2. ▶ Repérer le désir non ou mal exprimé, **préparer le projet** avec la personne concernée, évaluer ensuite l'activité mise en place sont les étapes nécessaires d'une animation individualisée.
3. ▶ Les **animations collectives** doivent être adaptées aux caractéristiques de la population de l'institution, tant en termes de handicaps que de niveau socioculturel.
4. ▶ L'**animation** est un **travail** d'équipe dans lequel les soignants, proches de leurs malades, ont un rôle prépondérant. L'organisation matérielle des animations, leur bon déroulement, la coordination de tous est le fait d'un professionnel de l'animation socioculturelle.

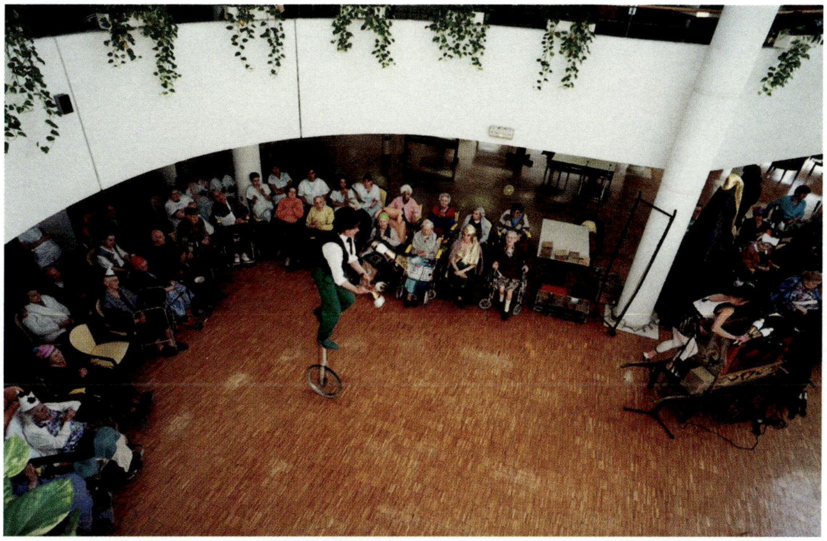

Photo 7.4 Spectacle de cirque pour fêter le printemps.

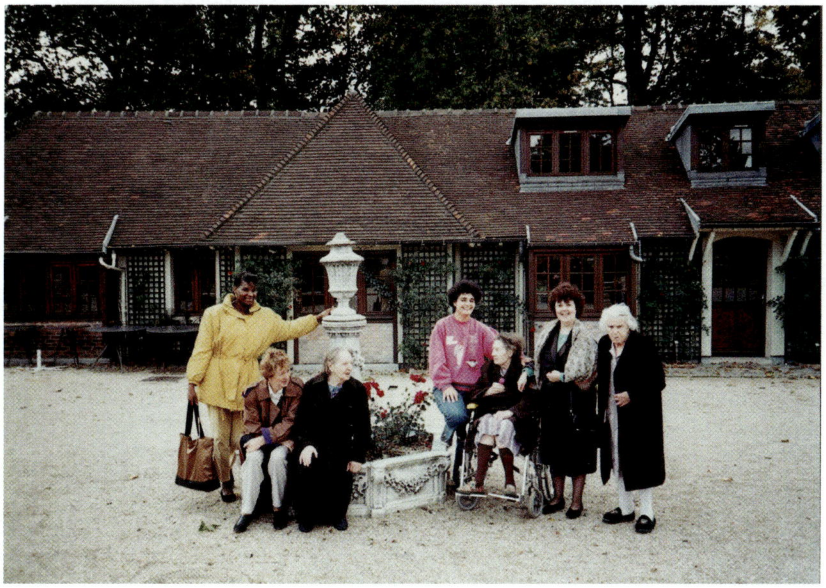

Photo 7.5 Sortie dans une roseraie un jour de juin.

Accompagnement de la personne âgée en fin de vie

8

Comment définir l'accompagnement ?

C'est la *prise en charge globale* des besoins physiques, psychologiques, spirituels et sociaux d'une personne en fin de vie atteinte d'une maladie incurable.

Ce sont donc, tous les soins terminaux nécessaires au soulagement des symptômes qui existent en fin de vie.

Dans l'accompagnement, il faut préciser la nécessité d'une prise en charge globale du malade mais aussi de son entourage afin de fixer des objectifs accessibles partagés avec le malade et sa famille.

Quelles spécificités dans l'accompagnement de la personne âgée ?

Lieu

La personne âgée meurt de plus en plus à l'hôpital.

En 1989, 30 % décédaient à domicile, 55 % à l'hôpital et 15 % en maison de retraite

Actuellement 80 % des personnes âgées décèdent à l'hôpital ou en institution (et de plus en plus en institution), et 20 % à domicile.

La personne âgée face à la mort

Souvent, la personne âgée ne craint pas la mort mais redoute la souffrance et la solitude : « mourir oui, mais sans souffrir et pas seul. »

Travaux d'Elisabeth Kübler-Ross

Elisabeth Kübler-Ross décrit 5 stades que traverse la personne en fin de vie, quel que soit son âge :

STADE 1. **Le refus.**

« Pourquoi moi ? » Le patient est sous l'impact de la nouvelle, il est sous l'effet anesthésiant du caractère irrévocable.

STADE 2. **La colère.**

« Pourquoi maintenant ? » À ces deux stades, la personne est en colère, souvent difficile, opposante. La colère est dirigée vers les « bien-portants » que les soignants représentent. La colère est partagée par la famille qui peut se montrer agressive vis-à-vis de l'équipe. Connaître ce type de réactions évitent les malentendus entre soignants et soignés.

STADE 3. **Le marchandage.**

« Oui, je vais mourir, mais avant je voudrais telle ou telle chose. » C'est le moment où les derniers désirs doivent être réalisés, où les « réconciliations familiales » peuvent se faire.

STADE 4. **La dépression.**

La dépression est réactionnelle et se traduit par un repli sur soi, un mutisme. Rarement, la tristesse est clairement exprimée. Accepter d'aller au-delà de notre propre peur pour inciter ces personnes à parler leur apporte un grand soulagement de leur souffrance morale.

STADE 5. **L'acceptation.**

« La fin du cycle de la vie; c'est le temps où le silence va bien au-delà des mots. »

Particularités gériatriques

- **Chez la personne âgée, on observe assez rarement la succession de ces cinq stades.** Après le refus, on passe rapidement au stade de dépression puis d'acceptation; « la personne paraît sereine ». Elisabeth Kübler-Ross parle elle-même « d'une sorte de malade qui parviendra à l'acceptation sans aide ou avec peu d'aide de l'entourage sinon une compréhension silencieuse qui s'abstient d'intervenir. C'est le malade plutôt âgé qui se sent à la fin de sa vie, qui a travaillé et souffert, élevé des enfants et achevé sa tâche ».
- **La peur de la mort diminue avec l'âge.** Par contre la peur de la souffrance est constante !

Plusieurs auteurs ont montré que si la peur de la douleur diminue, la demande d'euthanasie diminue également. Il est fondamental de ne pas confondre peur de la mort et peur de la souffrance.

Le phénomène de « la peur en retour » est fréquent en gériatrie. Le caractère « naturel » de la mort d'un vieillard, si elle n'a pas le caractère révoltant de celle de l'adulte jeune ou de l'enfant n'empêche pas le soignant d'avoir peur. En effet, la mort de la personne âgée renvoie à l'inéluctabilité de notre propre mort. Notre propre angoisse peut être lue par la personne âgée et majorer sa souffrance à elle. C'est ce que Balfour Mount appelle la « peur en retour ».

Le phénomène de signalisation a été décrit par Renée Sebag Lanoë : il s'agit des personnes qui annoncent le moment de leur mort, qui effectuent les derniers rangements, qui distribuent leurs biens. Les soignants qui travaillent depuis de nombreuses années auprès des personnes âgées connaissent bien ces phénomènes, difficiles à décrire mais dont l'intuition vient avec l'expérience.

Les troubles des fonctions supérieures comme la démence rendent difficile l'accompagnement car il manque le support verbal. Il n'en demeure pas moins que la souffrance est là et que, même s'il y a une part importante de projection personnelle de la part du soignant, toutes les attitudes de la personne doivent être lues sous cet angle pour « décoder ».

Soins terminaux

Traitement antalgique

Évaluation de la douleur

Pour évaluer la douleur chez la personne âgée il va falloir :

MESURER

L'utilisation des échelles d'autoévaluation est tout à fait possible pour des personnes lucides. Mais dès que les troubles cognitifs apparaissent, elles sont insuffisantes ou impossibles à utiliser. Il faut alors avoir recours à l'échelle Doloplus ou à l'échelle ECPA, échelles d'hétéro-évaluation faites par l'équipe soignante à différents moments de la journée.

OBSERVER

La position de la personne qui cherche une position antalgique, souvent en triple flexion (position fœtale).

Le visage du patient (par exemple : tendu, grimaçant) : le pli entre les deux yeux, le regard sont des signes qui prennent d'autant plus de valeur que l'on connaissait la personne avant ses derniers moments.

L'absence de communication verbale qui a sa signification : le patient est « figé » dans sa douleur ou au contraire le langage qui peut se réduire à un gémissement continu ou des cris. Chez les personnes ayant une démence, l'interprétation de ces cris n'est pas toujours évidente entre la douleur et l'angoisse.

Le comportement : le repli sur soi, l'agitation ou l'agressivité peuvent aussi être un mode d'expression d'une douleur que la personne âgée psychiquement détériorée ne peut exprimer autrement.

ÉCOUTER

La colère, la révolte, l'anxiété, la dépression.

Ceci permet de ne pas négliger la souffrance morale qui va le plus souvent de pair avec la douleur physique.

Choix adapté de l'antalgique

Après le bilan étiologique, on précise le mécanisme de la douleur car il conditionne le choix de l'antalgique et donc son efficacité.

DOULEURS DE NOCICEPTION PAR EXCÈS DE STIMULATION NOCICEPTIVE

Les antalgiques pour les douleurs de ce type sont choisis selon l'intensité et la réponse obtenue suivant une hiérarchie à trois niveaux universellement codifiée par l'OMS (tableau 8.1).

Tableau 8.1 Codification de la douleur

Douleurs faibles	*Douleurs moyennes*	*Douleurs sévères*
Palier 1	**Palier 2**	**Palier 3**
Acide acétylsalicylique *(Aspirine)*, anti-inflammatoires non stéroïdiens, paracétamol *(Doliprane, Dafalgan...)*	Analgésiques centraux mineurs, exemple : dextropropoxyphène *(Antalvic, Di-Antalvic)*, codéine *(Efferalgan Codéine)*	Morphiniques majeurs exemple : sulfate de morphine *(Moscontin, Skenan)*

Tous ces antalgiques ont une durée d'action de 4 heures et pour éviter la réapparition de la douleur, il est impératif de donner régulièrement une prise orale toutes les 4 heures.

La nuit, il n'est pas logique de réveiller le patient qui dort, donc *a priori* qui n'a pas mal.

Cependant s'il se réveille douloureux le matin, il vaudra mieux le réveiller dans la nuit, ceci évitant d'augmenter les doses d'antalgiques, donc d'augmenter le risque de somnolence.

POUR AMÉLIORER L'EFFET ANTALGIQUE, on peut associer différentes molécules :

- **Glucocorticoïdes** (par exemple : *Solupred*, *Cortancyl*) dans l'hypertension intracrânienne, tumeurs cérébrales, métastases hépatiques, compressions nerveuses.
- L'intérêt des corticoïdes est double car ils stimulent l'appétit et sont euphorisants.
- **Anti-inflammatoires non stéroïdiens :** douleurs osseuses des métastases ou des tassements vertébraux.
- **Antispasmodiques :** exemple *Spasfon* dans des coliques liées à un état sub-occlusif.

DOULEURS DE DÉSAFFÉRENTATION

Douleurs à type de brûlures, décharges électriques associées à des troubles sensitifs.

Ce sont le plus souvent en gériatrie des douleurs de membre fantôme après amputation, des douleurs postzostériennes, des douleurs compressives de la moelle épinière par des métastases vertébrales.

Les antalgiques utilisés pour les douleurs nociceptives sont inefficaces et il est impératif d'utiliser :

– soit les antidépresseurs tricycliques (par exemple : *Anafranil*, *Laroxyl*) ;

– soit les anticonvulsivants (par exemple : *Tegretol*, *Rivotril*) ;

Mais à petites doses et d'augmentation très progressive pour éviter les effets confusiogènes.

Autres méthodes antalgiques

On peut avoir recours à visée antalgique :

– à des flash de radiothérapie sur des métastases osseuses ;

– à une hormonothérapie surtout pour le cancer de la prostate.

PHARMACOLOGIE

MORPHINE PAR VOIE ORALE ET PERSONNE ÂGÉE

– Les doses de départ sont plus faibles que chez l'adulte : 2,5 milligrammes toutes les 4 heures.

– Au-delà de 10 mg toutes les 4 heures, l'augmentation se fera plus lentement que chez l'adulte, c'est-à-dire qu'on ne doublera pas systématiquement la dose mais on augmentera par palier de 5 mg toutes les 4 heures.

– Il n'y a pas de doses « plafond » : si les doses moyennes sont de l'ordre de 30 à 60 mg/jour, ce qui est faible par rapport à l'adulte, certaines personnes âgées nécessitent des doses élevées telles que 240 à 320 mg de morphine par 24 heures.

– La morphine per os n'entraîne pas de dépression respiratoire même chez la personne âgée dont on a vu les modifications physiologiques de l'appareil respiratoire. Au contraire, elle améliore la dyspnée.

– Le chlorhydrate de morphine est de maniement plus simple pour adapter les doses de morphine : lorsque la bonne dose est trouvée on remplace les doses données le soir et la nuit (en général trois prises) par l'équivalent en morphine retard. On observe plus de somnolence et de confusion lorsque tout le traitement est constitué de morphine retard (et, ce, même à doses quotidiennes égales).

– Lorsque la personne n'avale plus, on passe la morphine par voie sous-cutanée avec une seringue électrique pour que l'effet antalgique reste continu. En effet, avec une injection sous-cutanée, l'effet de la morphine s'épuise au bout de 2 heures ! Si le patient est bien calmé avec la morphine par voie orale, en passant à la seringue électrique on diminuera la dose par deux car par cette voie, la morphine est deux fois plus efficace. Si le patient est toujours douloureux, on restera à la même dose que per os, ce qui revient à doubler la dose. Dans le cadre des douleurs cancéreuses, on peut également avoir recours à la voie transdermique à l'aide d'un patch (*Durogésic*) qui, à la dose la plus faible (25 µg), correspond à une dose journalière de 60 mg de chlorhydrate de morphine (voir *Soins infirmiers aux personnes atteintes d'hémopathies*).

Traitement des symptômes respiratoires

Les symptômes respiratoires sont extrêmement fréquents en fin de vie.

Dyspnée, un signe pronostic

En touchant le souffle, elle renvoie à 2 problèmes l'un physique et l'autre psychologique.

SUR LE PLAN SYMPTOMATIQUE, on sera amené à utiliser :

– O_2 : 1,5 à 2 L/min ;

– en cas de freinage expiratoire : bronchodilatateurs, par exemple : *Bricanyl* ou corticoïdes à forte dose (*Solumedrol*) ;

– lorsque la dyspnée est d'origine « cardiaque » : morphiniques *per os* ou sous-cutanés dont l'effet est bénéfique en diminuant la fréquence respiratoire et donc la sensation de dyspnée et d'angoisse ;

– la dyspnée est anxiogène et l'angoisse renforce la dyspnée : les anxiolytiques par voie sublinguale

(*Lysanxia*, *Xanax* ou *Rivotril* gouttes…) peuvent améliorer le confort du patient.

Mais la grande souffrance qui accompagne cette dyspnée est surtout soulagée par la présence compatissante d'une tierce personne qui rassure, calme, touche et assure de sa compassion.

Encombrement bronchique

L'ANTIBIOTHÉRAPIE est le meilleur moyen de diminuer l'encombrement, source majeure d'inconfort. Chercher l'antibiothérapie efficace ne relève pas de l'acharnement thérapeutique.

Cependant, il arrive que la personne ne soit plus « piquable », que la voie orale soit impossible ou que l'infection soit devenue résistante à toute antibiothérapie.

Pour assécher les sécrétions et de ce fait diminuer le « râle agonisant », on utilise de la *Scopolamine* en injection sous-cutanée ou en patch.

Traitement des symptômes digestifs

Constipation

La constipation est le symptôme digestif le plus fréquemment retrouvé chez environ 50 % des patients en fin de vie.

IL EST IMPORTANT DE LA TRAITER MAIS SURTOUT DE LA PRÉVENIR.

Cette constipation est multifactorielle, liée outre les pathologies initiales :
- au décubitus ;
- à la déshydratation et à l'alimentation pauvre en volume et en fibres ;
- surtout aux morphiniques ou tricycliques.

LA PRÉVENTION passe par la prescription systématique de laxatif type *Duphalac* ou *Lansoyl* dès que l'on prescrit de la morphine.

Pour le traitement préventif et curatif, on se reportera au paragraphe sur le syndrome d'immobilisation et état grabataire.

Diarrhée

Elle peut être due à la constipation qu'il faut donc traiter.

En cas de « vraie » diarrhée, on utilisera des antipéristaltiques type *Imodium*.

Lorsque la diarrhée est accompagnée de signes rectaux tels que épreintes et ténesme, ces symptômes sont améliorés par des lavements avec de la prednisone (3 mL dans 120 mL de sérum physiologique). Mais pour être efficace, le lavement doit être conservé ce qui n'est pas toujours techniquement possible.

Nausées

Dues à la morphine, elles sont assez rarement observées chez le sujet âgé et il faut en premier lieu penser à la hernie hiatale et au reflux gastro-œsophagien.

Elles sont calmées par le *Primperan* ou le *Motilium* voire l'*Haldol* à faible dose. Le *Largactil* n'est utilisé qu'en dernier recours car il entraîne très rapidement une somnolence et une confusion.

Anorexie

À ce stade, il ne s'agit pas de risque de dénutrition mais d'aider la personne à avoir encore un peu de plaisir en mangeant.

Le choix des plats, au-delà de toute norme diététique, parfois vétérinaire (nombreuses sont les personnes âgées qui rêvent d'œufs au plat ou de steak tartare formellement interdits en collectivité pour des raisons d'hygiène !), est la première réponse.

Les corticoïdes peuvent également être prescrits dans cette indication et alors, il ne faut surtout pas mettre la personne au régime sans sel, régime particulièrement anorexigène !

Hoquet

Il est bien calmé par le *Primpéran* ou le *Largactil*.

Soins de bouche

EN CAS DE BOUCHE SÈCHE

Ce dont on se rendra compte en touchant avec un doigt la langue, la face interne des joues et le sillon gingivo-labial.

- **Faire boire :** privilégier les boissons appréciées par le patient, les breuvages pétillants, l'eau glacée, les glaçons aromatisés au jus de fruits.
- **Faire mordre ou sucer** des fruits frais : melon, ananas, orange.
- **Assurer une bonne humidification de la chambre.**
- **Pour les patients qui ne peuvent plus boire,** pulvériser avec une bombe d'Evian ou un pulvérisateur rempli d'eau la face interne des joues et le sillon gingivo-labial. Pulvériser le dessus de la lan-

gue soulage peu et entraîne des fausses routes car le patient déglutit mal ou lentement.

◗ **On peut utiliser de la salive artificielle en vaporisation** (*Artisial*).

EN CAS DE BOUCHE SALE ET INFECTÉE

La bétadine buccale rafraîchit, soulage et a des propriétés antifungiques.

Mode d'emploi :

– s'assurer que le malade n'est pas allergique à l'iode;

– diluer moitié-moitié eau + bétadine;

– en application avec un bâtonnet et une compresse;

– éventuellement en gargarisme sans avaler le produit.

Autre « recette » :

– 1/4 de sérum physiologique;

– 1/4 de glycérine (lubrifiant);

– 1/4 d'*Éludril* (ou autre produit identique).

Ces trois premiers ingrédients sont préparés à l'avance et au moment de l'utilisation on rajoute :

– 1/4 d'eau oxygénée à 3 %.

EN CAS DE MYCOSE BUCCALE

Pour les problèmes de mycoses, on peut utiliser le mélange classique :

– 1/3 de sérum de bicarbonates;

– 1/3 d'hexomédine ou d'*Éludril*;

– 1/3 de fungizone.

EN CAS D'ULCÉRATIONS BUCCALES

Ulcar en suspension buvable peut être utilisé pur directement sur les lésions ou en gargarisme dilué dans un peu d'eau.

Borostyrol (solution) ainsi que le *Pansoral* agissent sur les aphtes.

EN CAS DE SOINS DE BOUCHE DOULOUREUX

Avant ou après des soins douloureux on peut utiliser l'*Hexo-Imotryl*. Ce médicament a une action anti-inflammatoire, antiseptique, cicatrisante et antalgique.

La *Xylocaïne* peut être ajoutée dans les bains de bouche.

EN CAS D'ODEURS NAUSÉABONDES

Les préparations à base de *Flagyl* permettent une disparition presque totale des odeurs.

– Suspension buvable de *Flagyl* 1 % : *Metronidazole* 4 % pour 120 mL + eau distillée qsp. 480 mL.

Elle est à utiliser en gargarisme ou en application directe.

EN CAS DE CROÛTES SUR LES LÈVRES

L'eau oxygénée est un agent nettoyant remarquable car effervescent.

À utiliser en association avec du sérum physiologique : eau oxygénée 1/4 + sérum physiologique 3/4.

Comme il s'agit de croûtes ou de dépôts, appliquer cette solution avec un bâtonnet-mousse en frottant légèrement les tissus touchés. Laisser l'effet effervescent de l'eau oxygénée agir quelques instants, puis déloger les débris, et rincer avec un bâtonnet imbibé d'eau.

Traitement de l'angoisse

Les psychotropes ne sont qu'un très petit élément de réponse, le principal étant le contrôle des troubles physiques et le soutien psychologique.

On peut cependant utiliser des benzodiazépines par voie sublinguale type *Xanax* ou *Lysanxia* ou des antidépresseurs anxiolytiques type *Athymil*.

Soins du corps

Si l'on souhaite une qualité de soins, il faut aborder de façon globale la personne âgée avec son corps mais aussi ses habitudes, ses sentiments, ses valeurs, *ses croyances et son entourage*.

Image du corps

L'image véhiculée par les médias est celle de corps sains, jeunes et beaux alors que les personnes âgées ont un corps altéré, amaigri, portant les stigmates de la vieillesse.

Leur corps peut même être amputé, porteur de sondes variées telles que gastrostomie, sonde urinaire, cathéter ou perfusion.

LE REGARD

L'infirmier(e) ainsi que tous les soignants se doit de faire attention à son regard face à cette destruction narcissique. Car c'est dans le regard de chacun d'entre nous, que le malade peut lire sa propre détresse, sa propre déchéance, même si nous essayons de lui cacher notre pensée. Ainsi le soignant apprend chaque jour à maîtriser son regard pour atténuer l'image négative qu'il renvoie au malade. Il essaie de lui envoyer au contraire des messages de respect et de tendresse pour lui inspirer des sentiments positifs et maintenir sa dignité jusqu'au bout.

Il est important également de pouvoir offrir la liberté au patient de choisir le moment de sa toilette, de son bain, leur prouvant ainsi qu'ils sont encore dans la vie, dans leur vie, maîtres d'eux-mêmes.

Quant aux patients incapables de s'exprimer verbalement, il faut décoder à travers leur refus une angoisse, un mal-être et savoir reporter dans le temps avec souplesse un soin du corps qui serait vécu comme traumatisant.

Car le corps a un langage au travers des moyens de communication sensoriels grâce auquel soigné et soignant vont se transmettre des messages que la parole ne véhicule pas.

C'est là que non seulement le regard, mais aussi le toucher et l'odorat prennent une grande importance.

Le toucher

La façon dont on touche un corps va transmettre à ce corps les sentiments avec lesquels nous l'abordons :

- indifférence ;
- tendresse ;
- rejet ;
- dégoût.

Le patient va ressentir la disponibilité du soignant, il va se rendre compte si le soignant est calme ou énervé, s'il est pressé, s'il pense à autre chose ou au contraire si le soignant est tout à ce qu'il fait.

Les bains, bien que redoutés au début peuvent être des moments de détente et de plaisir pendant lesquels la communication verbale devient plus facile, plus intime pourvu que le soignant soit disponible, prenne le temps nécessaire pour le faire et avec envie. Car ces soins sont dépourvus de support technique, ils sont dits « soins nus », pendant lesquels la personnalité du soignant est mise à jour et se révèle.

Quant aux soins d'escarre, il faut adapter à chaque cas une stratégie de soins de confort afin que les pansements soient les moins douloureux possible.

L'odorat

Il intervient dans le confort du patient et peut modifier la communication entre soigné et soignant. Les mauvaises odeurs de plaies, d'haleine, peuvent devenir une atteinte à l'estime de soi et à la dignité.

Car il ne faut pas négliger ses propres odeurs, son parfum, son haleine qui également peuvent importuner le patient.

PROTOCOLE DE SOINS

DÉMARCHES ADMINISTRATIVES À ACCOMPLIR AU MOMENT D'UN DÉCÈS

M. G. Albert, 94 ans décède après un malaise brutal. Il avait été hospitalisé pour un infarctus du myocarde. La cause probable du décès est un trouble du rythme ventriculaire.

- Appeler le médecin afin d'établir le constat de décès.
- Faire notifier par le médecin sur la fiche individuelle du dossier administratif : « le décès paraît réel et constant », en précisant : « la date et l'heure du décès » (et non l'heure du constat) + « signature lisible et fonction ».
- Transférer le billet de salle au service des admissions et dans le même temps prévenir la famille du décès (famille qui a dû être informée au préalable d'un état d'aggravation). Si la famille est injoignable, faire appel au service des admissions qui se chargera des recherches par Minitel ou par les services de police.
- Faire remplir deux imprimés par le médecin :
  - « le certificat de décès » ;
  - « la déclaration de décès ».

Ces deux imprimés doivent parvenir aux admissions (bureau état civil) avant 11 heures le lendemain pour faire déclaration à la mairie.

- Noter sur « le cahier inventaire de décès » le nom du défunt, l'heure, la date, le service, tous les objets de valeur, argent, bijoux (spécifier métal blanc ou or), tous les vêtements et les papiers administratifs appartenant au défunt (document qui sera cosigné par la surveillante).

En ce qui concerne les objets de valeur (bijoux, argent, chéquier) les déposer à la caisse de l'hôpital dans une enveloppe spéciale.

C'est à travers le corps et les soins dont il fait l'objet que la qualité de la fin de vie va s'exprimer le mieux.

Par exemple : le fait que le patient ait une bouche propre avec une meilleure haleine, va lui permettre de se sentir bien plus agréable, de mieux communiquer et pouvoir témoigner aux proches des marques d'affection.

Soutien des familles

Le rôle de l'infirmier(e) se situe également dans le soutien des familles fatiguées physiquement et psychiquement et ceci en 2 temps.

Avant le décès

L'accompagnement des familles consiste à accueillir la famille comme personne ressource mais aussi comme personne à aider.

EN EFFET LA FAMILLE, PERSONNE RESSOURCE, est celle qui nous éclaire sur la bibliographie, l'histoire de la maladie, des goûts (alimentaires en particulier), des loisirs afin d'optimiser son confort.

Mais la famille est aussi à aider car parfois elle est plus démunie que le patient lui-même.

L'infirmier(e) ainsi que l'assistante sociale, les médecins, le psychologue vont aider les familles à résoudre leurs problèmes psychosociaux et à commencer un travail de deuil dans cette fin de vie.

LA FAMILLE A RÉELLEMENT BESOIN D'ÊTRE ACCOMPAGNÉE POUR ÊTRE UN BON ACCOMPAGNANT.

Sa détresse, sa souffrance, son angoisse appellent tant notre écoute et notre compréhension. Car cette souffrance, si elle est évitée, non partagée, peut devenir néfaste au patient, alors que si elle est écoutée et partagée, elle peut devenir féconde.

La famille est parfois ambivalente dans ses demandes : elle peut à la fois demander qu'on « abrège les souffrances » et se révolter de l'absence de soins techniques type « sonde gastrique ou perfusions ». Le soignant, face à cette attitude, doute de sa « responsabilité » et est en difficulté alors que ce comportement est une projection de la souffrance des familles. Il est nécessaire aux soignants de prendre du recul pour ne pas se sentir personnellement agressé, d'où l'importance de la concertation pluridisciplinaire et de la verbalisation.

PROTOCOLE DE SOINS

TOILETTE MORTUAIRE

Après constat du décès par le médecin, attendre la famille pour entendre ses désirs selon les coutumes religieuses et ethniques. L'infirmière appelle sur demande le représentant du culte (le mieux étant de les connaître avant le décès).

S'il n'y a pas de consigne particulière

– On installe le défunt la tête sur un traversin bien dans l'axe du corps, les bras pliés sur le thorax, les mains croisées, les yeux fermés.

– On retire tous les pansements et matériel médical (sondes, perfusions).

– On débute la toilette par le visage à l'eau et au savon, éventuellement avec un alcool de citron ou eau de toilette, puis s'ensuit la toilette complète. On est parfois amené à refaire des pansements secs dits « de propreté », en cas d'escarres, ou de plaies avec écoulements.

On met un change complet.

On habille le corps selon le choix du patient s'il l'a exprimé de son vivant, selon ses goûts habituels quand il est isolé et que rien n'a été dit, ou le plus souvent selon les désirs de la famille.

– Puis on enveloppe le corps dans le drap d'amphithéâtre jusqu'aux épaules, tête découverte, afin que la famille puisse le voir. On remet alors le ou les dentiers, on recoiffe et éventuellement on fait un léger maquillage.

– Puis, l'infirmière remet en ordre la chambre (enlève tout le matériel de soins) pour créer une atmosphère calme et propre (fleurs selon le désir des proches).

À compter de ce moment, on respecte un délai légal de deux heures pendant lesquelles le patient reste en chambre, délai pendant lequel la famille peut être présente, seule ou accompagnée d'un membre de l'équipe soignante. Après passage de la famille, on procède alors au bandage de la tête avec des bandes Velpeau pour maintenir la mâchoire fermée.

– En cas de chambre à deux lits, les soignants respecteront le désir du voisin qui demeurera présent s'il souhaite accompagner le défunt.

TRANSFERT DU CORPS

– Avant le transfert en salle de recueillement ou à l'amphithéâtre, il est obligatoire de mettre un brassard d'identité autour du poignet et d'y adjoindre sur le corps entre les mains un bulletin d'identité, puis recouvrir le corps entier du drap.

– Informer la famille qu'elle peut aller se recueillir auprès du défunt qui lui sera présenté à l'amphithéâtre dans une salle de recueillement et où elle pourra demander à découvrir le drap pour voir le visage.

Après le décès

Au moment du décès, à la demande des familles, le défunt est habillé et préparé selon sa culture et ses désirs exprimés. Il est présenté à la famille qui vient se recueillir et qui a besoin de parler du défunt. Ces familles sont souvent dans l'inquiétude : « tout a été fait ; il est bien parti ? » Cette phrase est souvent dite en attente d'une réponse rassurante des soignants.

Le soignant se doit donc de rassurer, d'accompagner et d'entendre cette peine.

Souvent, les familles reviennent plusieurs fois pour rencontrer les soignants. Ce besoin s'estompe avec le temps et la peine.

POINTS CLÉS

1. ▶ La **phase terminale** ne doit en aucun cas être la mort prématurée d'un être humain devenu objet. Elle doit rester un moment de la vie.
2. ▶ Pour cela, les soignants et ceux qui gravitent autour du malade doivent partager les mêmes objectifs, **travailler en équipe**, veiller à une continuité et à une cohérence de l'approche du patient. Celle-ci doit être globale visant à répondre au mieux, aux besoins physiques, psychiques, spirituels et sociaux du patient.
3. ▶ L'accompagnement doit permettre à la personne âgée en fin de vie de **garder sa dignité** et un vrai sens à son existence afin que la mort prenne la dimension naturelle de la vie.

Sujet âgé et médicaments

9

Règles de prescription en gériatrie

Discuter la finalité du traitement

GUÉRIR ? COMPENSER ? OU PRÉVENIR ?

Du fait de la polypathologie fréquente, il est important de hiérarchiser les pathologies et leur traitement :

– prescrire pour guérir ce qui est guérissable (exemple : antibiothérapie) ;

– prescrire pour soulager (exemple : psychotropes, antalgiques) ;

– prescrire pour compenser les déficits (exemple : antiparkinsonien) ;

– prescrire pour prévenir des récidives ou des accidents graves lorsque le facteur de risque a été prouvé (exemple : antiagrégants plaquettaires, hypoglycémiants, antihypertenseurs).

ÉTABLIR UNE HIÉRARCHIE des buts recherchés et remettre en cause le bien-fondé de la prescription précédente, sont les bases de la prescription en gériatrie.

Métabolisme et pharmacocinétique des médicaments chez la personne âgée

Il faut tenir compte des conséquences des modifications du métabolisme et de la pharmacocinétique des médicaments chez la personne âgée.

– Le temps de concentration maximale est retardé, du fait d'une diminution de l'absorption digestive.

– La valeur du pic maximal peut être augmentée, du fait de la diminution du métabolisme hépatique.

– La biodisponibilité est identique ou augmentée.

– La vitesse d'élimination est retardée, du fait de la diminution de la filtration glomérulaire.

LES CONSÉQUENCES DE CES MODIFICATIONS PHARMACOCINÉTIQUES SONT :

- **Une plus longue présence** du médicament dans l'organisme.
- **Une durée d'action plus longue.**
- **Un effet thérapeutique obtenu avec une dose moins importante** que chez l'adulte puisque, à dose égale, la concentration est plus élevée.

LES RÈGLES DE PRESCRIPTION QUI EN DÉCOULENT SONT :

- **Diminuer de moitié la dose théorique** (sauf nécessité de dose de charge) puis adapter progressivement la dose en fonction de l'efficacité et de la tolérance.
- **Utiliser de préférence les drogues ayant une durée d'action courte.**

Mais en sachant que ces modifications ne sont pas nécessaires pour les médicaments dont la marge de sécurité est importante entre l'effet thérapeutique et les effets toxiques (comme un grand nombre d'antibiotiques) et que les variations de la pharmacocinétique sont très variables d'un patient à l'autre.

Rechercher systématiquement les effets secondaires

Du fait d'une relative bonne conservation des débits sanguins locaux cérébral et cardiaque et de l'augmentation de la fraction libre circulante (forme active des drogues), la majorité des effets secondaires est d'expression cardiaque ou neurologique centrale.

Tout syndrome confusionnel, toute diminution brutale des fonctions intellectuelles, tout trouble du rythme cardiaque, tout malaise mal étiqueté, tout désordre métabolique doivent faire rechercher, *a priori*, une cause médicamenteuse, même si les médicaments suspectés ont été prescrits depuis plusieurs mois.

Des ordonnances simples, lisibles, courtes et explicitées

- **Ne prescrire que l'indispensable** (celui-ci n'étant pas le même pour tous). Contrairement aux idées reçues, les patients âgés sont tout à fait prêts à arrêter des médicaments dont l'efficacité est douteuse pour autant que le médecin prenne le temps d'expliquer.

- **Prescrire en ayant connaissance de toutes les autres ordonnances et autres médicaments pris.** Curieusement, les laxatifs et les somnifères sont rarement considérés comme des médicaments par la personne âgée et il est nécessaire d'en faire la recherche particulière. Les interférences médicamenteuses sont nombreuses et sources de pathologie iatrogénique grave.
- **Prescrire l'arrêt du médicament et la date d'arrêt :** l'ordonnance n'est pas qu'une « liste à acheter chez le pharmacien » mais aussi un « mode d'emploi » du traitement médicamenteux.
- **Réduire au maximum le nombre de prises** en privilégiant, à efficacité égale, les médicaments à prise unique.
- **Prendre en compte les handicaps** de la personne pour la prescription de la forme galénique. La prescription de « gouttes » est à éviter chez toute personne âgée du fait de la baisse de la vision si c'est elle qui prend seule ses médicaments. Une prescription de demi-comprimé ou quart de comprimé pose le même type de problème. À l'inverse, quand les médicaments sont donnés par une tierce personne, la forme de gouttes peut être plus pratique que le comprimé.

Une meilleure compréhension garantit une meilleure observance donc une meilleure efficacité thérapeutique.

Le médicament n'est qu'un moyen thérapeutique parmi d'autres

Le médicament ne résume pas le soin et la synergie de l'action médicamenteuse et des soins complémentaires est elle aussi garante d'efficacité.

- **Pour les personnes ayant des troubles débutants des fonctions cognitives,** le passage de l'infirmier(e) est aussi important que le médicament qu'il/elle vient donner. C'est aussi souvent plus « sûr » de poursuivre une insulinothérapie par un(e) infirmier(e) que de laisser un traitement par antidiabétiques oraux avec le risque de se tromper dans les doses et de faire des accidents hypoglycémiques.
- **À domicile ou en maison de retraite,** il est utile de faire acheter un « pilulier » hebdomadaire, permettant de préparer le traitement pour la semaine et de vérifier les prises quotidiennes. Cependant, ces piluliers ont l'inconvénient d'avoir de petites cases et demandent une bonne dextérité pour s'en servir. Il est parfois plus pratique de préparer les médicaments dans trois ou quatre boîtes pour la journée : matin, midi, 16 heures, coucher.
- **Bien sûr, les conseils d'hygiène de vie** (alimentation, boissons, mobilisation, vie sociale, etc.), la mise en place d'aides matérielles, d'intervenants professionnels complètent la prise en charge.

Observance du traitement au long cours

La distribution des médicaments et la surveillance de la prise médicamenteuse prend toujours beaucoup de temps aux infirmier(e)s en gériatrie (entre 1 heure et deux heures pour 40 patients).

La connaissance par l'infirmier(e) des différentes formes galéniques, du goût des médicaments, de leur sensibilité à la lumière lui fera gagner beaucoup de temps et améliorera l'observance médicamenteuse de ses malades.

Parmi les médicaments prescrits habituellement en gériatrie, il est important de connaître ceux dont l'amertume ou le goût désagréable est une réelle difficulté à la prise du comprimé quand le patient n'avale pas « vite » son comprimé avec un grand verre d'eau, ce qui est le cas chez de très nombreuses personnes âgées (tableau 9.1).

Une autre difficulté fréquemment rencontrée est l'incapacité à avaler de gros comprimés ou gélules. Il est alors nécessaire d'écraser les comprimés ou

Tableau 9.1 Médicaments amers.

Médicaments très amers, pouvant être donnés avec une cuillerée de confiture ou un peu de sirop (liste non exhaustive)
Aldactazine, Athymil, Cetornan, Ciflox, Di-Antalvic (si on ouvre la gélule), Équanil, Flagyl, Floxyfral, Fungizone, Imodium, Laroxyl, Melleril, Motilium, Myambutol, Nicobion, Prazinil, Prostigmine, Pyostacine, Rimifon, Rulid, Isorythm LP, Tiapridal.

d'ouvrir les gélules mais si cela pose peu de problèmes pour certaines, cela peut modifier l'efficacité d'autres molécules (tableau 9.2). Quand on écrase les comprimés ou quand on ouvre une gélule, il est impératif de le faire juste au moment où on les donne aux patients (par exemple : ne pas ouvrir une gélule de *Loxen* dans le verre d'eau qui sert au repas : il faut que le verre soit bu immédiatement).

Tableau 9.2 Médicaments difficiles à avaler mais non modifiables.

Médicaments dont les comprimés ne doivent pas être écrasés
– Tous les comprimés à libération prolongée. – Tous les comprimés effervescents, plus : *Aldactazine, Aldomet, Anafranil, Athymil, Augmentin* (utiliser les sachets), *Avlocardyl, Buspar, Catapressan, Corvasal, Dépakine chrono, Dépakine* (utiliser le soluté buvable), *Équanil, Glucophage Retard, Largactil, Moscontin, Myolastan, Noctran, Sinemet, Stilnox, Tardyferon, Teldane, Temgésic* (les laisser se dissoudre sous la langue), *Tercian* (utiliser la solution buvable), *Ticlid, Tildiem, Voltarène, Xanax, Zestril* (liste non exhaustive).
Médicaments dont les gélules ne doivent pas être ouvertes
Dogmatil (utiliser la solution buvable), *Longacor, Modopar* (utiliser le *Modopar Dispersible*), *Mopral, Pragmarel, Serecor, Tranxène* (liste non exhaustive).

Accidents médicamenteux

Le taux d'accidents iatropathologiques est inférieur à 10 % chez l'adulte de 20 à 30 ans mais atteint 25 % chez le vieillard de 80 ans et plus *soit 1 vieillard sur 5 !*

Ces accidents sont graves puisqu'ils représentent 5 % des motifs d'hospitalisation et un certain nombre d'accidents aboutissent au décès ou à la grabatisation !

Les accidents les plus redoutables sont ceux qui mettent en cause :

- **Les anticoagulants :** hémorragie digestive, hémorragie cérébrale, anémie grave responsable d'une défaillance cardiaque, hématomes constitués susceptibles de s'infecter secondairement.
- C'est la raison pour laquelle, l'indication d'un traitement anticoagulant au long cours est très soigneusement pesée chez la personne âgée, les risques pouvant devenir supérieurs aux avantages dès lors que le risque de se tromper de posologie, de ne pas faire régulièrement les examens prescrits est important.
- **Les antidiabétiques** (oraux et insuline) : l'hypoglycémie induite soit par un surdosage, soit par un jeûne inopiné en plus de la prise médicamenteuse est responsable de malaises avec chutes (et toutes les complications possibles de la chute), de syndrome confusionnel, de crise comitiale jusqu'au coma hypoglycémique pouvant laisser de graves séquelles neurologiques. De ce fait, l'adaptation thérapeutique sera plus « modulée » que chez l'adulte jeune en tenant compte de toutes les caractéristiques de la personne âgée (espérance de vie, pathologies associées, autres médicaments, etc.).
- **Les diurétiques :** quelle que soit leur classe, tous les diurétiques peuvent entraîner des désordres métaboliques responsables de malaises, chutes, syndrome confusionnel. Tout patient âgé sous diurétique doit avoir, une fois qu'il est bien équilibré, un bilan ionique (Na, K, Cl, urée, créatinine) au minimum tous les trois mois, plus fréquemment au moindre soupçon de déséquilibre.

Si ces trois classes de médicaments sont les plus souvent incriminées, il ne faut surtout pas oublier que tout symptôme anormal chez une personne âgée doit *a priori*, être soupçonné d'être en rapport avec les médicaments pris (tableau 9.3).

L'infirmier(e) sera souvent amenée à une véritable enquête pour avoir une connaissance exacte de ce que prend la personne âgée : différence entre médicaments prescrits et médicaments effectivement avalés, entre dose prescrite et dose effectivement prise, entre médicaments prescrits et médicaments présents dans l'armoire à pharmacie, etc.

Tableau 9.3 Accidents médicamenteux.

Hypotension orthostatique	*Malaise et chute*
Médicaments cardio-vasculaires : +++ antihypertenseurs **Psychotropes** : ++ antidépresseurs, neuroleptiques antiparkinsoniens	**Médicaments cardio-vasculaires** : +++ digitaliques, antiarythmiques, bêta-bloquants, diurétiques **Psychotropes : ++** antidépresseurs, neuroleptiques, hypnotiques anxiolytiques **Hypoglycémiants** : +
Syndromes confusionnels	***Vomissements***
Psychotropes : +++ antidépresseurs, neuroleptiques, hypnotiques anxiolytiques **Diurétiques** : +++ **Digitaliques** **Anticoagulants** **Antiinflammatoires non stéroïdiens** **Hypoglycémiants** **Corticoïdes** **Anti-H2** : cimétidine, ranitidine **Antiparkinsoniens**	**Digitaliques** +++ **Théophylline** ++ **Diurétiques**

POINTS CLÉS

1. ▶ Du fait de la fréquence de la polypathologie du sujet âgé, les malades âgés ont souvent **plus de cinq médicaments prescrits**.
2. ▶ La recherche des effets secondaires est le fait de tous et l'infirmier(e) s'attachera à signaler systématiquement **toute modification observée** chez le patient, surtout en cas de changement de médicament.
3. ▶ **L'observance du traitement** n'est jamais parfaite, quel que soit l'âge des patients. Elle est encore plus difficile chez le malade âgé du fait de l'association à différents handicaps. Le rôle de l'infirmier(e) en gériatrie va bien au-delà de la simple distribution de médicaments car c'est il/elle qui s'assurera de la réalité de la prise du traitement.

Troubles neuropsychiatriques 10

Démence

Définition de la démence

La démence est une pathologie de l'intelligence, définie comme une diminution progressive et irréversible des fonctions supérieures, liée à une atteinte cérébrale organique et limitant les capacités sociales acquises de la personne.

Elle s'oppose aux altérations congénitales comme la débilité (les capacités sociales ont toujours été limitées) et aux déficits transitoires comme les états confusionnels.

« Le dément est un riche qui est devenu pauvre tandis que l'idiot a toujours été pauvre. » Esquirol (1772-1840).

LES CRITÈRES DE DÉMENCE DE LA CLASSIFICATION DES MALADIES MENTALES (DSM-IV) font l'objet d'un consensus international :

- **Diminution des capacités intellectuelles** d'une sévérité suffisamment importante pour retentir sur l'insertion sociale et les activités professionnelles.
- **Troubles de mémoire.**
- **Au moins une des manifestations suivantes :**

– aphasie ou « détérioration du langage » ;

– apraxie ou « incapacité à réaliser une activité gestuelle malgré des fonctions motrices et sensorielles intactes et le maintien de la capacité à comprendre les consignes » ;

– agnosie ou « incapacité à reconnaître ou identifier les objets malgré des fonctions sensorielles intactes » ;

– perturbations des fonctions exécutives (capacité à penser de façon abstraite, à planifier, initier, organiser son temps, contrôler et arrêter un comportement complexe).

- **Absence d'obscurcissement de la conscience.**
- **Mise en évidence d'un facteur organique et exclusion des troubles mentaux non organiques.**

Épidémiologie

L'ensemble des états démentiels touche 15 à 20 % de la population âgée de 75 ans et plus, soit 770 000 personnes en France en 2004.

Mais la prévalence (pourcentage de personnes atteintes dans une population donnée) augmente avec l'âge puisqu'elle est de 2 à 3 % pour les personnes de moins de 70 ans, de 6,5 % pour ceux âgés entre 75 et 79 ans, 15 % pour ceux de 80 à 84 ans, 28 % pour ceux de 85 à 89 ans et 47 % pour ceux âgés de 90 ans et plus. La prévalence augmente avec l'âge dans les deux sexes mais de façon beaucoup plus accentuée pour la femme (par exemple, le taux est de 53 % chez les femmes de 90 ans et plus, mais de 27 % chez les hommes du même âge).

L'incidence (nombre de nouveaux cas/an) augmente avec l'âge.

La majorité des personnes atteintes vivent avec leur famille : 45 % avec un conjoint, 23 % avec leurs enfants.

20 % vivent seuls et « seulement » 12 % vivent en institution.

Le problème de la prise en charge des personnes âgées atteintes de pathologie démentielle ne concerne pas que les personnels des services gériatriques, neurologiques ou psychiatriques mais bien l'ensemble des personnels de santé médicaux et paramédicaux, hospitaliers ou non.

Maladie d'Alzheimer

Dénomination autrefois réservée à une forme de démence présénile survenant chez l'adulte de 50 ans, elle recouvre actuellement la démence sénile de type dégénératif quel que soit l'âge du malade.

Forme de démence la plus fréquente, elle sera prise comme modèle clinique de la démence.

Signes cliniques

Ils se caractérisent par un début insidieux et une évolution progressive.

Phase de début

Les premières difficultés sont peu importantes et d'intensité variable d'une période à l'autre. Elles sont alors rapportées à l'âge, à un stress particulier ou à une fatigue passagère. Ce n'est que lorsque la maladie est effective que la famille fait la relation de cause à effet : le début est toujours retrouvé *a posteriori*.

Les difficultés les plus fréquentes au début sont :

- **Troubles de mémoire des faits récents.**
- **Difficultés voire incapacité pour de nouveaux apprentissages.**
- **Difficultés pour des gestes usuels.**
- **Difficultés d'assumer de nouvelles situations.**

Le début est d'autant plus difficile à retrouver que la personne est à ce stade, consciente de son état et a tendance à masquer ses difficultés à ses proches.

De plus, la conscience de ses troubles entraîne un syndrome dépressif réactionnel qui peut se trouver en avant du tableau et gêner le diagnostic.

Phase d'état

Au bout de plusieurs mois apparaissent progressivement les signes permettant de porter le diagnostic de démence.

- **Troubles de mémoire :** d'abord des faits récents, sans rappel possible (la personne ne retrouve pas le souvenir, même si on l'aide) puis des faits anciens. L'effacement des souvenirs se fait dans l'ordre inverse de l'ordre chronologique, ce qui explique que les souvenirs d'enfance soient longtemps conservés. Très souvent, les patients conservent des bribes de souvenir anciens mais les placent mal dans leur contexte ou les revivent de façon présente.
- **La désorientation dans le temps et dans l'espace** est constante.
- **Troubles du jugement et du raisonnement :** difficultés puis incapacités de calcul (gestion de l'argent impossible) ; absence de critique et d'adaptation aux situations de danger (exemple : gaz, personnes malveillantes, traversée des rues, etc.). Le comportement est de plus en plus perturbé avec agressivité et agitation, accès de colère ou au contraire apathie et indifférence. L'inversion du cycle veille-sommeil est fréquente.
- **Syndrome aphasie-apraxie-agnosie** considéré comme caractéristique de la maladie d'Alzheimer lorsqu'il est isolé sans signe neurologique focal.

– *Aphasie* : manque du mot au début puis raréfaction progressive du vocabulaire et troubles de la compréhension verbale responsables d'un discours pauvre, incohérent et pouvant aboutir à un mutisme total.

– *Apraxie* : les troubles des praxies des actes de la vie quotidienne (alimentation, toilette, habillage) sont responsables d'une dépendance de plus en plus importante.

– *Agnosie* : non-reconnaissance des lieux, des objets usuels ; la non-reconnaissance des visages familiers ou du sujet lui-même dans un miroir est une source fréquente d'angoisse.

- **Activité motrice :** on observe au début de la maladie, une hyperactivité motrice se traduisant par des déambulations incessantes. Au fur et à mesure de l'évolution, on observe une démarche plus hésitante, des troubles de la coordination et une diminution de cette déambulation. Si, pour une raison ou une autre, le patient doit rester alité quelques semaines, il peut perdre totalement l'apprentissage de la marche et ses troubles de la compréhension rendent difficile, voire illusoire, toute rééducation.

Phase terminale

L'aggravation progressive de l'ensemble des troubles aboutit à une dépendance totale et une communication impossible.

La grabatisation devient source de complications et le décès survient dans ce cadre.

L'évolution se fait progressivement sur plusieurs années en moyenne huit à dix ans mais de façon non uniforme.

Si l'ensemble des signes existent chez tous les patients, le poids des symptômes et de degré d'évolution font que les personnes atteintes de la maladie d'Alzheimer sont très différentes entre elles et que la prise en charge ne sera donc pas toujours identique.

Physiopathologie

Sur le plan histologique

On observe les mêmes lésions que celles stigmatisant le vieillissement cérébral normal mais en quantité beaucoup plus importante.

Il existe une atrophie cérébrale relativement diffuse mais prédominant dans les régions pariéto-temporales et associée à un élargissement des sillons corticaux et une dilatation ventriculaire. Les lésions principales observées consistent en une perte neuronale, des plaques séniles et une dégénérescence neurofibrillaire : elles touchent essentiellement le néocortex (particulièrement les aires associatives pariéto-temporales, occipitales et préfrontales), l'hippocampe et certains noyaux sous-corticaux, en particulier le noyau de Meynert.

Ces lésions existent chez le sujet âgé non dément mais elles sont moins nombreuses et de répartition moins systématisée.

Atrophie corticale

Le poids du cerveau diminue avec l'âge (2 à 3 %/10 ans), mais il diminue plus vite chez les personnes démentes (8 à 10 %).

Cette atrophie est due à la raréfaction des neurones de grande taille du cortex et des neurones des noyaux de la base, en particulier les neurones cholinergiques.

Plaques séniles

Elles sont extracellulaires, entre les neurones et sont constituées en leur centre de substance amyloïde (dont le principal compostant est la protéine β-amyloïde) et de prolongements dendritiques et cellules gliales anormaux.

Dégénérescence neurofibrillaire intraneuronale

Cette anomalie intraneuronale est constituée d'écheveaux de filaments anormaux (constitués de protéine TAU) qui envahissent tout le neurone et finissent par entraîner la mort neuronale.

Dégénérescence granulo-vacuolaire

Intraneuronale, elle est toujours associée à la dégénérescence neurofibrillaire mais son rôle physiopathologique n'est pas élucidé.

Modifications des systèmes de neurotransmission

Diminution nette de l'acétylcholine

Le déficit du système cholinergique est précoce et s'explique par la raréfaction des neurones cholinergiques, essentiellement du noyau de Meynert, entraînant une baisse de l'activité de l'enzyme de synthèse de l'acétylcholine.

Diminution des autres neurotransmetteurs.

Adrénergine, sérotonine, dopamine sont aussi diminués dans la maladie d'Alzheimer.

Facteurs de risque propres à la maladie d'Alzheimer

Facteurs de risques confirmés

- **L'âge :** plus on vieillit, plus la prévalence est importante (voir *supra*).
- **Les antécédents familiaux de maladie d'Alzheimer :** dans 10 % des cas, la maladie est retrouvée chez la majorité des membres de la famille, et ce, sur plusieurs générations, selon un modèle de transmission autosomique dominant.
- **La trisomie 21.**

Facteurs de risque possibles

- **Les traumatismes crâniens.**
- **Le sexe féminin.**
- **Le niveau de scolarité.**

L'étude épidémiologique française la plus récente (étude PAQUID) constate que le sexe féminin et le fait de ne pas avoir le certificat d'études sont des facteurs de risque.

- **Les antécédents familiaux de maladie d'Alzheimer :** dans 90 % des cas, la maladie est sporadique mais le risque d'avoir une maladie d'Alzheimer est quand même plus élevé dans les familles où il y a eu des membres atteints que dans les familles où il n'y en a pas.

Hypothèses étiologiques

La cause de la maladie d'Alzheimer reste inconnue, mais de nombreuses hypothèses étiologiques ont été avancées.

Hypothèse génétique

Dans les formes familiales précoces de la maladie, on a pu identifier des mutations du gène codant pour le précurseur de la protéine β-amyloïde qui constitue les plaques séniles. Ce gène est situé sur le chromosome 21.

Des mutations ont été observées sur les chromosomes 14 et 19, sans que l'on puisse encore bien comprendre leur mécanisme.

Autres hypothèses

Elles sont virale, immunologique ou font intervenir le rôle toxique des radicaux libres ou de l'aluminium dans la dégénérescence neuronale et la constitution des plaques séniles.

Classification des démences

Démences dégénératives

Elles représentent la moitié des démences.

Maladie d'Alzheimer

À elle seule, elle représente 80 % des démences dégénératives.

Autres démences dégénératives

Démence fronto-temporale

Concept récent, la démence fronto-temporale englobe la démence de Pick à début précoce et les formes survenant à un âge plus avancé. Les signes cliniques sont comparables à ceux d'une maladie d'Alzheimer mais le mode de début des troubles est différent : les troubles du comportement sont prédominants dès le début de la maladie à type de négligence physique (par manque de soins et d'hygiène), négligence précoce des convenances sociales (manque de tact, écarts de conduite), de désinhibition (violence, exhibitionnisme, jovialité inappropriée, déambulation). La personne malade n'a aucune conscience de ses troubles (anosognosie) et est très souvent orientée vers les consultations de psychiatrie.

Sur le plan physiopathologique, on note une dégénérescence frontale ou temporo-frontale.

Démence à corps de Lewy

Ce diagnostic est suspecté lorsque les troubles des fonctions supérieures sont très fluctuants sur plusieurs mois avec des variations importantes de l'attention et de la vigilance, associés à des hallucinations visuelles récidivantes et un syndrome extrapyramidal concomitant des troubles cognitifs.

Démence dans la maladie de Parkinson

Elle existe chez 20 à 30 % des patients après 10 ans d'évolution de la maladie de Parkinson surtout chez les malades âgés qui répondent mal à la L-dopa. Le mécanisme est mal connu mais serait lié à la dépopulation neuronale affectant surtout mais non exclusivement les noyaux du tronc cérébral en particulier la substantia nigra et à un déficit de tous les neurotransmetteurs majeurs.

Chorée de Huntington

Paralysie supranucléaire de Steele-Richardson

Démences vasculaires

Elles représentent 20 à 30 % de l'ensemble des démences.

Particularités cliniques

On retrouve dans l'histoire clinique du malade des antécédents d'accidents ischémiques cérébro-vasculaires, des facteurs de risque cardio-vasculaires : HTA, diabète, dyslipidémie, obésité, sédentarité, tabac ou une cardiopathie emboligène.

Le début des troubles est brutal et souvent concomitant d'accidents neurologiques.

L'évolution se fait par à-coups, concomitante des accidents cardio-vasculaires et, du fait de ce terrain, la survie est moins longue que dans la maladie d'Alzheimer.

L'examen clinique neurologique retrouve des signes de localisation.

Physiopathologie

Le plus souvent, il s'agit d'infarctus multiples et bilatéraux, visibles au scanner : on parle de « multi-infarct-dementia ».

Mais, il peut s'agir d'un seul infarctus cérébral étendu, de localisation thalamique ou frontale ou plus rarement de la maladie de Binswanger qui est une atteinte vasculaire de la substance blanche pariéto-occipitale.

Tableau 10.1 Score d'ischémie modifié (d'après Hachinski).

1	début brutal		2
2	antécédents d'AVC		1
3	symptômes neurologiques focaux		2
4	signes neurologiques focaux		2
5	foyers à faible densité (scanner)		
	isolés		2
	multiples		3
Score maximum = 10			
	Score de 0 à 2	démence dégénérative	
	Score de 5 à 10	démence vasculaire	
	Score de 3 et 4	démence mixte	

Démences mixtes

Dans 15 à 20 % des cas, on note des éléments évoquant une démence dégénérative (mode de début, examen clinique…) associée à des troubles vasculaires visibles au scanner cérébral : on parle alors de démence mixte. En fait, il y a probablement une intrication entre les mécanismes dégénératifs et vasculaires. On a pu démontrer que le traitement de l'hypertension artérielle permettait de réduire l'incidence (nombre de nouveaux cas) de la maladie d'Alzheimer.

Le score d'ischémie modifié permet de classer ces trois types de démences (tableau 10.1).

Pseudo-démences et démences secondaires

Pseudo-démences

On utilise ce terme car il ne s'agit pas réellement de syndrome démentiel tel que défini comme ci-dessus mais de troubles de mémoire associés à des troubles de la vigilance. Le début insidieux, l'évolution progressive peuvent faire penser à une démence.

Il est fondamental de les identifier, car leur traitement entraîne une réversibilité des troubles. Elles représentent 10 % des démences.

MÉDICAMENTEUSES. Tous les médicaments ayant une action anticholinergique peuvent être en cause : neuroleptiques, tranquillisants, antidépresseurs tricycliques, somnifères, antiépileptiques.

Devant tout trouble des fonctions supérieures d'apparition récente, il est impératif de rechercher soigneusement tous les médicaments pris prescrits (souvent par plusieurs médecins) et non prescrits.

HYDROCÉPHALIE À PRESSION NORMALE. Elle doit être évoquée systématiquement devant l'association de troubles des fonctions supérieures, de troubles de l'équilibre et de troubles sphinctériens.

Chez le sujet âgé, lorsque ce diagnostic est évoqué sur la clinique et le scanner, on pratique une ponction lombaire, éventuellement répétée une ou deux fois, à titre de test diagnostique et thérapeutique.

ENDOCRINIENNES. Des troubles modérés mais d'aggravation progressive peuvent s'observer dans les dysfonctionnements de la thyroïde, très fréquents chez le sujet âgé.

MÉTABOLIQUES. Les carences en vitamine B_{12} et en acide folique entraînent un affaiblissement intellectuel, des troubles de mémoire, d'évolution progressive, pouvant évoquer un syndrome démentiel dégénératif.

Démences secondaires

INFECTIEUSES. La paralysie générale syphilitique est devenue exceptionnelle.

La maladie de Creutzfeldt-Jakob est due à des prions, protéines infectieuses particulièrement résistantes aux méthodes de désinfection classiques. Un certain nombre de cas sont dûs à des inoculations thérapeutiques (greffe de cornée, traitement par l'hormone de croissance chez de jeunes adolescents).

Les encéphalites herpétiques peuvent laisser des séquelles responsables de démence.

Dans le Sida, des démences sont parfois observées mais leur mécanisme est encore mal compris.

TRAUMATIQUES. Les hématomes extraduraux et sous-duraux, les contusions répétées comme chez les boxeurs sont les causes de ces démences traumatiques.

ALCOOLIQUES OU SYNDROME DE KORSAKOFF. Sur le plan clinique, il se distingue de la MA par la prédominance de l'amnésie antérograde avec fabulations majeures. Dans la pratique, la différence n'est pas toujours facile et c'est l'histoire du patient qui orientera le diagnostic.

TUMORALES. La démence est entraînée par la destruction bilatérale du système limbique, par la dilatation ventriculaire due aux tumeurs.

Bilan paraclinique

Tests psychométriques

Ils permettent de mesurer le type et la gravité des troubles cognitifs.

Ils ne permettent absolument pas de poser le diagnostic de démence sur leurs seuls résultats. En effet, les résultats aux tests dépendent aussi beaucoup du niveau scolaire de la personne, de sa langue maternelle, de la présence éventuelle de handicap l'empêchant de voir ou d'écrire. Ils sont une aide au diagnostic et permettent, pour un patient donné, de suivre son évolution.

Le plus simple et le plus utilisé est le Mini-Mental Test de Folstein (MMS). Schématiquement :

– 30-26 : résultats normaux ;
– 25-15 : démence débutante ;
– 15-10 : démence avérée ;
– < 10 : démence sévère.

Examens complémentaires

Ils sont justifiés par les « pseudo-démences » pour ne pas passer à côté d'une démence curable.

Ils comportent :

– une IRM ou un scanner cérébral ;
– dosage TSH ultrasensible ;
– dosage folates plasmatiques, vitamine B_{12} ;
– BW VDRL, éventuellement HIV.

Ils permettent la classification de la démence, ce qui est très important pour le type de prise en charge du patient et le soutien en particulier de la famille.

Traitement

L'objectif thérapeutique pour des personnes atteintes de démence est double :

- **Améliorer le bien-être et la qualité de vie** de ces malades en atténuant les manifestations les plus difficiles à vivre.
- **Tenter de rendre l'évolution inéluctable vers l'aggravation la plus lente possible.**

Médicaments de la maladie d'Alzheimer

Inhibiteurs de la cholinestérase (ICH)

L'utilisation des anticholinestérasiques est basée sur la théorie cholinergique de la maladie d'Alzheimer. Pour limiter le déficit en acétylcholine observé, on tente d'empêcher par les ICH la destruction de l'acétylcholine produite par le sujet. Actuellement, trois molécules sont sur le marché français : le donépézil (*Aricept*), la rivastigmine (*Exelon*) et la galantamine (*Reminyl*). Du fait d'une mauvaise tolérance hépatique, la tacrine (*Cognex*) n'est plus utilisée.

Prescrites dans les formes débutantes et modérées voire modérément sévères, l'efficacité des trois molécules est comparable : aucune ne permet de guérison de la maladie mais l'état d'un tiers des malades traités est amélioré sur le plan de l'éveil, de la capacité d'attention et du fonctionnement intellectuel global (plus que sur la mémoire) et l'état d'un autre tiers cesse de s'aggraver progressivement comme dans l'évolution naturelle de la maladie. Pour le dernier tiers, ces molécules sont totalement inefficaces. Malheureusement, l'efficacité s'estompe avec le temps et, après la phase d'amélioration, l'état des patients recommence à s'aggraver en suivant de façon parallèle la même « pente » que l'évolution naturelle de la maladie. À long terme, on considère que les traitements par inhibiteurs de cholinestérase permettent de reculer l'entrée en institution de deux ans.

Les effets secondaires sont essentiellement à type de troubles digestifs (nausées, vomissement, diarrhée, douleur abdominale). Ils sont le plus souvent passagers mais peuvent parfois être tels que la dose efficace ne peut être obtenue ce qui nécessite l'arrêt du traitement.

On peut également observer une perte de poids, une asthénie, des vertiges, un certain degré d'agitation (effet sur l'apathie ?). La prescription initiale est faite par un médecin « habilité », c'est-à-dire neurologue, gériatre, psychiatre, médecin titulaire de la capacité de gériatrie. Le renouvellement tous les trois mois est fait par le médecin traitant mais pour se procurer les médicaments la personne doit présenter à la pharmacie les deux ordonnances. Enfin, le renouvellement annuel doit être fait également par un prescripteur « habilité ».

Mémantine (Ebixa)

La maladie d'Alzheimer est une maladie neuro dégénérative pour laquelle on retrouve un déficit cholinergique et un dysfonctionnement de la voie glutamatergique. La libération excessive de glutamate dans la fente synaptique est un des facteurs de dégénérescence neuronale par neuro excitotoxicité, en particulier au niveau des structures hippocampiques, supports essentiels des activités mnésiques.

La mémantine agit en régulant l'excès de glutamate dans la synapse, excès qui est un des facteurs de dégénérescence neuronale.

Elle est indiquée dans les formes modérément sévères à sévères de la maladie d'Alzheimer, seule ou en association avec les ICHe.

La dose quotidienne maximale est de 20 mg/j, dose atteinte progressivement par paliers de 5 mg/ semaine au cours des trois premières semaines.

Les effets de la mémantine sont surtout une amélioration du fonctionnement global et un effet positif sur les troubles du comportement.

Les précautions d'emploi sont l'insuffisance rénale, l'épilepsie, l'infarctus du myocarde, l'insuffisance cardiaque congestive et l'hypertension artérielle non contrôlée.

Les voies de recherche

ACTION SUR LES AUTRES NEUROTRANSMETTEURS. Des études sont en cours sur des molécules susceptibles de compenser les autres déficits de neurotransmetteurs tels que la sérotonine ou la dopamine. La sélégiline permettrait de compenser les perturbations dopaminergiques.

LES ANTIOXYDANTS. La vitamine E et le *Ginkgo biloba* présenteraient un certain intérêt dans le traitement, voire la prévention de la maladie d'Alzheimer en s'opposant aux radicaux libres impliqués dans le phénomène de la mort neuronale.

LES ŒSTROGÈNES. Plusieurs études ont montré que les femmes âgées ayant reçu un traitement hormonal substitutif développeraient moins de maladies d'Alzheimer que les femmes de même âge n'ayant pas eu de tel traitement à la ménopause. *A contrario*, une étude plus récente a montré une augmentation du risque.

LES ANTI-INFLAMMATOIRES NON STÉROÏDIENS. Dans ce cas également, des études épidémiologiques observent que les personnes âgées qui prennent des anti-inflammatoires non stéroïdiens au long cours pour des pathologies rhumatismales développent moins souvent des maladies d'Alzheimer. Des études sont en cours pour étudier un éventuel effet curatif des AINS, lorsque la maladie d'Alzheimer est installée.

LA THÉRAPIE GÉNIQUE. Enfin, la thérapie génique offre de nombreux espoirs. La modification de l'expression génique, quand elle sera possible, permettra de bloquer ou de prévenir la cascade d'événements qui aboutissent à la mort neuronale.

Vasodilatateurs et anti-ischémiques

C'est sous cette rubrique du Vidal que l'on trouve nombre de molécules préconisées dans les « troubles de mémoire, troubles liés à la sénescence » et autres… telles que piracetam *(Nootropyl)*, extrait de *Ginkgo biloba* standardisé *(Tanakan)*, almitrine-raubasine *(Duxil)*, dihydroergotoxine *(Hydergine)* ou naftidrofuryl *(Praxilène)*…

De multiples études ont montré des modifications plus ou moins significatives aux tests cognitifs, ce qui ne veut absolument pas dire une amélioration clinique permettant à la personne atteinte d'une maladie d'Alzheimer de retrouver une vie autonome (ce qui est, ne l'oublions pas, le seul critère de guérison de la maladie).

L'intérêt de ces molécules est d'être un vecteur de la relation médecin-malade-famille. Le sentiment d'amélioration parfois obtenu est autant lié à la molécule qu'au passage de l'infirmier(e) ou de la famille pour la prise du médicament ou au sentiment de soulagement du patient d'être entendu et pris en charge.

Traitement symptomatique

Les inhibiteurs de la cholinestérase sont indiqués dans le traitement de la maladie d'Alzheimer dans sa forme légère à modérée, des démences à corps de Lewy. La mémantine est indiquée dans les mêmes maladies au stade sévère. Beaucoup de malades déments ne peuvent donc bénéficier de ces thérapeutiques et le traitement de la démence est essentiellement symptomatique pour améliorer la qualité de vie de la personne.

Traitement du syndrome dépressif associé

Le début des troubles est très souvent accompagné d'un syndrome dépressif réactionnel parce que la personne malade a une certaine conscience de ses déficiences. Même si elle n'est plus capable d'analyser ses difficultés, se sentir en situation d'échec dans certains actes de la vie quotidienne entraîne des réactions dépressives avec un sentiment puissant de dévalorisation, d'angoisse de l'avenir en terme de dépendance et de « poids » pour la famille.

Traiter le syndrome dépressif améliore le « bien-être » du patient et souvent améliore les fonctions cognitives, permettant de reculer le niveau de dépendance.

On choisira un traitement antidépresseur avec peu ou pas d'effet anticholinergique pour ne pas majorer le déficit en acétylcholine.

Parmi les antidépresseurs dits de deuxième génération, la miansérine *(Athymil)* est intéressante pour son action anxiolytique associée à l'action antidépressive. Comme pour la majorité des médicaments chez la personne âgée, on débutera à faible dose soit 10 mg le soir en augmentant par paliers de 4 à 5 jours. La dose moyenne se situe vers 50 à 60 mg mais on peut tout à fait être amené à atteindre 90 mg comme chez l'adulte.

En cas de troubles du sommeil associé, la majorité de la dose sera donnée le soir. Par contre, si la tristesse et l'anxiété sont majeures en fin d'après-midi, 10 mg de miansérine matin et soir permettront « d'éviter la crise ».

Lorsque le désintérêt domine le tableau dépressif au début de la maladie d'Alzheimer, les antidépresseurs plus « psychostimulants » sont indiqués comme les sérotoninergiques (*Prozac*, *Deroxat*, etc.) ou la viloxazine (*Vivalan*).

Si aucun résultat n'est observé au-delà de trois semaines, il n'y a aucun intérêt à poursuivre le traitement.

Traitement symptomatique des manifestations liées à la maladie

Dans le cadre de la démence, certaines manifestations sont source de grande souffrance pour le malade. Elles sont également source d'angoisse et d'épuisement pour les aidants : pour que la personne malade puisse rester à son domicile, il est important que ce soit « tenable » pour l'entourage.

C'est la raison pour laquelle le médecin s'attachera à calmer ces manifestations sur le plan symptomatique, tout en respectant 3 règles :

- **Pour tout psychotrope,** la dose initiale doit être minime et l'augmentation progressive par palier de 2 ou 3 jours afin de trouver la plus petite dose efficace possible.
- **La recherche d'effets secondaires** doit être systématique.
- **La durée du traitement doit être la plus courte possible :** à chaque renouvellement, l'indication doit être reposée. En effet, ces manifestations ne sont pas constantes et le traitement sera le plus court possible.

L'errance anxieuse. Avec la quête d'un objet ou d'une présence, elle s'accompagne d'une souffrance qui est bien calmée par des anxiolytiques. On choisira parmi ceux-ci les moins sédatifs tels que alprazolam (*Xanax*), buspirone (*Buspar*) ou hydroxysine (*Atarax*).

Les épisodes délirants, l'agressivité. Les épisodes délirants avec une composante de préjudice ou des hallucinations (non critiquées) sont fréquents et source majeure d'angoisse pour le patient et son entourage. Malgré leurs effets anticholinergiques, les neuroleptiques peuvent être utilisés mais à très faible dose.

Le choix de la molécule sera fonction de la symptomatologie.

En cas d'agitation, d'hyperactivité fébrile (rangements incessants, besoin incoercible de déambulation…), la thioridazine (*Melleril*) est indiquée à des doses progressives entre 15 et 40 mg/j.

La répartition sur la journée permet d'éviter la situation de crise. En effet, les médicaments sont, à ce moment-là, souvent très difficiles à faire prendre.

L'halopéridol a plus d'intérêt en cas d'hallucinations ou de sentiment de persécution.

Il n'y a pas d'avantage à associer des correcteurs, qui sont sources fréquentes de syndrome confusionnel du fait de leur effet anticholinergique.

Le syndrome extrapyramidal est certes fréquent, mais si on arrête progressivement les neuroleptiques dès que l'on est à distance de l'épisode aigu, il disparaît en quelques semaines. De plus son intensité est d'autant moindre que le patient est régulièrement mobilisé.

L'agitation. Les épisodes de grande agitation nécessitent le recours à des sédatifs par voie parentérale d'action rapide type tiapride (*Tiapridal*). Le problème essentiel est celui de la surveillance après traitement : risque d'hypotension orthostatique et chute ou somnolence prolongée qui peut être responsable d'une déshydratation secondaire par manque d'apport en eau. C'est à cause de ce risque que les benzodiazépines (*Tranxène*) doivent être évitées, car pour calmer la crise il est nécessaire d'utiliser de fortes doses.

Les troubles du sommeil. Il est fréquent que des troubles du sommeil soient observés chez les gens âgés, y compris chez les patients déments.

L'analyse de ces troubles est fondamentale avant de prescrire. Ceux rattachés à un syndrome dépressif seront traités par l'antidépresseur. Si ces troubles sont dûs à un délire, les neuroleptiques seront efficaces.

Mais, s'il s'agit de réveils nocturnes comme cela est fréquent dans cette population, l'usage des hypnotiques à durée de vie courte sera préconisé : zopiclone (*Imovane*) et zolpidem (*Stilnox*).

Prise en charge du malade

La prise en charge de la personne atteinte de démence est beaucoup plus large que la simple prescription médicamenteuse.

Stimulation cognitive

Au stade de début et pour les personnes ayant eu un niveau scolaire correct, la stimulation cognitive avec exercices de mémorisation, d'évocation de souvenirs, de langage et d'écriture, a tout son intérêt. Elle n'a pas pour but de faire régresser les troubles, mais de limiter le handicap en stimulant les capacités restantes.

En ville, elle est, le plus souvent, pratiquée par des orthophonistes au domicile du patient.

Il est difficile d'évaluer l'efficacité clinique de cette méthode sur l'évolution de la maladie, et pour l'instant, le critère doit rester l'observation individuelle. Tant que le patient est demandeur, il est intéressant de continuer. Si par contre, le patient souffre de se sentir en situation d'échec, il n'y a plus d'avantage à poursuivre.

Surveillance de l'état d'hydratation et de l'état nutritionnel du patient

Du fait de ses troubles cognitifs, le patient ne boira pas même s'il a soif car il ne sait plus comment faire et un syndrome confusionnel aggravera la démence.

De la même façon, il est nécessaire d'être très vigilant pour la prise des repas. Une personne âgée démente qui ne mange pas ne veut pas signifier de façon univoque qu'elle n'a pas faim mais que les troubles des praxies sont tels qu'elle ne sait plus comment faire.

Malgré cette vigilance, ces patients ont tendance à maigrir même s'ils ont des apports suffisants.

Traitement des affections intercurrentes dont le patient ne se plaint pas

Du fait de ses troubles, le patient ne peut pas expliquer ce qu'il ressent. La douleur ou le malaise le rendent plus triste, plus agressif, ou plus agité.

Avant de majorer les doses de psychotropes, il est indispensable d'examiner soigneusement le patient sans oublier le toucher rectal, le fécalome étant une pathologie souvent responsable de cet état de fait.

Éviter autant que possible les déménagements

La personne démente n'a plus la capacité d'acquérir de nouveaux repères : tout changement de lieu majore sa désorientation spatiale et son angoisse : vacances, hospitalisation…

Pour aider sa famille, il est parfois difficile de les éviter (hospitalisations ou hébergement temporaires) mais il ne faut pas en minimiser les conséquences.

Prise en charge de la dépendance induite

Quelques généralités indispensables

LES PRINCIPES DE BASE DES SOINS AUX PERSONNES ÂGÉES S'APPLIQUENT AUSSI AUX PERSONNES ÂGÉES ATTEINTES DE PATHOLOGIE DÉMENTIELLE

Voir chapitre 4, *Soins aux personnes âgées*.

LEUR DONNER DES REPÈRES

- **Dans le temps :** en s'efforçant de garder des horaires réguliers pour la toilette, l'habillage, les repas etc., en tournant les pages du calendrier, en donnant la date, le jour et en indiquant la saison.
- **Dans l'espace** :

– En laissant le patient dans la même chambre.

– En l'aidant à s'orienter vers sa chambre (inscrire son nom sur la porte, coller une image signifiante pour lui).

DÉMARCHE INFIRMIÈRE

COMMENT ABORDER UNE PERSONNE ÂGÉE DÉMENTE ?

Mme Yolande F., 72 ans, atteint d'une maladie d'Alzheimer depuis 5 ans arrive aux urgences de l'hôpital à la suite d'une chute. Elle a plusieurs petites plaies qu'il est nécessaire de désinfecter…

– Se placer à distance d'elle suffisamment proche pour entrer en relation, mais pas trop près pour ne pas envahir son champ intime et être vécu comme agressif.
– Ne pas hésiter à se baisser pour se mettre à la hauteur de son visage.
– Parler calmement et distinctement, sans hausser le ton de la voix.
– Si possible, établir un contact corporel : main sur les épaules, tenir la main mais ne pas insister si la personne a un mouvement de recul.
– Expliquer tout ce que l'on va faire, même si la personne semble ne pas comprendre ; ne pas hésiter à répéter.
– Savoir écouter même si la personne est « dans son monde ».
– Ne pas abonder dans son sens, mais ne pas reprendre non plus car la raisonner ne sert à rien puisque la personne a des troubles du jugement. L'écoute « compatissante » la rassure et lui permet de s'exprimer même si le discours est incohérent.

– En fléchant à l'aide de panneaux de couleurs les toilettes, la salle à manger, la télévision; ces panneaux seront écrits en gros, en écriture cursive et situés à hauteur des yeux d'une personne âgée c'est-à-dire plus bas que normalement.

– En le plaçant à table au même endroit.

– Dans les personnes autour d'eux : se présenter, se nommer à chaque occasion. Les soignants peuvent être référents de quelques patients, ce qui permet un suivi plus personnalisé.

Leur donner des explications sur ce qu'on leur demande ou leur fait

– En s'exprimant clairement, à une distance correcte, simplement de façon audible.

Les ordres simples sont quelquefois moins compliqués et plus efficaces : dire « **buvez** » plutôt que « **prenez votre verre pour boire** ». Cet ordre est trop compliqué et implique un raisonnement que la personne âgée démente ne peut avoir.

– En accompagnant le geste à la parole si besoin. Souvent, il suffit de démarrer une action pour que la personne la termine seule. Exemple : lorsque l'on prend une fourchette « **la première bouchée est amorcée par le soignant** » et le reste du repas sera terminé par la personne.

Ne pas oublier que le déficit est intellectuel et non affectif

– Si le patient ne comprend pas, il ressent très bien les tensions, les moqueries, la tendresse ou l'amitié. Le ton de notre voix, l'attitude de notre corps, le regard sont autant de « bouées » auxquelles le patient se raccroche pour se sentir sécurisé.

– La « pudeur » est de l'ordre de l'affectif et reste très longtemps très forte chez ces patients, surtout pour les femmes. Plus on entre rapidement dans son champ intime, plus on est vécu par elle comme étant agressif.

Gestes de la vie quotidienne

Toilette et habillage. Le principe de base est de faire faire plutôt que de faire à la place de… :

– en décomposant les gestes en ordres simples;

– en évitant de placer la personne en situation d'échec.

▸ **La toilette,** en particulier la douche ou le bain, est souvent vécue par la personne âgée démente comme une agression; il importe donc que les soignants rassure par leur comportement (voir Démarche infirmière).

▸ **Les vêtements personnels** sont des repères importants pour la personne. Le respect de la coiffure, des habitudes de maquillage, des ports de bijoux permette à la personne de garder une image digne conforme à celle qu'elle a toujours eu et évite de stigmatiser inutilement son handicap (une personne bien habillée, coiffée, propre, a l'air « beaucoup moins démente » que celle qui, à handicap égal est sale, échevelée et habillée n'importe comment).

Repas

La fiche de goût établie avec la famille sera d'autant plus précieuse que la personne ne pourra nous dire ce qu'elle n'aime pas mais, au moment du repas le manifestera très vertement !

Les plats seront présentés les uns après les autres (bannir le « plateau repas ») non pour les risques de mélange, mais pour éviter la dispersion de la concentration. Intéressée par tout, elle « jouera » avec les aliments plutôt que de les manger.

On pensera aux prothèses dentaires qui peuvent faire mal et dont le patient ne va pas parler, d'où la nécessité d'une vérification régulière de la bouche par l'infirmier(e).

Règle d'or : pour éviter la déshydratation, faire boire la personne éventuellement en aromatisant l'eau (sirop, vin).

Continence

(Voir *Troubles sphinctériens.*)

La personne peut avoir une incontinence due à un ou plusieurs des trois facteurs suivants :

– elle ne sait plus où sont les toilettes;

– elle ne sait plus qu'il faut utiliser ce type d'endroit quand on ressent le besoin et elle le satisfait là où elle se trouve;

– elle ne sait plus « comment faire » quand elle ressent le besoin.

La prise en charge de cette incontinence passe par le passage régulier aux toilettes, quitte à mettre une protection jetable pour éviter les « accidents » et permettre une vie sociale normale.

Sécurité

La déambulation est ressentie comme une nécessité absolue et la personne peut marcher jusqu'à en être très fatiguée. La sieste, quand elle est acceptée, est un temps de repos important.

En institution, les personnes marchent souvent à la recherche d'un endroit connu ancien dont elles se souviennent plus ou moins. C'est la raison pour laquelle, lorsqu'elles « fuguent », on les cherchera prioritairement à leur domicile ou un lieu qu'elles ont habité longtemps.

Le risque est qu'en déambulant, elles marchent droit devant elles, sortent et se perdent : c'est le plus souvent le cas lorsque l'on parle de « fugues ». Par contre, si la structure architecturale leur permet de déambuler sans passer par des portes ou sans faire demi-tour, le risque de « fugue » est nettement moindre. Dans les structures mal adaptées (encore nombreuses), la surveillance portera sur les « portes dangereuses » permettant ainsi à la personne de se déplacer dans l'établissement. Des systèmes de surveillance électronique existent. Ils peuvent être un élément de sécurité dans certains cas, mais leur application doit toujours se faire dans le respect de la personne. Pour éviter les « dérives sécuritaires », il est important que ce sujet soit l'objet de discussion au cours de l'établissement du projet de soins individualisé de tout patient désorienté.

À domicile, organiser des promenades régulières avec une aide permettra à la personne de satisfaire ce besoin et permettra d'éviter la prescription de psychotropes.

La sécurité implique aussi que l'on fasse attention à l'environnement immédiat :

– remplacer les cuisinières à gaz par des plaques électriques ;

– enlever les objets dangereux (couteaux, produits toxiques…) ;

– mettre sous clé les médicaments aussi bien à domicile qu'en institution.

Animation et activités occupationnelles

(Voir chapitre 7, *Animation en institution gériatrique*.)

Les activités proposées tiendront compte de leur passé et de leurs habitudes en évitant toute infantilisation.

Exemple : Mme R. était employée dans une cantine scolaire ; elle aime faire le ménage. Quand elle le désire, elle participe au débarrassage du petit déjeuner et nettoie les tables. Mais elle ne le fait que lorsqu'elle en a envie car elle incapable de s'astreindre à une régularité (et les tables ne sont pas toujours nettes !).

Certaines activités simples sont possibles : la lecture, la peinture, la cuisine, etc.

Les activités centrées sur la mémoire (jeux de dominos, de cartes, des jeux réponses à des questions à thèmes, par exemple les monuments de Paris …) sont à la fois de la stimulation et de l'animation : elles peuvent être mises en place par tout soignant et nécessite peu de moyens.

Le plaisir « du moment présent » pris aux divertissements, sorties, même s'il est oublié quelques heures après est un moment de satisfaction intense pour tous.

Faire face aux troubles du comportement

Sautes d'humeur, agressivité sont les réponses aux frustrations intenses ressenties par la personne et qui n'a pas d'autre moyen de les exprimer. La personne ayant des troubles du jugement, la raisonner ne fait qu'augmenter sa frustration. Le plus souvent, parler d'autre chose est la meilleure façon de régler le problème.

Très souvent, ces « crises » sont vers le coucher du soleil : le savoir c'est déjà mieux les gérer.

Prise en charge des aidants

La majorité des personnes démentes vivent avec leur conjoint ou leurs enfants.

Vivre avec un parent dément est une charge physique et psychologique très lourde, d'autant que les conjoints sont souvent eux-mêmes âgés.

Il est donc nécessaire de mettre en place toutes les possibilités d'aide pour soulager un tant soit peu la famille.

On se reportera au paragraphe sur les aides à domicile.

Aides au maintien à domicile

La difficulté essentielle est de convaincre l'entourage de la nécessité de ces aides.

L'aidant principal a souvent peur que son parent n'accepte pas quelqu'un d'étranger alors que ceci est de fait assez rare.

Les réticences de l'entourage à demander de l'aide s'expliquent par le fait que la démence est une maladie encore entourée des tabous qui entourent les maladies mentales ou n'est pas toujours considérée comme une « vraie » maladie.

Aides matérielles

- **Prise en charge à 100 %** dans le cadre des affections longue durée.
- **Carte d'invalidité** permettant la réduction d'une demi-part d'impôts.
- **Allocation personnalisée à l'autonomie.**
- **Exonérations des charges patronales** pour l'emploi de personnel de maison.

Préparation à un éventuel départ en institution

Ce choix est toujours douloureux et nécessite une préparation au cours de la prise en charge de ces malades et de leurs familles.

Il faut conseiller aux familles d'envisager cette hypothèse comme possible même si elle n'est pas certaine et de la préparer pour éviter « le placement » en situation d'urgence qui est toujours dramatique.

Cette décision doit être prise avec l'accord de toute la famille et cela demande souvent plusieurs entretiens.

Le problème financier doit être évoqué car il est lourd de conséquences et encore trop de personnes pensent que l'hôpital est « gratuit ». Qu'elle n'est pas leur stupéfaction lorsqu'ils connaissent le prix du « long séjour » : 2 200 €/mois à Paris et dans les grandes villes !

LES INSTITUTIONS Accueillant les personnes démentes sont :

- **Les services de soins longue durée.**
- **Les maisons de retraite médicalisées publiques ou privées** dont certaines ont des structures d'accueil spécifiques appelées « Cantou ».
- **Des maisons de retraite privées,** agréées ou non à l'aide sociale, qui se sont spécialisées dans l'accueil de ce type de malades uniquement.

Mise en place de séjours de « soulagement familial »

Lorsque l'aidant est lui-même malade ou simplement épuisé et nécessite un temps de repos, on proposera un hébergement temporaire dans un service de soins de suite malgré le risque que cela peut représenter pour la personne malade.

Ce temps permet aussi de voir comment la personne supporte l'institution, élément important pour la prise d'une décision ultérieure.

Ce soulagement peut se faire quelques demi-journées par semaine dans un centre d'accueil de jour ou un hôpital de jour.

DÉMARCHE INFIRMIÈRE

L'ENTRÉE EN INSTITUTION EST DIFFICILE AUSSI POUR LES FAMILLES

Mme Denise J. 92 ans est dans le service de soins prolongés (long séjour) depuis 10 jours. Elle vivait jusqu'alors avec sa fille, célibataire, âgée elle-même de 70 ans mais l'aggravation de l'état démentiel de sa mère et ses propres ennuis de santé ont conduit Mlle J. à cette solution. Elle entre, furieuse, dans le poste de soins où est l'infirmière et se plaint que sa mère est sale, mal peignée et elle n'est pas du tout sûre qu'elle ait bien mangé depuis son arrivée…

– L'infirmière l'invite à s'asseoir et calmement lui demande d'expliquer ce qui ne va pas.
– Elle laisse parler la fille de Mme J. sans l'interrompre, même si les faits relatés lui paraissent inexacts.
– Elle reprend ensuite les éléments les uns après les autres, en insistant sur le fait que Mme J. vient d'arriver dans le service, qu'il est important que chacun la connaisse et qu'elle connaisse chacun car elle n'a pas la même attitude avec tout le monde : ce matin, Mme M. pleurait et ne voulait pas qu'on la lave… De même, elle n'a pas voulu d'aide pour le repas et a renversé un peu de crème dessert sur sa robe.
– L'infirmière note toutes les informations données par la fille sur la façon dont elle aidait sa mère à domicile, l'assure que ce sera transmis aux autres membres de l'équipe.
– Elle explique également à la fille l'organisation de la journée dans le service, l'organigramme du service et lui propose de rencontrer le médecin du service pour discuter de l'état de santé de sa mère.
– Au bout de quelques instants, la fille de Mme J. est rassurée et peut parler plus calmement de cette séparation qu'elle supporte très mal.

Soutien psychologique des aidants

La plainte le plus souvent exprimée par les aidants est le sentiment d'isolement et d'exclusion dans leur propre famille. Les amis se sont éloignés et le partage de la charge est souvent inégale dans les familles. Ceci peut être dû soit à l'aidant lui-même qui dans les faits refuse l'aide car il n'a pas confiance (et ce cas de figure est très fréquent), soit au reste de la famille qui se décharge totalement.

Aider l'aidant principal à analyser la situation, rencontrer les autres membres de la famille pas toujours très conscients de la gravité de la situation fait partie intégrante de la prise en charge.

Le sentiment de culpabilité est très fort :

– soit au début de la maladie : l'entourage se reproche de ne pas « s'en être aperçu plus tôt » ;
– soit au cours de la maladie car sa patience est mise à rude épreuve et parfois eux aussi deviennent agressifs vis-à-vis du malade ;
– lorsqu'on atteint les limites du maintien à domicile et que l'institutionnalisation est inéluctable.

Les rencontres organisées par les associations de familles, comme l'association France-Alzheimer, permettent aux aidants de parler entre eux de leurs difficultés communes et de se sentir moins isolés.

POINTS CLÉS

1. ▶ La **maladie d'Alzheimer** est la démence la plus fréquente chez les personnes âgées.
2. ▶ De début insidieux et d'évolution progressive, **elle associe à** des troubles de mémoire, une désorientation temporospatiale, un syndrome aphaso-apraxo-agnosique et une perturbation des fonctions exécutives.
3. ▶ Le bilan clinique et paraclinique, systématiquement fait devant des troubles des fonctions supérieures d'une personne âgée, permet :
– d'infirmer ou confirmer un **diagnostic de démence** ;
– en cas de démence, de la classer en démence dégénérative (dont la plus fréquente est la maladie d'Alzheimer), vasculaire, mixte ou secondaire.
4. ▶ La prise en charge est basée sur **le traitement médicamenteux symptomatique** dont l'objectif est de ralentir autant que possible l'évolution, de soulager la souffrance morale et psychique induite par la maladie. Cette prise en charge concerne le patient dans sa globalité et son entourage, tant **les interactions** entre les deux sont importantes.

Dépression

La caractéristique de la dépression du sujet âgé est son caractère masqué par une banalisation des symptômes « justifiés » par l'âge, ou par les manifestations somatiques associées.

Épidémiologie

La prévalence des symptômes dépressifs significatifs dans la population âgée de 65 ans et plus se situe entre 10 et 25 %, mais la prévalence de la dépression majeure est de 5 %, c'est-à-dire comparable à celle retrouvée dans la population générale.

Par contre, ce taux de dépression augmente dans les institutions pour personnes âgées puisqu'il y atteint 15 à 20 %.

Les suicides de la population de 60 ans et plus représentent plus de 30 % du total des suicides (35 % pour les hommes de 75 ans et plus).

Le taux de suicide est 3 fois plus élevé chez les hommes que chez les femmes. Les hommes âgés « ratent » rarement leur suicide et le rapport suicide/suicide réussi est de 1. Il est de 3 chez les femmes âgées, de 7 chez les jeunes.

Le lien entre suicide et dépression est très étroit (70 à 90 %) et la fréquence du suicide chez le sujet âgé est expliquée par le nombre de dépressions méconnues et non traitées.

Sémiologie

Le diagnostic de dépression chez le sujet âgé doit s'appuyer sur une sémiologie précise afin d'éviter les risques d'erreur par excès ou par défaut.

La sémiologie dépressive de base reste commune quel que soit l'âge de l'individu malade mais l'âge module le poids des symptômes les uns par rapport aux autres.

On retrouve toujours la triade :
- la perte d'intérêt et de plaisir ;
- le trouble de l'humeur ;
- le ralentissement psychomoteur.

Perte d'intérêt et de plaisir

On peut considérer qu'il y a une perte d'intérêt normale dans le vieillissement (certains l'appellent la sérénité) et il faut la distinguer de la perte d'intérêt symptomatique de la dépression par plusieurs caractères :
- le manque d'intérêt est pénible pour la personne ;
- il est disproportionné par rapport à ses aptitudes physiques et intellectuelles (« elle est capable de faire plus ! ») ;
- il s'amplifie brutalement ;
- il atteint le domaine qui est souvent le dernier plaisir du grand âge : la nourriture.

Trouble de l'humeur

La tristesse, les pleurs typiques de l'humeur dépressive peuvent manquer et l'humeur peut être très variable, voire paradoxalement gaie.

Des troubles du caractère récents (la personne âgée est alors vécue comme « difficile ») peuvent inaugurer une dépression.

Les sentiments de dévalorisation avec dépréciation, sentiment d'inutilité ou d'incapacité sont plus forts que le sentiment de culpabilité, mais il est fréquent qu'on ne les retrouve pas à cet âge.

Les idées suicidaires sont rarement exprimées.

Il est important de se souvenir que les idées de mort ne sont pas toujours dépressives chez le sujet âgé : elles peuvent témoigner d'un souci légitime de prévoir sa disparition et ses conséquences.

Ralentissement psychomoteur

Il est difficile à distinguer de la perte d'intérêt, et du ralentissement induit par des pathologies somatiques associées type arthrose, atteinte vasculaire cérébrale, Parkinson, etc.

Le tableau varie de la simple asthénie, prédominant le matin, à une apathie et une inertie permanente réalisant le « syndrome de glissement ».

Particularité de certains signes associés chez le sujet âgé

Les troubles somatiques sont fréquents, difficiles à interpréter du fait de la polypathologie : tout trouble somatique doit être soigneusement examiné et son rattachement à la dépression doit être un diagnostic d'élimination.

Les troubles cognitifs sont fréquemment associés (15 à 50 %) et quand ils sont prédominants, la dépression prend des aspects de pseudo-démence.

Les idées délirantes sont plus fréquentes : idées de persécution, idées hypocondriaques, ou des thèmes mélancoliques (culpabilité, ruine, négation).

L'angoisse est rarement majeure.

L'insomnie de la seconde moitié de la nuit peut passer inaperçue car le sommeil du sujet âgé est fragmenté. À l'inverse, on peut retrouver une hypersomnie avec lever tardif, sieste et coucher précoce ou une somnolence quasi continue.

Particularités des formes cliniques chez le vieillard

Formes typiques

Le rôle encore plus important que chez le sujet jeune des événements de vie rend très difficile la différenciation entre dépression endogène et dépression psychogène.

Dépressions endogènes

Mélancolie d'involution

Elle est plus fréquente chez les femmes, débute souvent à l'occasion de chocs émotionnels. Le premier accès survient après 60 ans. La dépression est majeure avec forte douleur morale, grande inhibition parfois remplacée par une agitation anxieuse, hypocondrie, thèmes délirants de culpabilité et d'incurabilité, troubles du sommeil constants. La conscience du mélancolique est envahie par l'idée de mort à laquelle il aspire. Le risque suicidaire est réel et les conduites suicidaires fréquentes : la plus souvent retrouvée est le refus total d'alimentation.

L'évolution se différencie des autres dépressions par des accès plus longs et un très grand risque de passage à la chronicité.

Le problème majeur est le risque important de ne pas reconnaître ce diagnostic et de sous-estimer le risque suicidaire.

Psychose maniaco-dépressive

Elle débute en général précocement et au fur et à mesure de l'avance en âge, la bipolarité entre accès maniaques et accès dépressifs a tendance à s'effacer pour un tableau de dépression.

Dépressions psychogènes

Dépressions réactionnelles

Secondaires à un traumatisme psychique, leur évolution est plus longue que chez l'adulte.

Dépressions d'épuisement

On les diagnostique souvent chez les proches de malades lourds et chroniques soumis à des tensions affectives durables. L'évolution se fait en trois phases :

– hypersensibilité et irritabilité ;

– phase « psychosomatique » avec troubles fonctionnels ;

– phase dépressive avec anxiété, souvent quand cessent les traumatismes psychiques (après le décès ou l'institutionnalisation du parent malade dont ils se sont occupés).

Formes atypiques

Dépressions masquées

Ce sont les dépressions dans lesquelles les symptômes physiques sont au premier plan et pour lesquels le patient est très demandeur et « jamais content » : on parle alors d'équivalents dépressifs.

– signes généraux : asthénie, anorexie, amaigrissement ;

– manifestations algiques : céphalées, arthralgies, douleurs abdominales ;

– troubles digestifs : constipation.

La valeur hypocondriaque du symptôme est reconnue après la négativité des examens cliniques et complémentaires et l'échec d'un traitement symptomatique.

Dépressions délirantes

Le délire est le plus souvent un délire de persécution. Il permet à la personne de se protéger, en projetant son agressivité sur des objets extérieurs contre le chagrin que pourrait déclencher la perception de sa réalité.

Il faut être vigilant à l'augmentation du risque suicidaire lorsque la personne renonce à son agressivité car elle risque de la retourner contre elle.

Dépressions pseudo-démentielles

Ces formes de dépression posent le problème des rapports de la dépression et de la démence.

Les troubles des fonctions cognitives dominent le tableau et ce n'est qu'après un examen approfondi des capacités cognitives, un ou plusieurs entretiens avec l'entourage que le diagnostic de dépression pseudo-démentielle est évoqué.

Par comparaison avec la démence, le début est plus précis, l'évolution plus rapide. Les difficultés intellectuelles sont moins des troubles de mémoire que des troubles de l'attention et de la concentration. Lors de la passation des tests psychométriques, la personne déprimée a plutôt tendance à réponse « je ne sais pas » alors que la personne démente répondra à côté.

Parfois, seul le test thérapeutique permet de poser le diagnostic *a posteriori*.

Formes associées

Dépressions et affections somatiques

La dépression peut être symptomatique d'une pathologie somatique : maladie de Parkinson, endocrinopathies.

Mais le plus souvent, on observe de réelles dépressions réactionnelles à l'annonce et pendant le vécu de pathologies lourdes, douloureuses et invalidantes.

Cette dépression aggrave les manifestations organiques et il faut traiter de façon concomitante la dépression et l'autre pathologie. Traiter uniquement la seconde, même si elle en est la cause ne suffit pas toujours.

Dépressions et démence

Dans la pratique quotidienne, la différence entre démence et dépression n'est pas simple et elle est d'autant plus complexe que la dépression est souvent associée à une démence débutante.

Traiter le syndrome dépressif améliore le « bien-être » du patient et souvent améliore les fonctions cognitives permettant de reculer le niveau de dépendance.

Prise en charge

Le diagnostic de dépression étant posé, la prise en charge de ce patient n'est pas simple car la maladie se révèle dans un contexte particulier sur lequel le soignant a peu de moyens d'aide : problèmes familiaux, maladies incurables associées, deuil de proches, etc.

La prise en charge passe par un traitement médicamenteux bien suivi mais celui-ci ne résume pas celle-là.

Il est souvent nécessaire de faire appel aux autres intervenants médico-sociaux pour adapter des solutions.

Buts du traitement

Le traitement a pour but :

– une rémission partielle ou totale des symptômes physiques liés à la dépression ;

– l'amélioration de l'état mental, des relations sociales et des éventuels troubles cognitifs associés ;

– la réduction des récidives et la réduction de la mortalité.

LE TRAITEMENT aura lieu le plus souvent en ambulatoire car l'hospitalisation d'un vieillard comporte toujours un risque important de mauvaise adaptation aggravant les manifestations de renforcement de l'isolement affectif et de chronicisation.

CEPENDANT, L'HOSPITALISATION sera demandée quand le risque suicidaire est présent, quand le patient est totalement isolé et où l'observance du traitement sera insuffisante, ou quand la tension de l'entourage est telle qu'une séparation permet aux uns et autres de dédramatiser la situation.

Traitements antidépresseurs

Critères de choix de l'antidépresseur

Certains antidépresseurs ont des effets sédatifs anxiolytiques, d'autres des effets psychotoniques désinhibiteurs, d'autres encore des effets médians.

SI L'ANXIÉTÉ EST AU DEVANT DU TABLEAU, on utilisera la miansérine (*Athymil*) en commençant par des doses minimes de 10 mg/jour prises le soir.

La dose sera augmentée progressivement par paliers de 10 mg pour atteindre une dose de 60 à 90 mg/jour.

PROTOCOLE DE SOINS

SURVEILLANCE INFIRMIÈRE D'UN TRAITEMENT ANTIDÉPRESSEUR

M. Lucien L., 88 ans est hospitalisé pour une dépression sévère évoluant depuis trois mois. Le dialogue avec lui est très difficile. Le diagnostic posé, un traitement antidépresseur est mis en route. Pour juger de ses effets, le médecin a besoin d'une évaluation de l'équipe soignante.

Tolérance

– prendre la tension artérielle couchée, debout (hypotension orthostatique) ;
– surveiller les urines et des selles (rétention urinaire, constipation) ;
– noter d'éventuels propos incohérents ou attitudes inadaptées (syndrome confusionnel) ;
– peser le patient une fois par semaine (troubles de l'appétit).

Efficacité

– noter les activités spontanées : repas, marche, participation, dialogue…
– noter les nuits : difficultés d'endormissement, réveils précoces, cauchemars, cris ;
– noter si pleurs, angoisse, discours tristes, le moment dans la journée, d'éventuelles causes déclenchantes (visites, souvenirs…).

Tous ces éléments seront notés par tou(te)s les infirmier(e)s sur le dossier de soins.

Si les troubles du sommeil sont importants, le maximum de la dose sera donné le soir, évitant ainsi le recours à un hypnotique.

À L'INVERSE, SI LE TABLEAU EST DOMINÉ PAR UNE GRANDE APATHIE ET UN DÉSINTÉRÊT, on préférera une molécule plus psychotonique comme la venlafaxine (*Effexor*).

DANS LES TABLEAUX INTERMÉDIAIRES, on utilisera les inhibiteurs spécifiques de la recapture de la sérotonine (*Zoloft*, *Prozac*), ou d'autres antidépresseurs comme la tianeptine (*Stablon*) ou la médifoxamine (*Clédial*).

Les antidépresseurs tricycliques sont peu utilisés chez le sujet âgé à cause de leurs effets secondaires (sédation, troubles confusionnels, troubles de la conduction cardiaque, hypotension orthostatique, rétention urinaire, constipation sévère). En cas d'échec des antidépresseurs de « deuxième génération » vus ci-dessus, ils restent une alternative intéressante mais nécessitant une surveillance très étroite.

Déroulement et surveillance

POUR TOUS LES ANTIDÉPRESSEURS, LA DOSE EFFICACE EST INFÉRIEURE À CELLE DE L'ADULTE et pour éviter les effets secondaires, l'augmentation de la dose se fera de manière très progressive par palier de 4 à 5 jours.

L'EFFICACITÉ THÉRAPEUTIQUE ne peut être évaluée qu'après 15 à 21 jours de traitement, voire plus et un traitement antidépresseur d'attaque doit être poursuivi 4 à 6 semaines avant d'envisager un changement de molécule.

APRÈS UN TRAITEMENT INITIAL efficace de 3 mois, le traitement antidépresseur doit être poursuivi aux mêmes doses ou à des doses plus faibles (la réduction sera également très progressive) pendant 6 mois après un premier épisode, 12 mois après un second ou troisième.

Sismothérapie (électrochocs)

C'est un traitement efficace de la dépression, particulièrement indiqué en cas d'échec des traitements médicamenteux ou de leurs mauvaises tolérances.

Mais, comme chez l'adulte, l'utilisation de cette technique se heurte encore aux idées reçues et son image désastreuse véhiculée par la littérature ou le cinéma.

Son efficacité thérapeutique et ses faibles risques lorsqu'elle est pratiquée dans de bonnes conditions en feront une thérapeutique de demain.

Psychothérapies

Elles n'ont pas de spécificité chez le vieillard, mais ne sont guère réalisées en ambulatoire du fait des difficultés de déplacement souvent réelles.

POINTS CLÉS

1. La **dépression** est fréquente chez les personnes âgées et répond à des critères diagnostiques précis. Par contre, la symptomatologie est souvent différente de la dépression de l'adulte jeune :
   - moins de tristesse et d'angoisse apparente ;
   - plus grande fréquence du ralentissement idéomoteur, des troubles cognitifs ;
   - plus grande fréquence des formes atypiques : dépressions délirantes et dépressions agressives.
2. Le **traitement médicamenteux** est basé sur les antidépresseurs de seconde génération, efficaces et ayant moins d'effets secondaires que les antidépresseurs de référence.
3. La **fréquence des effets secondaires** rend cependant indispensables une adaptation posologique individuelle et une surveillance rigoureuse du patient.

Troubles confusionnels

La confusion mentale est un syndrome très fréquent chez le sujet âgé, révélateur de multiples pathologies et qui ne doit surtout pas être confondu avec la démence.

Il s'agit d'un état pathologique de la conscience, le plus souvent transitoire, dominé par l'obnubilation intellectuelle et une grande désorientation temporo-spatiale.

La confusion mentale est le témoin d'une souffrance cérébrale diffuse et un mode de réaction fréquent chez la personne âgée à une agression somatique ou psychologique.

Sémiologie

Début

Il est brutal. Les signes s'installent en quelques heures, parfois quelques jours.

Il est souvent nocturne avec insomnies, cauchemars, agitation anxieuse. Il est impossible à l'entourage de calmer la personne à cause d'une irritabilité et d'une désorientation importante.

Période d'état

Dès le lendemain, la désorientation temporo-spatiale est majeure et les troubles de la vigilance fluctuent (souvent moindres à l'arrivée du médecin !).

Le contact avec le patient est difficile : celui-ci est « absent » avec un regard flou, un visage figé, un certain degré d'hébétude et d'égarement.

Le discours est pauvre, incompréhensible, hésitant. Il n'est pas rare d'observer un mutisme complet.

Les troubles du comportement vont de l'hyperactivité désordonnée, augmentant la nuit, à une totale apathie avec perte des actes automatiques de la vie quotidienne (manger, aller aux toilettes). Ces troubles du comportement totalement incontrôlables du fait de leur impulsivité peuvent être dangereux pour le patient ou son entourage. Ces troubles sont sous-tendus par des hallucinations visuelles ou acoustiques favorisant les « passage à l'acte ».

Les troubles mnésiques sont constants avec absence de fixation et/ou fausses reconnaissances.

L'examen clinique difficile retrouve soit des signes orientant vers une étiologie possible, soit des signes non spécifiques tels que céphalées, tremblements, hypertonie musculaire.

Cas clinique

Confusion

Mme Yvette X., 87 ans est amenée par les pompiers aux urgences de l'hôpital car sa voisine et amie l'a trouvée errant dans la rue à 23 heures, incapable de donner son identité et son adresse. Son discours est totalement incohérent et Mme X. ne comprend pas ce qui se passe. Son amie l'accompagne et apporté la dernière ordonnance de Mme X. car le médecin traitant avait donné de nouveaux médicaments « pour la tension ».

L'infirmier(e) note la prise de diurétiques depuis une semaine mais la voisine précise que, comme Mme X voit mal elle se trompe dans ses médicaments. La température est à 38°, le pouls à 92/min et la tension artérielle à 110/70.

Un bilan biologique est prélevé. En attendant les résultats, l'infirmier(e) installe Mme X. dans une chambre seule. Mme X. ne veut pas se coucher et veut se promener dans le service en entrant dans toutes les pièces, toujours en tenant un discours incompréhensible mais manifestement anxieux.

Le médecin prescrit du *Tiapridal* en IM (1/2 ampoule). Mme X. est recouchée, les barrières du lit remontées. L'infirmier(e) reste un moment, en tenant la main de Mme X et en lui parlant calmement ainsi qu'à son amie. Au bout de 10 minutes, Mme X est beaucoup plus calme. L'infirmier(e) peut la laisser avec son amie mais en demandant à celle-ci de lui signaler son départ afin de pouvoir « prendre le relai ».

Les résultats biologiques montrent une déshydratation probablement due aux diurétiques.

Correctement réhydratée, le syndrome confusionnel de Mme X. disparaît et elle rentre à son domicile trois jours plus tard.

Tableau 10.2 Médicaments et troubles confusionnels.

Principaux médicaments susceptibles d'entraîner un syndrome confusionnel : à rechercher systématiquement
– hypoglycémiants : sulfamides, insuline
– psychotropes : antidépresseurs, neuroleptiques, hypnotiques, anxiolytiques
– digitaliques
– diurétiques
– anticoagulants, anti-inflammatoires
– corticoïdes
– antiparkinsoniens
– anti-H2

PROTOCOLE DE SOINS

CONFUSION CHEZ UNE PERSONNE ÂGÉE

En recevant le patient

Prise TA, température, pouls.

Noter tous les médicaments pris.

Noter l'existence éventuelle d'un facteur déclenchant avec la famille.

Rechercher s'il y a eu une chute.

Placer la personne dans une chambre seule, calme, bien éclairée.

Une fois le diagnostic de confusion posé

L'attitude rassurante de l'équipe soignante sera la garantie d'arriver à calmer la patiente rapidement : ne pas tenter de la « raisonner », de lui démontrer qu'elle « a tort ».

La faire boire par petites fractions, l'aider à se nourrir.

Marcher avec elle lorsqu'elle est un peu plus calme.

S'il y a eu prise de neuroleptiques, surveiller l'état de vigilance et éviter le risque de chutes au lever.

Étiologie

Confusion iatrogène

L'évoquer systématiquement est un bon réflexe en gériatrie à cause de sa fréquence (plus de 50 % des causes de confusions chez le vieillard).

De nombreux médicaments peuvent être incriminés soit pour leur rôle propre, soit pour leur risque d'interactions avec d'autres.

L'enquête doit être minutieuse avec l'entourage en leur demandant les ordonnances de tous les médecins que le patient a consulté, les éventuels médicaments pris en plus.

À l'hôpital ou en maison de retraite, la table de nuit recèle bien souvent autre chose que ce qui est prescrit sur la pancarte !

Causes métaboliques et infectieuses

- **Déshydratation** évoquée sur l'importance du pli cutané et la sécheresse du sillon gingivo-jugal (et non de la langue).
- **Hypoglycémie** à rechercher systématiquement même si l'on a pas de notion de diabète.
- **Toutes infections,** en particulier pulmonaires peuvent être responsables d'une confusion.

Autres causes somatiques fréquemment en cause

Le globe vésical et le fécalome sont des causes fréquentes chez le sujet âgé.

Si l'on a la notion de chute, même datant de quelques semaines, le diagnostic d'hématome sous-dural doit être évoqué.

Un syndrome confusionnel survient aussi au décours d'une ingestion importante d'alcool ou au cours d'un syndrome de sevrage : le grand âge ne met pas à l'abri de l'alcoolisme et n'est pas rare chez la femme âgée isolée.

De nombreuses personnes âgées ont encore un chauffage au gaz, pas toujours bien réglé et il faut savoir penser à une possible intoxication à l'oxyde de carbone.

Stress psychoaffectif

Déménagement, deuil, perte de l'animal familier, agressions, vols, etc., peuvent être les facteurs déclenchants d'un syndrome confusionnel.

Traitement

Traitement de la cause première

Il est simple en cas de déshydratation, de pathologie infectieuse, de pathologie iatrogène, de fécalome ou de globe vésical.

Traitement des conséquences de la confusion

La déshydratation est parfois la conséquence de la confusion car le patient a oublié de boire.

Traitement des symptômes de la confusion

Quand le diagnostic de confusion est fait et que la cause première est identifiée, il n'est pas toujours simple de « simplement attendre que ça passe ! ».

Il est nécessaire de calmer l'angoisse. L'*Haldol* à petites doses (1 à 2 mg/jour) est un neuroleptique de choix car, sous forme de goutte, il n'a ni goût, ni odeur, ni saveur ce qui rend son administration plus facile chez ce patient, *a priori* méfiant et opposant.

En cas de grande agitation psychomotrice, on peut être amené à prescrire des neuroleptiques sous forme injectable type *Tiapridal* mais également à de petites doses.

La difficulté est d'éviter la sédation trop importante et le risque de déshydratation, dénutrition, voire escarres mais aussi la sédation insuffisante avec un risque de lever précoce et de chute donc de fracture.

Évolution

Elle dépend de l'étiologie.

La régression complète peut se faire en 2 à 3 jours en cas de déshydratation majeure, en deux à trois semaines en cas de cause médicamenteuse.

Le diagnostic est parfois difficile lorsque cette confusion survient chez des personnes ayant un syndrome démentiel. Du fait de leur démence, ces patients ont un plus grand risque d'oublier de boire en cas de fièvre, de se tromper dans leurs médicaments, etc.

Si l'aggravation brutale des troubles est en faveur de la confusion, la fin du syndrome confusionnel est beaucoup plus difficile à déterminer. En effet, l'hospitalisation a été le plus souvent nécessaire, majorant ainsi la perte des repères si importants en cas de démence débutante.

Il est cependant indispensable de ne pas confondre les deux diagnostics car l'un est transitoire et l'autre non. Malheureusement, une mauvaise connaissance des pathologies des personnes âgées amène à poser à tort trop souvent le diagnostic de démence sénile chez une vieille dame arrivant confuse aux urgences et des institutionnalisations abusives sont trop souvent initiées sur ce diagnostic erroné.

POINTS CLÉS

1. ▶ La **confusion** est toujours de début brutal, due à une cause assez facilement identifiable (métabolique, infectieuse, toxique ou neurologique). Le traitement de la cause permet une régression complète des troubles.
2. ▶ **Une analyse sémiologique précise** permet d'éviter de confondre démence et confusion mais malheureusement, les personnes atteintes de démence débutante sont plus à risque que les autres d'avoir des syndromes confusionnels.

Délires aigus et chroniques

La particularité des délires du sujet âgé sont leur grande fréquence même chez des sujets indemnes de pathologie psychiatrique et leur signification multiple.

Sémiologie

Tous les délires peuvent être observés mais les plus fréquents sont les suivants.

Délire de persécution et de préjudice

Il est nécessaire de rester vigilant à ne pas poser ce diagnostic par excès : trop de personnes âgées se font réellement voler, spolier, ou escroquer surtout si elles sont isolées.

Lorsqu'il existe vraiment, le vieillard a le sentiment qu'on lui vole ses objets, que les voisins lui en veulent, que les infirmiers l'empoisonnent, etc.

Délire de jalousie

Il se développe surtout vis-à-vis du conjoint dont la moindre absence est interprétée comme une trahison.

Délire hypocondriaque

La conviction d'une maladie grave, incurable est très forte et les demandes d'explorations extrêmement pressantes. Ces patients (comme l'adulte) changent de thérapeutes jusqu'à ce que l'un d'entre eux accède à la demande. Par rapport à l'adulte, il est beaucoup plus difficile de résister à cette demande du fait de la polypathologie à cet âge !

Délire à ectoparasites

Il est assez spécifique de la femme âgée : la personne voit ou sent courir sur son corps des parasites de toutes sortes.

Étiologie

Démence

Le délire, souvent de préjudice, sera associé à une désorientation temporo-spatiale, des troubles mnésiques, des troubles du jugement, du langage, etc.

Dépression

Les thèmes du délire sont dominés par la culpabilité, l'auto-accusation, l'incurabilité. Lorsque ce délire est en avant du tableau, on recherchera soigneusement des signes de la lignée dépressive (douleur morale, ralentissement psychomoteur, etc.).

Confusion mentale

Le début brutal et totalement inattendu du délire, quelle que soit sa forme oriente vers le syndrome confusionnel dont on recherchera activement la cause.

Psychose hallucinatoire chronique

On observe habituellement avec l'âge, une diminution des troubles et une tendance à la somatisation sur des plaintes hypocondriaques.

Glossaire

abasie. — Incapacité de marcher.

abduction. — Mouvement qui tend à écarter un membre de l'axe médian du corps.

acouphènes. — Sensations auditives anormales comme bourdonnements, sifflements, etc.

agnosie. — Trouble de la reconnaissance des objets malgré l'absence de déficits sensoriels.

algie. — Douleur.

amyotrophie. — Diminution de la masse musculaire, donc de la force musculaire.

anorexie. — Perte de l'appétit.

antalgique. — Qui calme la douleur.

aphasie. — Impossibilité de traduire la pensée par des mots malgré l'intégrité fonctionnelle de la langue et du larynx.

apraxie. — Perte de la compréhension de l'usage des objets usuels; impossibilité de conformer les mouvements au but proposé.

artériosclérose. — Vieillissement physiologique des artères.

arthrose. — Atteinte dégénérative chronique d'une articulation.

astasie. — Incapacité de se tenir debout.

asthénie. — Sensation de fatigue.

ataxie. — Incapacité de coordonner des mouvements volontaires avec conservation de la force musculaire.

athérosclérose. — Vieillissement pathologique des artères.

audiométrie. — Étude de l'audition.

autonomie. — Capacité d'un individu de se gouverner lui-même.

biodisponibilité. — Possibilité pour le principe actif d'un médicament d'être résorbé en quantité suffisante et assez rapidement pour être efficace.

biosynthèse. — Élaboration d'un produit dans un organisme vivant.

blépharo-chalazis. — Pli recouvrant la marge palpébrale et pouvant plus ou moins obturer la fente palpébrale.

catalogue mictionnel. — Suivi sur une période donnée des mictions : quantité, lieu, protections, existence de fuites…

cataracte. — Opacification du cristallin.

clinophilie. — Tendance à rester exagérément au lit.

compassion. — Humanité, sensibilité.

contention élastique. — Pose de bas ou bandes à varices.

cristallin. — Lentille située entre l'iris en avant et le vitré en arrière.

cystographie. — Radiographie de la vessie remplie d'une substance opaque aux rayons X.

cystoscopie. — Examen de la vessie avec un cystoscope, instrument permettant de regarder à l'intérieur de la vessie.

déficience. — Atteinte physique ou psychologique responsable d'une diminution de la fonction d'un organe.

dégénérescence. — Dégradation partielle ou totale d'un organisme ou d'un tissu.

délétère. — Dangereux, nuisible, toxique.

dénutrition. — Déséquilibre énergétique entre les apports et les dépenses, soit par insuffisance d'apport (dénutrition exogène), soit par augmentation des pertes caloriques (nutrition endogène).

dépendance. — Situation d'une personne qui a besoin d'autrui, pour l'aider à organiser sa vie quotidienne; la dépendance peut être physique, psychologique ou sociale.

désépidermisation. — Abrasion de l'épiderme.

déshydratation. — Déficit du volume liquidien par déséquilibre du bilan hydrosodé.

détersion. — Élimination des tissus nécrosés.

dysphagie. — Difficultés à la déglutition.

dysurie. — Difficulté à la miction.

eau totale. — Quantité d'eau contenue dans l'organisme.

ectropion. — Bascule en dehors du bord ciliaire inférieur.

endogène. — Qui est produit dans l'organisme.

entropion. — Bascule à l'intérieur du bord ciliaire inférieur.

épistaxis. — Hémorragie nasale.

érythropoïèse. — Formation des globules rouges.

escarre. — Tissu mortifié à différents stades de gravité.

espérance de vie. — Nombre moyen d'années qui restent à vivre au groupe qui atteint un âge donné si les conditions de mortalité ne changent pas.

fécalome. — Considérable accumulation de matières fécales, le plus souvent dures.

flexum (flessum). — Rétraction en flexion difficilement réductible ou irréductible d'une articulation (le plus souvent genoux et hanches).

génome. — Ensemble des gènes des chromosomes.

gérontoxon. — Dépôts lipidiques disposés en forme de cercle au niveau de la cornée.

glaucome. — Hyperpression intra-oculaire secondaire à un obstacle gênant l'écoulement de l'humeur aqueuse sécrétée par le corps ciliaire.

hallucination. — Image ou son fabriqué par le cerveau, sans réalité matérielle, que le sujet critique ou non.

hallus valgus. — Déviation en dehors du gros orteil avec subluxation de l'articulation métatarso-phalangienne.

hallus varus. — Déviation en dedans du gros orteil.

handicap. — Mesure de la façon dont une incapacité est compensée ou non.

hypotension orthostatique. — Diminution notable de la tension artérielle lors du passage en position debout.

iatrogène. — Qui est provoqué par le médecin (prescriptions, examens, médicaments, prise en charge...).

incapacité. — Mesure l'importance de la baisse de performance liée à une déficience.

incidence. — Nombre de nouveaux cas par an d'une maladie donnée.

intermitotique. — Cellules qui ne se divisent que rarement mais capables de se diviser sous l'effet d'un stimulus.

libido. — Énergie qui anime l'instinct de la recherche du plaisir.

masse maigre. — Masse constituée par la masse musculaire, la masse osseuse et les différents organes. On l'oppose à la masse adipeuse.

mitotique. — Cellules qui se divisent durant toute la vie de l'organisme.

nécrose. — Mortification tissulaire.

neurotoxique. — Toxique vis-à-vis du système nerveux.

neurotrophique. — Qui concerne la nutrition des tissus nerveux.

nutrition entérale. — Nutrition par sonde naso-gastrique ou gastrotomie.

nutrition parentérale. — Nutrition par perfusions intraveineuses.

ostéoclastes. — Cellules responsables de la destruction de la substance osseuse.

ostéopénie. — Diminution physiologique de la masse osseuse.

ostéoporose. — Diminution pathologique de la masse osseuse.

péristaltisme. — Contractions se faisant de haut en bas dans l'estomac et l'intestin.

phanères. — Ensemble des poils, ongles, cheveux.

pharmacocinétique. — Étude du sort des médicaments dans l'organisme.

phénotype. — Manifestation du patrimoine héréditaire plus ou moins modifiée par le milieu ambiant.

phlyctène. — Bulle remplie de sérosité.

pied équin. — Déformation du pied qui reste en extension sur la jambe.

pollakiurie. — Augmentation de la fréquence des mictions.

polypathologie. — Association de plusieurs maladies.

postmitotique. — Cellules qui ne se divisent plus une fois différenciées.

praxie. — Coordination normale des mouvements vers le but proposé.

presbyacousie. — Déficit d'audition irréversible liée à la sénescence de l'oreille interne.

presbytie. — Difficulté de voir nettement, sans fatigue, les objets rapprochés.

presbyvestibulie. — Sensations vertigineuses ou d'instabilité dues au vieillissement du système labyrinthique et vestibulaire.

prévalence. — Nombre de cas d'une maladie donnée dans une population donnée.

prolapsus. — Chute ou abaissement d'un organe par suite du relâchement de ses moyens de fixité.

psychogène. — Qui ne peut être rapporté à une lésion organique.

psychotrope. — Médicaments agissant sur l'activité cérébrale.

radicaux libres. — Molécules portant un ou des électrons non appariés.

rééducation périnéale. — Ensemble de techniques et d'exercices ayant pour objectif de renforcer les muscles périnéaux et le système de verrouillage des sphincters.

réticulation. — Survenue de liaisons entre les macromolécules qui pourraient altérer leur activité métabolique.

rétropulsion. — Tendance à pencher, voire tomber, en arrière.

sénescence. — Vieillissement physiologique normal.

sénilité. — Vieillissement pathologique.

steppage. — Impossibilité de fléchir le pied sur la jambe entraînant une démarche particulière avec le pied qui « traîne ».

syncope. — Perte de connaissance brutale et complète.

taux de fécondité. — Nombre de naissances vivantes pour 1 000 femmes en âge de procréer (15-45 ans).

taux de mortalité. — Nombre de décès pour 1 000 habitants.

ténotomie. — Section d'un tendon pour redresser un membre.

thrombose. — Formation d'un caillot dans un vaisseau sanguin ou dans une cavité du cœur.

vieillissement primaire. — Processus physiologique « normal ».

vieillissement secondaire. — Processus pathologique secondaire à des pathologies.

vieillissement. — Processus de réduction des réserves physiologiques rendant l'organisme plus vulnérable.

Cahier d'entraînement

SUJETS CORRIGÉS

- Tests de connaissances
- Mini-cas concrets
- Cas concrets types

Table des matières du cahier d'entraînement

TESTS DE CONNAISSANCES

MINI-CAS CONCRETS

Corrigés

CAS CONCRETS TYPES

Corrigés

Physiologie du vieillissement

1. L'entropion est une bascule . . . . . du bord ciliaire inférieur. Le contact . . . . . avec . . . . . irrite celle-ci en permanence.

2. Une personne âgée ayant une cataracte voit (cocher la ou les bonnes réponses) :

a. Dans un « brouillard ». ❒
b. Mieux en zone très éclairée. ❒
c. Distinctement les différentes couleurs. ❒
d. Mal la différence entre les couleurs. ❒

3. Une personne âgée atteinte d'un glaucome chronique (cocher la ou les bonnes réponses) :

a. Ne voit pas en face d'elle mais voit sur les côtés. ❒
b. Voit en face d'elle mais pas sur les côtés. ❒
c. Voit en face d'elle et sur les côtés extrêmes mais pas entre les deux. ❒

4. Une personne âgée atteinte de dégénérescence maculaire liée à l'âge (cocher la ou les bonnes réponses) :

a. Ne deviendra pas totalement aveugle. ❒
b. Voit en vision centrale mais pas en périphérie. ❒
c. Voit en périphérie mais pas en vision centrale. ❒

5. Un appareil auditif qui marche bien siffle quand on le décolle de l'oreille.

Vrai ❒ Faux ❒

6. Une personne âgée atteinte de presbyacousie (cocher la bonne réponse) :

a. Entend mieux les voix graves. ❒
b. Entend mieux les voix aiguës. ❒

7. Le vieillissement de l'oreille aboutit à une presbyacousie, celui de l'équilibre aboutit à . . . . .

8. Le débit cardiaque du sujet âgé indemne de maladie cardiaque est-il modifié avec l'âge ? (cocher la ou les bonnes réponses) :

a. Au repos. ❒
b. À l'effort. ❒
c. Aux deux. ❒

9. Les varices sont dues à une ...... de l'élasticité de la paroi veineuse.

10. La pression artérielle en oxygène (PaO_2) ... avec l'âge.

11. Pour quelle raison la vaccination antigrippale est-elle importante pour les personnes âgées ?

CORRIGÉS p. 166

Place de la personne âgée dans la société

1. Citer les deux causes du vieillissement de la population en France.

2. Quelle est la définition de l'autonomie ?

3. Quel est le pourcentage de la population âgée de 80 ans et plus vivant en institution ? (cocher la bonne réponse) :

a. 5 %. ❒
b. 16 %. ❒
c. 33 %. ❒
d. 52 %. ❒

4. Pour toute demande d'aide financière, vous devez conseiller à la personne âgée de s'adresser au . . . . . de la mairie de son lieu d'habitation.

5. Les soins de nursing faits à une personne âgée sont remboursés à 100 % par la Sécurité sociale s'ils sont faits par (cocher la ou les bonnes réponses) :

a. Un service de soins infirmiers à domicile. ❒
b. Un(e) infirmier(e) libéral(e). ❒
c. Une auxiliaire de vie formée à la gérontologie. ❒

6. Une personne âgée prise en charge à 100 % pour une affection longue durée est également prise en charge à 100 % par l'assurance maladie pour son hospitalisation en soins de longue durée (long séjour).

Vrai ❒ Faux ❒

7. L'espérance de vie d'une femme de 80 ans en 2004 est :

a. Inférieure à 3 ans. ❒
b. 3 à 4 ans. ❒
c. 5 à 6 ans. ❒
d. 8 à 9 ans. ❒

CORRIGÉS p. 166-167

Déshydratation du sujet âgé

1. Définir : *déshydratation*.

2. Parmi les symptômes suivants, quels sont ceux qui évoquent une déshydratation ? (cocher la ou les bonnes réponses)

a. Augmentation de la pression artérielle. ❒
b. Sécheresse des muqueuses. ❒
c. Troubles de la vigilance. ❒
d. Oligurie. ❒

Sujets

3. Quels sont les signes biologiques de la déshydratation ?

4. Citer les complications éventuelles faisant suite à une déshydratation.

5. Quels sont les deux grands mécanismes responsables d'une déshydratation ?

6. Citer les mécanismes possibles de pertes hydrosodées d'origine digestive.

7. Quelles sont les différentes voies à envisager dans le traitement de la déshydratation ?

8. Quelles sont les indications de la perfusion sous-cutanée ?

9. Quel apport journalier maximal de liquide est envisageable par voie sous-cutanée ?

10. Quel matériel préparer en vue d'une perfusion veineuse ?

11. Sur quels points doit porter votre surveillance d'une perfusion veineuse ?

CORRIGÉS p. 167-168

Dénutrition

1. Pour quelle raison les infections broncho-pulmonaires sont-elles plus fréquentes chez le patient dénutri ?

2. Concernant la dénutrition chez le sujet âgé (cocher la ou les bonnes réponses) :

a. La dénutrition peut être liée à une insuffisance des apports alimentaires, mais également à un hypercatabolisme. ❒

b. La dénutrition entraîne constamment une perte de poids. ❒

c. La dénutrition est plus fréquente à domicile qu'en institution. ❒

d. La mortalité chez le sujet âgé dénutri est essentiellement liée au risque infectieux. ❒

3. Citer cinq facteurs de risques de dénutrition exogène.

4. Citer deux maladies endocriniennes pouvant être responsables d'une dénutrition endogène.

5. Citer quatre signes cliniques que l'on peut constater lors d'une dénutrition.

6. Quel est le principal marqueur biologique de dénutrition chronique ?

7. Concernant la supplémentation orale dans le cadre de la dénutrition (cocher la ou les bonnes réponses) :

a. Elle est suffisante en cas de dénutrition modérée. ❒

b. Elle s'impose dans le cadre d'une insuffisance d'apports chronique. ❒

c. Elle est indiquée pour une perte de poids supérieure à 20 %. ❒

d. Il existe des préparations commerciales de type hyperprotidique. ❒

8. Quelles sont les deux techniques de nutrition entérale ?

9. Dans quelle position le patient doit-il être lors d'une nutrition par sonde gastrique ?

10. Citer deux complications à redouter en cas de nutrition parentérale.

11. Quelles sont les quatre variétés d'aliments riches en protéines ?

12. Concernant la gastrostomie percutanée (cocher la ou les bonnes réponses) :

a. Elle est indiquée en cas de troubles prolongés de la déglutition. ❒

b. Elle nécessite préalablement une décision collégiale (accord du patient, de son entourage familial et de l'équipe soignante). ❒

c. Elle ne comporte pas de risque de pneumopathie d'inhalation. ❒

d. Elle s'envisage quand la nutrition entérale aura une durée prolongée. ❒

CORRIGÉS p. 168-169

Syndrome de glissement

1. Définir : *syndrome de glissement.*

2. Quels signes somatiques sont en faveur d'un syndrome de glissement ? (cocher la ou les bonnes réponses)

a. Anorexie. ❒

b. Phlébite. ❒

c. Incontinence urinaire. ❒

d. Oligurie. ❒

3. Quelle complication cutanée est observable suite à un syndrome de glissement ?

4. Quels signes psychiques sont en faveur d'un syndrome de glissement ? (cocher la ou les bonnes réponses)

a. Idée suicidaire. ❒
b. Délire d'auto-accusation. ❒
c. Hétéro-agressivité vis-à-vis de l'entourage. ❒
d. Refus des soins d'hygiène. ❒
e. Alternance de la prostration et de protestations. ❒

5. Quelles peuvent être les circonstances de déclenchement d'un syndrome de glissement ?

6. Quelle classe de médicament est instituée le plus souvent dans le cadre d'un syndrome de glissement ?

CORRIGÉS p. 169

Incontinence urinaire du sujet âgé

Anatomie-Physiologie

1. Annoter le schéma de la vessie et du système sphinctérien.

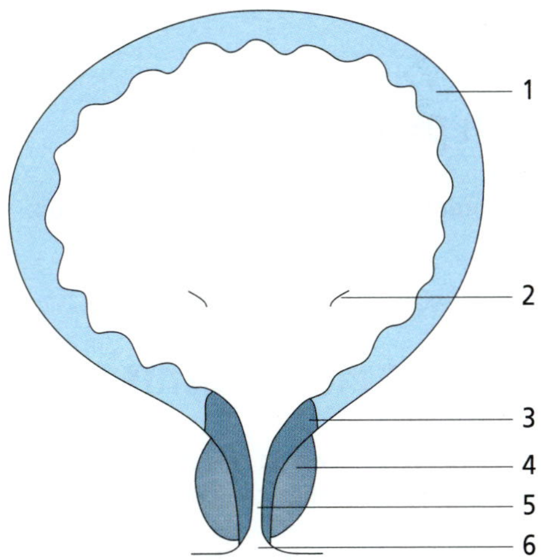

2. Définir en quatre termes les caractéristiques d'une miction normale.

3. Quelle est la capacité d'une vessie normale ?

4. Citer les quatre éléments essentiels qui composent l'appareil vésico-sphinctérien.

5. Quel est le rôle du détrusor ?

6. Nommer les deux systèmes de commande centrale qui contrôlent la continence et la miction.

7. Quelle est la caractéristique de la diurèse des 24 heures chez la personne âgée ?

Physiopathologie clinique

1. Définir : *incontinence urinaire.*

2. Citer les trois principaux mécanismes physiopathologiques de l'incontinence urinaire. Quel est celui le plus fréquemment rencontré chez la femme âgée ?

3. Parmi les symptômes suivants, quels sont ceux qui se rapportent à l'instabilité vésicale ?

a. Dysurie. ❒
b. Pollakiurie diurne et nocturne. ❒
c. Fuites d'urine peu abondantes. ❒
d. Fuites d'urine abondantes. ❒
e. Besoins impérieux. ❒

4. La rétention d'urine se définit par la persistance d'un résidu postmictionnel supérieur à :

a. 50 mL. ❒
b. 100 mL. ❒
c. 200 mL. ❒
d. 300 mL. ❒

5. Parmi les causes suivantes, quelles sont celles qui peuvent favoriser l'apparition ou l'aggravation d'une incontinence urinaire ?

a. Escarre sacrée. ❒
b. Fécalome. ❒
c. Infection urinaire. ❒
d. Troubles de la marche. ❒
e. Certains médicaments. ❒

6. Quelles causes doit-on rechercher devant une rétention chronique d'urine chez une femme âgée ?

a. Fécalome. ❒
b. Maladie neurologique. ❒
c. Traitement médicamenteux. ❒
d. Prolapsus vésical. ❒
e. Hydrocéphalie à pression normale. ❒

7. Qu'entend-on par incontinence de « circonstance » ?

Examens complémentaires

Quel examen simple doit-on réaliser chez une personne âgée présentant une incontinence urinaire récente ou aggravée récemment ?

Sujets

Pharmacologie

1. Parmi ces classes médicamenteuses, quelles sont celles qui peuvent provoquer ou aggraver une incontinence urinaire ?

a. Diurétiques. ❒

b. Bêta-bloquants. ❒

c. Neuroleptiques. ❒

d. Anti-inflammatoires non stéroïdiens. ❒

2. Citer un médicament utilisé pour traiter l'incontinence urinaire par instabilité vésicale. Par quel mécanisme agit-il ?

3. Quels sont les effets secondaires possibles d'un traitement anticholinergique chez un sujet âgé ?

a. Rétention d'urine. ❒

b. Syndrome confusionnel. ❒

c. Sécheresse buccale. ❒

d. Diarrhée. ❒

Soins infirmiers

Mme D., 85 ans, est admise en soins de suite et réadaptation pour rééducation après fracture du col fémoral droit. L'appui est autorisé et elle marche avec l'aide d'un déambulateur. Après quelques jours, vous constatez que Mme D. présente une incontinence urinaire qui, dit-elle, n'existait pas avant son hospitalisation. Vous apprenez qu'une sonde urinaire a été posée lors de son séjour en chirurgie et a été retirée le jour de son transfert. Le bilan montre qu'il s'agit d'une incontinence par rétention d'urine, l'ECBU révèle une infection urinaire à *E. coli.*

1. Quel est le type de démarche à adopter pour prendre en charge l'incontinence de Mme D ?

2. Quel est le rôle de l'infirmier(e) ?

CORRIGÉS p. 169-171

Syndrome d'immobilisation et état grabataire

1. Définir : *état grabataire.*

2. Quelles sont les modifications physiopathologiques secondaires à l'alitement prolongé chez la personne âgée ?

a. Fonte musculaire. ❒

b. Baisse des défenses immunitaires. ❒

c. Stase veineuse. ❒

d. Ostéoporose. ❒

e. Hypercatabolisme protidique. ❒

3. Citer cinq complications pouvant survenir chez un sujet âgé alité.

4. Citer et définir les phases de la cicatrisation de l'escarre.

5. Qu'est-ce que la grille de Norton ?

6. Que faites-vous devant une escarre de phlyctène ?

CORRIGÉS p. 171

Modification du sommeil

Les effets du vieillissement sur le sommeil sont :

a. Une réduction du temps du sommeil nocturne. ❒

b. Une augmentation du temps du sommeil nocturne. ❒

c. Une diminution du sommeil lent et du sommeil paradoxal. ❒

CORRIGÉS p. 171

Soutien psychologique

Énumérer les cinq temps du travail de deuil.

CORRIGÉS p. 171-172

Sujet âgé et médicaments

1. Citer trois conséquences des modifications de la pharmacocinétique des médicaments chez le sujet âgé.

2. Pour quelle raison les effets secondaires des médicaments, chez le sujet âgé, sont-ils essentiellement d'expression cardiaque ou neurologique centrale ?

3. Parmi cette liste, cocher les médicaments laissant un goût amer si la personne ne les avale pas vite avec un verre d'eau.

a. *Équanil.* ❒

b. *Mopral.* ❒

c. *Athymil.* ❒

d. *Di-Antalvic.* ❒

e. *Laroxyl.* ❒

CORRIGÉS p. 172

Accompagnement de la personne âgée en fin de vie

1. Définir : *accompagnement en fin de vie.*

2. D'après Elisabeth Kübler-Ross, citer les cinq stades que traverse la personne en fin de vie.

3. Chez la personne âgée, on observe les particularités suivantes (cocher la ou les bonnes réponses) :

a. Les stades de colère et de marchandage sont plus marqués chez les personnes âgées. ❐

b. La peur de la mort augmente avec l'âge. ❐

c. Des phénomènes de signalisation sont observés, où les personnes âgées annoncent le moment de leur mort. ❐

d. L'accompagnement en fin de vie est plus difficile chez des personnes ayant des troubles des fonctions supérieures. ❐

4. L'observation de la personne âgée peut vous permettre d'évaluer la douleur. Citer trois éléments d'observation que vous rechercherez.

5. Citer une classe médicamenteuse pour chacun des trois paliers antalgiques.

6. Donner deux raisons pour lesquelles les corticoïdes ont un intérêt dans le traitement palliatif.

7. Quels sont les deux mécanismes physiologiques de la douleur ?

8. Citer deux situations pouvant induire des douleurs de désafférentation.

9. Concernant les douleurs de désafférentation (cocher la ou les bonnes réponses) :

a. Le traitement repose sur de fortes doses de médicaments. ❐

b. L'aspirine soulage efficacement la douleur. ❐

c. Les anticonvulsivants sont largement utilisés. ❐

d. Les douleurs peuvent être de type décharges électriques. ❐

10. Lors d'un encombrement des voies respiratoires, quel médicament peut être utilisé pour assécher les sécrétions bronchiques ?

11. Pour quelles raisons la constipation est-elle fréquente chez un patient en fin de vie ?

12. Quelles actions allez-vous mettre en place chez un patient ayant une bouche sèche ?

13. Quel est l'antibiotique utilisé contre les odeurs nauséabondes de la bouche ?

CORRIGÉS p. 172-173

Démence

1. Définir : *démence.*

2. Quelle est la prévalence de la démence dans la population âgée de 75 ans et plus ?

3. La majorité des personnes âgées ayant une maladie démentielle vivent en institution.

Vrai ❐ Faux ❐

4. Citer les cinq principaux symptômes de la maladie d'Alzheimer à la phase d'état.

5. On retrouve dans la maladie de Parkinson un déficit en dopamine; dans la maladie d'Alzheimer, on retrouve un déficit en .....

6. Toutes les démences peuvent être traitées par les inhibiteurs de la cholinestérase.

Vrai ❐ Faux ❐

7. Citer au moins deux étiologies de pseudodémence.

CORRIGÉS p. 173-174

Dépression

1. Citer les trois signes principaux de la dépression du sujet âgé.

2. L'observation d'idées délirantes chez une personne âgée triste exclut le diagnostic de dépression et évoque une démence.

Vrai ❐ Faux ❐

3. Quels sont les éléments de surveillance infirmière d'un traitement antidépresseur ?

CORRIGÉS p. 174

Troubles confusionnels

1. Quelle est la caractéristique du début des troubles confusionnels ?

2. Quels sont les facteurs de risque que peut rechercher l'infirmier(e) avant l'arrivée du médecin devant une personne âgée brutalement confuse ?

CORRIGÉS p. 174

Tests de connaissances

Corrigés

Physiologie du vieillissement

1. L'entropion est une bascule *en dedans* du bord ciliaire inférieur. Le contact *des cils* avec *la conjonctive (ou cornée)* irrite celle-ci en permanence.

2. Une personne âgée ayant une cataracte voit :

Réponses : a, d.

NB : la cataracte entraîne un flou visuel donnant une impression de « flou hamiltonien » et une diminution de la vision des couleurs.

3. Une personne âgée atteinte d'un glaucome chronique :

Réponse : c.

NB : le glaucome entraîne une perte progressive de la vision « paracentrale ». La personne voit en face d'elle et sur les côtés extrêmes. Elle compense en tournant la tête. La perte de la vue s'étend progressivement et la personne ne s'en rend compte que tardivement quand la vision centrale est atteinte.

4. Une personne âgée atteinte de dégénérescence maculaire liée à l'âge :

Réponse : a, c.

NB : gardant une vision périphérique, la personne qui a perdu la vision centrale ne devient pas totalement aveugle même si, bien sûr, le handicap est important.

5. Un appareil auditif qui marche bien siffle quand on le décolle de l'oreille.

Réponse : vrai. C'est un moyen simple d'en vérifier le bon fonctionnement.

6. Une personne âgée atteinte de presbyacousie :

Réponse : a.

NB : ceci explique qu'il vaut mieux baisser la tonalité de la voix plutôt que d'élever la puissance de sa voix pour se faire entendre d'une personne âgée un peu sourde.

7. Le vieillissement de l'oreille aboutit à une presbyacousie, celui de l'équilibre aboutit à *une presbyvestibulie*.

Ceci explique en partie la difficulté d'une personne âgée à garder son équilibre quand une cause externe risque de la faire tomber.

8. Le débit cardiaque du sujet âgé indemne de maladie cardiaque est-il modifié avec l'âge ?

Réponse : b.

NB : le débit cardiaque du sujet âgé indemne de maladie cardiaque n'est pas modifié au repos, mais augmente à l'effort. Cette augmentation permet au sujet âgé indemne de maladie cardiaque de s'adapter à l'effort.

9. Les varices sont dues à une *perte* de l'élasticité de la paroi veineuse.

Lorsqu'elles sont symptomatiques, la seule façon de compenser cette perte est la pose de bandes élastiques à varices.

10. La pression artérielle en oxygène (PaO_2) *diminue* avec l'âge.

La PaO_2 diminue de façon physiologique avec l'âge. Elle passe de 95 mm Hg à 20 ans à 75 mm Hg à 70 ans.

11. Pour quelle raison la vaccination antigrippale est-elle importante pour les personnes âgées ?

Les modifications de l'appareil respiratoire dues au vieillissement n'entraînent pas de réduction des capacités empêchant la personne âgée de mener une vie normale, mais il y a une réduction de réserves qui fait que dès qu'une pathologie pulmonaire survient, elle ampute cette réserve et majore le risque d'insuffisance respiratoire. La régularité de l'examen physique, la vaccination, en particulier antigrippale, limitent ce risque.

Place de la personne âgée dans la société

1. Citer les deux causes du vieillissement de la population en France.

Le vieillissement démographique est dû à l'effet combiné de la baisse de la natalité (le taux de 1,65 enfant/femme en âge de procréer ne permet pas le remplacement des générations) et du seuil de la mortalité qui s'élève désormais après 70 ans.

2. Quelle est la définition de l'autonomie ?

L'autonomie est la capacité qu'a un individu à se gouverner lui-même.

3. Quel est le pourcentage de la population âgée de 80 ans et plus vivant en institution ?

Réponse : b.

NB : le pourcentage de la population âgée de 80 ans (et plus) qui vit en institution est de 16 %, mais elle ne représente que 5 % de la population âgée de 65 ans et plus.

4. Pour toute demande d'aide financière, vous devez conseiller à la personne âgée de s'adresser *au Centre d'action sociale* de la mairie de son lieu d'habitation.

Corrigés

NB : le Centre d'action sociale de chaque municipalité est à même de renseigner toute personne sur ses droits en fonction de son niveau de dépendance et de ses ressources, et sur les démarches à faire.

5. Les soins de nursing faits à une personne âgée sont remboursés à 100 % par la Sécurité sociale s'ils sont faits par :

Réponse : a.

La prise en charge à 100 % par la Sécurité sociale des soins de nursing se fait dans le cadre du service de soins infirmiers à domicile (forfait journalier), de l'infirmier(e) libéral(e) si la personne âgée a une prise en charge à 100 % au titre d'une ALD (affection longue durée).

En revanche, quel que soit le niveau de formation, la prise en charge d'auxiliaires de vie est entièrement à la charge de la personne (à l'exception de certaines caisses de retraite).

6. Une personne âgée prise en charge à 100 % pour une affection longue durée est également prise en charge à 100 % par l'assurance maladie pour son hospitalisation en soins de longue durée (long séjour).

Faux. Même prise en charge à 100 % pour une ALD, la personne âgée devra en soins de longue durée s'acquitter d'un forfait hébergement dont le taux est fixé par le conseil général de chaque département.

7. L'espérance de vie d'une femme de 80 ans en 2004.

L'espérance de vie d'une femme de 80 ans, actuellement, est le nombre d'années qui restent à vivre au groupe de femmes qui ont atteint cet âge si les conditions de mortalité ayant servi au calcul ne changent pas. En 2004, l'espérance de vie à 80 ans est de 7 ans pour les hommes, 9 ans pour les femmes.

Déshydratation du sujet âgé

1. Définir : *déshydratation.*

Déficit du volume liquidien de l'organisme par déséquilibre du bilan hydrosodé.

2. Parmi les symptômes suivants, quels sont ceux qui évoquent une déshydratation ?

Réponses : b, c, d.

NB : une déshydratation extracellulaire peut induire une baisse (et non pas une augmentation) de la pression artérielle.

3. Quels sont les signes biologiques de la déshydratation ?

Déshydratation extracellulaire	– élévation de la protidémie – augmentation de l'hématocrite – augmentation de l'urée – augmentation de la créatininémie
Déshydratation intracellulaire	– élévation de la natrémie (> 145 mmol/L)

4. Citer les complications éventuelles faisant suite à une déshydratation.

- Escarres.
- Infections broncho-pulmonaires et urinaires.
- Phlébites et embolies pulmonaires.
- Complications neurologiques ischémiques.
- Coma hyperosmolaire, notamment chez le diabétique.

5. Quels sont les deux grands mécanismes responsables d'une déshydratation ?

- L'augmentation des pertes hydrosodées.
- La diminution des apports hydrosodés.

NB : l'augmentation des pertes hydrosodées peut être d'origine rénale (par exemple, suite à la prise de diurétiques), ou bien extrarénales (par exemple, suite à une fièvre, des vomissements, une polypnée, une diarrhée).

6. Citer les mécanismes possibles de pertes hydrosodées d'origine digestive.

- Vomissements.
- Diarrhée.
- Aspiration digestive non compensée.

7. Quelles sont les différentes voies à envisager dans le traitement de la déshydratation ?

- Voie buccale.
- Voie veineuse.
- Voie digestive (sonde gastrique ou gastrostomie).
- Voie sous-cutanée (en cas de déshydratation modérée).

NB : la voie veineuse centrale n'est pas utilisée dans le cadre d'une déshydratation non compliquée.

8. Quelles sont les indications de la perfusion sous-cutanée ?

– Traitement d'une déshydratation modérée chez un patient pour qui la perfusion par voie veineuse est complexe

Corrigés

(mauvais capital veineux, agitation avec risque d'arracher la perfusion).

– Prévention d'une déshydratation chez un patient ayant des difficultés pour boire (démences, troubles de déglutition…).

9. Quel apport journalier maximal de liquide est envisageable par voie sous-cutanée ?

Réponse : 1,5 litre.

10. Quel matériel préparer en vue d'une perfusion veineuse ?

– Pied à sérum, panier pour flacon de perfusion.

– Sérum physiologique ou glucosé.

– Tubulure à soluté, cathéter, pansement occlusif (type opsite).

– Compresses, alcool.

– Plateau + réniforme (haricot).

– Gants, garrot, bac à aiguilles.

11. Sur quels points doit porter votre surveillance d'une perfusion veineuse ?

– Contrôle du reflux dans la tubulure.

– Débit, durée de perfusion.

– Au point d'injection, existence d'un œdème, d'une rougeur, chaleur, douleur.

– Surveillance TA, pouls, température, état de conscience, respiration, diurèse journalière.

– Éventuellement, prélèvements pour ionogrammes sanguin et urinaire.

Dénutrition

1. Pour quelle raison les infections broncho-pulmonaires sont-elles plus fréquentes chez le patient dénutri ?

La dénutrition induit une déficience de l'immunité à l'origine d'une fréquence accrue d'infections, en particulier broncho-pulmonaires.

2. Concernant la dénutrition chez le sujet âgé :

Réponses : a, d.

NB : la perte de poids est inconstante. Le poids peut même se majorer en raison du développement d'œdèmes. La dénutrition est plus fréquente en cas d'hospitalisation ou de vie en maison de retraite (40 à 60 %) qu'à domicile (10 %).

3. Citer cinq facteurs de risques de dénutrition exogène.

– Économique (faibles ressources).

– Social (isolement).

– Mauvais état dentaire.

– Handicap pour préparer ses repas, se servir et s'alimenter.

– Prise de médicaments nombreux et/ou anorexigènes.

– Régime restrictif (exemple : sans sel).

– Troubles du comportement alimentaire (exemple : anorexie de la dépression).

– Alcoolisme, tabagisme « coupant l'appétit ».

– Affection de l'appareil digestif limitant la prise alimentaire (exemple : ulcère, œsophagite).

4. Citer deux maladies endocriniennes pouvant être responsables d'une dénutrition endogène.

Le diabète et l'hyperthyroïdie peuvent être responsables d'un hypercatabolisme à l'origine d'une dénutrition endogène.

5. Citer quatre signes cliniques que l'on peut constater lors d'une dénutrition.

– Asthénie.

– Anorexie.

– Amaigrissement (absent si œdème).

– Œdème des membres inférieurs.

– Amyotrophie.

– Troubles cutanés et des phanères : peau sèche, ongles cassants.

– Escarres.

6. Quel est le principal marqueur biologique de dénutrition chronique ?

Une baisse du taux d'albumine sanguine (en dessous de 35 g/L) signe l'existence d'une dénutrition chronique. La préalbumine est quant à elle un marqueur de dénutrition aiguë.

7. Concernant la supplémentation orale dans le cadre de la dénutrition :

Réponses : a, d.

NB : la supplémentation orale s'envisage pour des dénutritions par carence d'apports d'apparition récente et modérée (perte de poids < 10 %).

8. Quelles sont les deux techniques de nutrition entérale ?

– Sonde nasogastrique.

– Gastrostomie percutanée par voie endoscopique.

Corrigés

9. Dans quelle position le patient doit-il être lors d'une nutrition par sonde gastrique ?

Pour éviter la régurgitation, la position assise est souhaitable (au mieux, au fauteuil). En cas d'impossibilité, la position demi-assise dans le lit est envisageable.

10. Citer deux complications à redouter en cas de nutrition parentérale.

- Thrombose veineuse.
- Infection à point de départ cutané.

11. Quelles sont les quatre variétés d'aliments riches en protéines ?

Il s'agit des viandes, poissons, œufs et produits laitiers.

12. Concernant la gastrostomie percutanée :

Réponses : a, b, d.

NB : la gastrostomie expose, comme la sonde nasogastrique, au risque de régurgitation et donc de pneumopathie d'inhalation. Cette technique trouve sa pleine indication lorsque l'alimentation entérale devra se prolonger sur plusieurs semaines, voire plusieurs mois.

Syndrome de glissement

1. Définir : *syndrome de glissement.*

Décompensation rapide de l'état général d'un sujet âgé faisant suite à une affection aiguë qui est en voie de guérison ou qui paraît guérie.

2. Quels signes somatiques sont en faveur d'un syndrome de glissement ?

Réponses : a, b, c, d.

NB : la phlébite fait partie des complications de l'immobilisation prolongée, elle-même fréquemment observée chez le patient victime d'un syndrome de glissement.

En rappel, l'oligurie témoigne d'une déshydratation extracellulaire.

3. Quelle complication cutanée est observable suite à un syndrome de glissement ?

L'escarre est une complication à craindre dès lors qu'il y a immobilisation prolongée d'un patient, anorexique, refusant toute intervention des soignants (notamment soins d'hygiène et aide aux repas et à la marche).

4. Quels signes psychiques sont en faveur d'un syndrome de glissement ?

Réponses : c, d, e.

NB : à la différence du syndrome dépressif psychique pur, il n'existe pas de recherche du suicide, ni de délire d'autoaccusation.

5. Quelles peuvent être les circonstances de déclenchement d'un syndrome de glissement ?

- Maladie aiguë, en apparence guérie (exemple : infection broncho-pulmonaire).
- Intervention chirurgicale.
- Chute.
- Deuil, séparation relationnelle.
- Décompensation d'un conflit conjugal, familial ou institutionnel.
- Hospitalisation ou admission dans une institution.

6. Quelle classe de médicament est instituée le plus souvent dans le cadre d'un syndrome de glissement ?

Médicament antidépresseur, dans le cas où le syndrome dépressif est réellement présent.

Incontinence urinaire du sujet âgé

Anatomie-Physiologie

1. Annoter le schéma de la vessie et du système sphinctérien.

1. Détrusor. **2.** Méat urétéral. **3.** Sphincter lisse. **4.** Sphincter strié. **5.** Urètre. **6.** Méat urétral.

2. Définir en quatre termes les caractéristiques d'une miction normale.

Volontaire, facile, indolore, complète.

3. Quelle est la capacité d'une vessie normale ?

Réponse : 300 à 500 mL.

4. Citer les quatre éléments essentiels qui composent l'appareil vésico-sphinctérien.

La vessie, l'urètre, le système d'amarrage, le système de soutien ligamentaire et musculaire.

5. Quel est le rôle du détrusor ?

Le détrusor est le muscle lisse qui entoure la vessie. Il est activé par le système parasympathique et sa contraction permet l'évacuation des urines.

6. Nommer les deux systèmes de commande centrale qui contrôlent la continence et la miction.

Le système sympathique et le système parasympathique.

Corrigés

7. Quelle est la caractéristique de la diurèse des 24 heures chez la personne âgée ?

La personne âgée urine plus souvent durant la nuit.

Physiopathologie clinique

1. Définir : *incontinence urinaire*.

Perte involontaire des urines.

2. Citer les trois principaux mécanismes physiopathologiques de l'incontinence urinaire. Quel est celui le plus fréquemment rencontré chez la femme âgée ?

Les trois principaux mécanismes sont l'instabilité vésicale, l'incontinence d'effort, la rétention chronique d'urine. Le plus fréquemment rencontré est l'instabilité vésicale.

3. Parmi les symptômes suivants, quels sont ceux qui se rapportent à l'instabilité vésicale ?

Réponses : b, d, e.

4. La rétention d'urine se définit par la persistance d'un résidu postmictionnel supérieur à :

Réponse : b.

NB : le résidu postmictionnel peut aussi être supérieur à 20 % du volume mictionnel. Ex. : vol mictionnel : 600 mL, résidu : > 120 mL.

5. Parmi les causes suivantes, quelles sont celles qui peuvent favoriser l'apparition ou l'aggravation d'une incontinence urinaire ?

Réponses : a, b, c, d, e.

NB : escarre, fécalome, infection urinaire constituent des « épines irritatives » qui favorisent l'instabilité vésicale. Le fécalome rectal peut entraîner une rétention d'urine par compression de l'urètre chez la femme. Les troubles de la marche chez une personne âgée continente augmentent la durée du trajet pour se rendre aux WC et par conséquent le temps entre le besoin d'uriner et la miction.

6. Quelles causes doit-on rechercher devant une rétention chronique d'urine chez une femme âgée ?

Réponses : a, c.

NB : le prolapsus vésical peut être responsable d'une incontinence d'effort; l'hydrocéphalie à pression normale entraîne une instabilité vésicale.

7. Qu'entend-on par incontinence de « circonstance » ?

Ces incontinences sont la conséquence d'un ou plusieurs facteurs aggravants qui décompensent une continence « limite » et/ou qui empêchent la personne âgée de se rendre facilement aux WC.

Il peut s'agir de pathologies (infection urinaire, fécalome, immobilisation quelle(s) qu'en soi(en)t la ou les causes, médicaments, dépression...), d'un environnement ou d'une prise en charge inadaptée aux handicaps de la personne (ex. : sonnette inaccessible, obstacles divers, mise systématique de protections...).

Ces incontinences sont fréquentes et le plus souvent curables.

Examens complémentaires

1. Quel examen simple doit-on réaliser chez une personne âgée présentant une incontinence urinaire récente ou aggravée récemment ?

Bandelette urinaire (type *Uritest*) détectant la présence de leucocytes et/ou de nitrites qui témoigne d'une infection urinaire. Un ECBU sera ensuite pratiqué pour préciser le germe en cause et adapter le traitement antibiotique (si leucocytes et nitrites négatifs ⇒ pas d'infection urinaire).

Pharmacologie

1. Parmi ces classes médicamenteuses, quelles sont celles qui peuvent provoquer ou aggraver une incontinence urinaire ?

Réponses : a, c.

NB : les diurétiques augmentent la diurèse et les neuroleptiques diminuent le contrôle sphinctérien.

2. Citer un médicament utilisé pour traiter l'incontinence urinaire par instabilité vésicale. Par quel mécanisme agit-il ?

Ditropan (oxybutinine). Anticholinergique, il agit en inhibant les contractions inopinées de la vessie.

3. Quels sont les effets secondaires possibles d'un traitement anticholinergique chez un sujet âgé ?

Réponses : a, b, c.

NB : rétention d'urine; tachycardie; syndrome confusionnel; sécheresse buccale; également tachycardie et constipation.

Soins infirmiers

1. Quell est le type de démarche à adopter pour prendre en charge l'incontinence de Mme D. ?

Corrigés

Toute prise en charge d'une personne âgée doit être globale quelle que soit la ou les pathologies présentées. La prise en charge est multidisciplinaire.

2. Quel est le rôle de l'infirmier(e) ?

– Rassurer et expliquer les modalités de la rééducation vésicale.

– Mettre en place un catalogue mictionnel sur 48 heures; réaliser les sondages postmictionnels 2 à 3 fois par jour et noter les résultats; arrêter les sondages lorsque le résidu sera inférieur à 100 mL.

– Faciliter l'accès aux WC, apprendre à Mme B à mettre elle-même le bassin la nuit.

– Choisir les protections les mieux adaptées pour favoriser l'autonomie de Mme B.

– S'assurer de la distribution et de la prise des antibiotiques prescrits pour traiter l'infection urinaire.

– Vérifier la stérilisation des urines avec une bandelette urinaire.

Syndrome d'immobilisation et état grabataire

1. Définir : *état grabataire*.

Concerne toute personne qui ne peut quitter spontanément le lit. Cet état est par définition irréversible contrairement au syndrome d'immobilisation qui peut s'installer après quelques jours d'alitement d'une personne âgée.

2. Quelles sont les modifications physiopathologiques secondaires à l'alitement prolongé chez la personne âgée ?

Réponses : a, b, c, d, e.

3. Citer cinq complications pouvant survenir chez un sujet âgé alité.

Réponses possibles : phlébite; embolie pulmonaire; infections pulmonaires, cutanées, urinaires; escarres; fécalome; rétractions tendineuses; dépression; hypotension orthostatique.

4. Citer et définir les phases de la cicatrisation de l'escarre.

Réponses : détersion : ablation des tissus nécrotiques; bourgeonnement : comblement de la plaie ; épidermisation : reconstitution de l'épiderme.

5. Qu'est-ce que la grille de Norton ?

La grille de Norton est utilisée pour mesurer les facteurs de risque d'escarres; elle tient compte de cinq critères : état général, état psychique, capacité à se déplacer, mobilité, incontinence. Les risques sont présents si le score est inférieur ou égal à 14.

6. Que faites-vous devant une escarre de phlyctène ?

– *Le contenu de la phlyctène est clair :* si elle est tendue, incision en conservant le toit et recouvrement avec une plaque d'hydrocolloide transparent à changer lorsqu'il se décolle spontanément, la plaque peut être maintenue en place jusqu'à 7 jours. Si la bulle n'est pas tendue, pas d'incision et recouvrement avec un hydrocolloide transparent.

– *Le contenu est hémorragique :* découpage du toit de la bulle pour évacuer le sang, véritable milieu de culture pour les germes, nettoyage au sérum physiologique et recouvrement avec un hydrocolloide transparent.

Quelque soit l'aspect de la phlyctène et quelque soit l'aspect de l'escarre, il faut supprimer l'appui (les phlyctènes sont fréquentes sur les talons) au moyen de coussins ou plots en mousse et par des changements de position toutes les 2 à 3 heures ; installer un matelas anti-escarres sur le lit et un coussin anti-escarres sur le fauteuil. Par ailleurs, il faut surveiller et réaliser des massages doux (effleurages) des autres points d'appui à risques. Demander la prescription d'antalgiques en cas de douleurs, assurer des apports hydriques suffisants (1,5 L/j) et protidiques (suppléments type *Fortimel* ou *Cubitan*). Verticalisation et reprise de la marche dès que possible. Le traitement des escarres doit s'inscrire dans une prise en charge globale de la personne.

Modification du sommeil

Les effets du vieillissement sur le sommeil sont :

Réponses : a, c.

NB : les principales modifications du sommeil avec l'âge sont une diminution du temps de sommeil nocturne, une altération de sa continuité (éveils nocturnes de plus en plus nombreux) et une diminution du sommeil lent et du sommeil paradoxal d'où une capacité de récupération moindre.

Soutien psychologique

Énumérer les cinq temps du travail de deuil.

– 1er temps : le refus.

– 2e temps : la colère, la révolte.

Corrigés

- 3e temps : la négociation, le marchandage.
- 4e temps : la dépression.
- 5e temps : l'acceptation.

Ces temps sont les mêmes pour un travail de deuil que pour le travail d'acceptation à l'annonce d'une maladie chronique grave ou d'une mort à court terme.

Sujet âgé et médicaments

1. Citer trois conséquences des modifications de la pharmacocinétique des médicaments chez le sujet âgé.

Les modifications du métabolisme et de la pharmacocinétique des médicaments chez la personne âgée ont trois conséquences :

- Une plus longue présence du médicament dans l'organisme.
- Une durée d'action plus longue.
- Un effet thérapeutique obtenu avec une dose moins importante que pour l'adulte.

2. Pour quelle raison les effets secondaires des médicaments, chez le sujet âgé, sont-ils essentiellement d'expression cardiaque ou neurologique centrale ?

Les effets secondaires des médicaments sont le plus souvent d'expression cardiaque ou neurologique centrale du fait, d'une part, de la bonne conservation des débits sanguins au niveau cardiaque et cérébral et, d'autre part, de l'augmentation de la fraction libre (donc efficace) du médicament.

3. Parmi cette liste, cocher les médicaments laissant un goût amer si la personne ne les avale pas vite avec un verre d'eau.

Parmi cette liste, tous sauf le *Mopral* sont très amers s'ils restent dans la bouche. Les personnes âgées mettant souvent du temps à avaler, n'hésitez pas à leur donner leurs médicaments avec une boisson sucrée. Le *Mopral* ne doit, quant à lui, pas être ouvert : il perd alors son efficacité.

Accompagnement de la personne âgée en fin de vie

1. Définir : *accompagnement en fin de vie.*

Il s'agit de la prise en charge globale de l'ensemble des besoins physiques, psychologiques, spirituels et sociaux d'une personne âgée en fin de vie et atteinte d'une maladie incurable. Pour aboutir à l'objectif essentiel, qui est de soulager le patient en réalisant l'ensemble des soins terminaux, la prise en charge du patient est importante mais ne suffit pas; il faut également assurer celle de son entourage.

2. D'après Elisabeth Kübler-Ross, citer les cinq stades que traverse la personne en fin de vie.

- Le refus.
- La colère.
- Le marchandage.
- La dépression.
- L'acceptation.

NB : voir également Le soutien psychologique p. 171.

3. Chez la personne âgée, on observe les particularités suivantes :

Réponses : c, d.

NB : il est difficile d'évaluer la douleur et de « décoder » la souffrance chez une personne ayant une altération des fonctions supérieures (difficulté de verbalisation). Bien souvent, les phases de colère et de marchandage sont rarement observées et le sujet âgé passe rapidement au stade de dépression.

4. L'observation de la personne âgée peut vous permettre d'évaluer la douleur. Citer trois éléments d'observation que vous rechercherez.

- Position antalgique, en triple flexion (position fœtale).
- Absence de communication verbale ou bien gémissements, cris.
- Visage tendu, grimaçant.
- Comportement : agitation, agressivité, ou encore repli sur soi.

5. Citer une classe médicamenteuse pour chacun des trois paliers antalgiques.

- Palier 1 : paracétamol ou aspirine ou anti-inflammatoires non stéroïdiens.
- Palier 2 : dextropropoxyphène ou codéine.
- Palier 3 : morphiniques majeurs.

6. Donner deux raisons pour lesquelles les corticoïdes ont un intérêt dans le traitement palliatif.

- Stimulation de l'appétit.
- Effet euphorisant.

7. Quels sont les deux mécanismes physiologiques de la douleur ?

Corrigés

a. Douleurs de nociception, qui sont déclenchées par une stimulation douloureuse.

b. Douleurs de désafférentation, qui sont spontanées, non déclenchées par une stimulation douloureuse car liées à une anomalie de l'influx nerveux nociceptif.

8. Citer deux situations pouvant induire des douleurs de désafférentation.

- Amputation d'un membre.
- Compression de la moelle épinière par des métastases au niveau des vertèbres.
- Zona.

9. Concernant les douleurs de désafférentation :

Réponses : c, d.

NB : les anticonvulsivants et les antidépresseurs tricycliques, constituant les deux grandes classes thérapeutiques de la douleur de désafférentation, doivent être administrés à petites doses et d'augmentation progressive, en raison du risque de confusion. L'aspirine est quant à elle efficace dans le cadre des douleurs de nociception.

10. Lors d'un encombrement des voies respiratoires, quel médicament peut être utilisé pour assécher les sécrétions bronchiques ?

La scopolamine en injection sous-cutanée ou en patch assèche les sécrétions bronchiques, et de ce fait, diminue le râle agonisant. À noter également le rôle de l'antibiothérapie qui, lorsqu'elle est possible en phase terminale, permet de prévenir l'encombrement des voies respiratoires.

11. Pour quelles raisons la constipation est-elle fréquente chez un patient en fin de vie ?

La constipation, retrouvée chez 50 % des patients, est due :

- au décubitus prolongé;
- à la déshydratation et à l'alimentation pauvre en volume et en fibres;
- surtout à certains médicaments, ralentisseurs du transit, fréquemment prescrits (morphiniques, antidépresseurs).

12. Quelles actions allez-vous mettre en place chez un patient ayant une bouche sèche ?

- Faire boire en privilégiant les boissons fraîches appréciées par le patient.
- Faire mordre ou sucer des fruits frais.
- Assurer une bonne humidification de la chambre.
- S'il ne peut plus boire, utiliser un pulvérisateur d'eau (faces internes des joues et sillons gingivolabiaux).

13. Quel est l'antibiotique utilisé contre les odeurs nauséabondes de la bouche ?

Flagyl en suspension buvable.

Démence

1. Définir : *démence.*

La démence est une pathologie de l'intelligence définie comme une diminution progressive et irréversible des fonctions supérieures, liée à une atteinte cérébrale organique et limitant les capacités acquises de la personne.

Cette définition se retrouve dans les critères diagnostiques de la démence donnés par le DSM-IV.

2. Quelle est la prévalence de la démence dans la population âgée de 80 ans et plus ?

La prévalence (c'est-à-dire le pourcentage de personnes atteintes d'une maladie) est de 20 % dans la population âgée de 80 ans et plus. Il s'agit de la prévalence de l'ensemble des maladies démentielles et pas seulement de la maladie d'Alzheimer.

3. La majorité des personnes âgées ayant une maladie démentielle vivent en institution.

C'est faux. La majorité des personnes ayant une démence vivent soit avec leur conjoint (45 %), soit avec leurs enfants (25 %), soit seuls à leur domicile (20 %). Seulement 12 % des personnes ayant ce type de pathologies vivent en institution (maisons de retraite, services de soins de longue durée).

4. Citer les cinq principaux symptômes de la maladie d'Alzheimer à la phase d'état.

- Troubles de mémoire des faits récents et des faits anciens.
- Désorientation temporospatiale.
- Troubles du jugement et du raisonnement.
- Syndrome aphaso-apraxo-agnosique.
- Déambulation.

5. On retrouve dans la maladie de Parkinson un déficit en dopamine, dans la maladie d'Alzheimer, on retrouve un déficit en *acétylcholine.*

NB : mais il existe, à des degrés moindres, des déficits en autres neurotransmetteurs tels que la dopamine, sérotonine et adrénaline.

6. Toutes les démences peuvent être traitées par les inhibiteurs de la cholinestérase.

Corrigés

Faux. Les inhibiteurs de la cholinestérase ne sont indiqués que pour les personnes ayant une maladie d'Alzheimer débutante ou modérée. Il n'est, à ce jour, pas licite de proposer ces traitements pour les personnes à un stade sévère (*Mini-Mental Status* (MMS) < 10) ou atteintes de démence vasculaire.

7. Citer au moins deux étiologies de pseudodémence.

Les deux étiologies les plus fréquentes sont les dysfonctionnements thyroïdiens (le plus souvent une hypothyroïdie) et l'intolérance aux médicaments ayant un effet anticholinergique (en particulier les psychotropes).

Dépression

1. Citer les trois signes principaux de la dépression du sujet âgé.

– Perte d'intérêt et de plaisir, pénible pour la personne, disproportionnée par rapport à ses capacités, entraînant souvent des troubles de l'appétit.

– Trouble de l'humeur : tristesse, pleurs, sentiment de dévalorisation et culpabilité. Mais il faut aussi l'évoquer devant une « vieille dame acariâtre du type de Tatie Danielle », l'irritabilité étant un trouble de l'humeur.

– Ralentissement psychomoteur qui explique les mauvaises performances de la personne pouvant faire poser à tort un diagnostic de démence de type Alzheimer.

2. L'observation d'idées délirantes chez une personne âgée triste exclut le diagnostic de dépression et évoque une démence.

Faux. La dépression délirante est une forme fréquente de dépression chez la personne âgée et le délire disparaît avec le traitement de la dépression. Malheureusement, démence et dépression peuvent être associées mais on retrouvera alors d'autres signes contribuant au diagnostic de démence.

3. Quels sont les éléments de surveillance infirmière d'un traitement antidépresseur ?

La surveillance portera sur la tolérance et sur l'efficacité.

– Tolérance : recherche d'hypotension orthostatique toujours possible avec tous les psychotropes chez le sujet âgé ; de signes anticholinergiques tels que rétention urinaire, constipation ou syndrome confusionnel. La surveillance du poids est importante, certains antidépresseurs pouvant être anorexigènes (*Prozac, Deroxat*...), d'autres orexigènes comme l'*Athymil*.

– Efficacité : noter les changements de comportement, les activités entreprises, les mots utilisés.

Troubles confusionnels

1. Quelle est la caractéristique du début des troubles confusionnels ?

La confusion est définie comme une altération de la conscience à début brutal. Ceci est un élément qui permet de la différencier de la démence dont le début est toujours progressif.

2. Quels sont les facteurs de risque que peut rechercher l'infirmier(e) avant l'arrivée du médecin devant une personne âgée brutalement confuse ?

Lorsque l'infirmier(e) constate une altération brutale des fonctions supérieures chez un patient qu'il/elle connaît bien antérieurement; avant l'arrivée du médecin, il/elle peut rechercher les facteurs favorisants en se posant les questions suivantes :

– Y a-t-il eu une modification récente de la prescription médicamenteuse ?

– Y a-t-il eu une erreur de prise médicamenteuse ? La cause iatrogène est la plus fréquente (50 %) et doit toujours être suspectée *a priori*. Les erreurs d'observance sont fréquentes que ce soit volontaire ou involontaire (troubles de mémoire, troubles de la vue).

– La personne boit-elle suffisamment (au moins 1,5 litre de liquide par jour) ? La déshydratation est également une cause très fréquente de confusion. Elle est due soit à un manque d'apport, soit à une augmentation des pertes, en particulier par la sueur (y penser aussi bien en été qu'en hiver dans des locaux surchauffés !).

– À quand remonte le dernier repas ? Est-elle en hypoglycémie ? L'hypoglycémie peut se traduire uniquement par une note confusionnelle sans pâleur, ni sueurs.

– A-t-elle uriné, est-elle allée à la selle ? Rétention urinaire, fécalome sont fréquemment en cause.

– A-t-elle de la fièvre ? Toutes les infections peuvent entraîner une confusion.

– Est-elle tombée récemment ? L'hématome sous-dural se révèle fréquemment par une confusion, même si l'examen neurologique est normal par ailleurs.

Mini-cas concret 1

Mme C., 82 ans, est admise en soins de suite et de réadaptation après 10 jours d'hospitalisation en médecine pour pneumopathie de la base droite traitée par antibiotique (*Augmentin*).

Mme C. est veuve depuis deux ans, ses deux enfants vivent en province; elle habite un petit deux pièces au 2e étage sans ascenseur; elle ne sort plus depuis quelques mois, une arthrose du genou la fait souffrir et l'empêche de descendre les escaliers. Sa voisine très attentionnée lui fait ses courses.

Dans ses antécédents, on note : HTA traitée par diurétique (*Aldactazine*), gonarthrose bilatérale prédominant à droite traitée par antalgique (*Doliprane*) à la demande, un glaucome de l'œil gauche traité par antiglaucomateux bêta-bloquant (*Timoptol*), une constipation traitée au jus de pruneaux.

L'examen clinique montre : état général satisfaisant (poids : 49 kg pour 1,53 m), TA : 12/7 couché, 9/6 debout, pouls : 60 régulier, l'abdomen est discrètement météorisé, le toucher rectal perçoit un fécalome, le sphincter anal est tonique. Mme C. n'est pas allée à la selle depuis 5 jours, il n'y a pas de globe vésical. La mobilisation du genou droit est douloureuse avec discret genu varum, elle marche à l'aide d'une canne. Mme C. porte un change complet, elle dit « avoir des fuites » depuis environ 4 mois qui l'obligent à se lever plusieurs fois dans la nuit : elle ressent une envie pressante d'uriner mais n'a pas toujours le temps d'arriver aux WC situés au bout du couloir et elle se retrouve trempée. Ces accidents se produisent aussi dans la journée; elle n'a pas osé en parler à son médecin traitant. Elle raconte avec émotion qu'à l'hôpital on lui a mis des couches et des barrières comme pour un bébé. Le reste de l'examen est normal.

Le bilan biologique montre : Hb : 14 g/dL; Ht : 45 %; GB : 6 500/mm^3; Na : 147 meq/L; K : 3,9 meq/L; urée : 0,72 g/L; créatinine : 11 mg/L; glycémie : 6 mmol/L; protidémie : 72 g/L; TSHus : nle.

ECBU : infection urinaire à *E. coli* résistante à l'*Augmentin*.

Prescription

Le médecin prescrit :

- Réhydratation *per os* : 2 litres d'eau par 24 heures.
- Arrêt de l'*Aldactazine* et surveillance du pouls et de la TA.
- Extraction du fécalome et lavement évacuateur.
- Laxatif (*Forlax*) : 2 sachets/jour; *Éductyl* : 1 suppositoire tous les matins.
- Antiseptique urinaire (*Pipram fort*) : 1 comprimé 2 fois /jour.
- Antalgique (*Di-Antalvic*) : 2 gélules 3 fois/jour.
- Rééducation des transferts et de la marche.
- Bilan urodynamique.

Questions

1. Quels sont les problèmes posés par Mme C. ?

2. Quels sont les éléments cliniques contenus dans le texte qui vous permettent de déterminer le mécanisme physiopathologique de l'incontinence urinaire ? De quel mécanisme s'agit-il ?

3. Quel est l'intérêt du bilan urodynamique ? Qu'allez-vous vérifier avant d'adresser Mme C. à l'urodynamicien ?

4. Quels sont les facteurs qui ont aggravé l'incontinence de Mme C. ?

5. Quelle démarche proposez-vous pour la prise en charge de l'incontinence urinaire de Mme C. ?

6. Un traitement par anticholinergique diminuant les contractions vésicales (*Ditropan*) est envisagé. Quelle précaution doit-on prendre avant de débuter ce traitement en fonction des antécédents et du traitement habituel suivi par Mme C. ?

CORRIGÉS p. 178-179

Mini-cas concret 2

Mme S., âgée de 77 ans, vit depuis un an dans un service de soins de longue durée. Cette patiente, atteinte de la maladie d'Alzheimer, est habituellement alerte et dynamique. Autonome dans ses déplacements, ne nécessitant pas d'aide pour ses repas, elle communique volontiers avec son entourage familial ainsi qu'avec les soignants.

Ce matin, elle est somnolente, ralentie, répondant difficilement aux questions qu'on lui pose. L'examen neurologique est toutefois normal. La température est à 37,9 °C. La TA, habituellement à 130/80, est à 95/60. Le pouls, régulier, est à 100 battements/min. Il existe une sécheresse de la bouche. Au changement de la protection, il est constaté que celle-ci est peu imprégnée d'urines et que les urines sont foncées. À noter depuis 3 jours l'augmentation de posologie d'un médicament neuroleptique, *Haldol faible* (30 gouttes/jour) en raison d'une agitation nocturne.

Prescription

Le médecin demande d'emblée la mise en place d'une perfusion veineuse avec du sérum glucosé à 5 % dans l'attente des résultats d'examens.

Sujets

Il prescrit un bilan biologique comprenant NFS, ionogramme sanguin, glycémie, protides, urée, créatininémie.

Les résultats sont les suivants :

- Ionogramme : Na (150 mmol/L), K^+ : 4,5 mmol/L.
- Urée : 12,4 mmol/L.
- Créatininémie : 126 mmol/L.
- Protides totaux : 80 g/L.
- NFS : GB 8 500/mm^3, Hb 13,8 g/dL, hématocrite 54 %, plaquettes 350 000/mm^3.
- VS : 9/17 mm.

Le diagnostic posé est celui d'une déshydratation globale.

Questions

1. Sur quels éléments cliniques le diagnostic de déshydratation a-t-il été suspecté ?

2. Commenter les résultats des examens biologiques.

3. Quels ont été les facteurs de risque de cette déshydratation ?

4. Quelle surveillance de la perfusion allez-vous mettre en place ?

CORRIGÉS p. 179

Mini-cas concret 3

M. B., âgé de 87 ans, entre en mai 1999 dans le service de médecine pour une pneumopathie.

Antécédents

M. B. est atteint d'une maladie de Parkinson depuis 1988 traitée par *Sinemet*. Il est également suivi pour une HTA traitée par inhibiteur de l'enzyme de conversion (*Zestril 5 mg*). À noter enfin une fracture du col fémoral droit opérée par vis-plaque en 1993.

Histoire de la maladie

Suite au décès de sa femme en mars 1999, M. B. refuse de s'alimenter, de sortir de chez lui et se désintéresse de toute vie sociale. Son médecin traitant, le suivant régulièrement, constate une altération progressive de l'état général et prescrit un traitement antidépresseur (*Deroxat* : 1 comprimé/j.). Dans la semaine qui suit, il constate une fièvre associée à un encombrement bronchique et décide de l'hospitaliser.

Examen d'entrée

L'examen physique montre un mauvais état général avec un amaigrissement de 6 kg en deux mois (il pèse 45 kg pour 1,70 m, soit un *Body Mass Index* [BMI] calculé à 15,5) et l'existence d'escarres nécrotiques, douloureuses, d'environ 4 cm de diamètre, siégeant au niveau des deux talons.

Existence d'un encombrement bronchique avec toux grasse, expectoration verdâtre et un foyer pulmonaire à la base gauche confirmé à la radiographie. Examen cardio-vasculaire normal.

Les fonctions supérieures sont altérées : désorientation temporospatiale, troubles de la mémoire récente. Par ailleurs, l'examen neurologique retrouve une hypertonie au niveau des quatre membres et un tremblement fin siégeant aux mains.

Un syndrome dépressif persiste malgré l'institution du traitement par *Deroxat* (depuis un mois, avec repli sur soi, tristesse, désintérêt de toute vie sociale, perte de l'appétit).

Le reste de l'examen est sans particularité.

Une évaluation des ingestats quotidiens effectuée par la diététicienne révèle un apport calorique compris entre 700 et 1 200 calories par jour, avec une ration protidique d'environ 30 grammes.

Examens complémentaires

Le bilan biologique montre :

- NFS : GB : 12 000/mm^3 (Nl : 4 000 à 10 000/mm^3) ; GR : 3,5 10^6/mm^3 (Nl : 4,5 à 5,5 10^6/mm^3) ; Hb : 10,2 g/100 mL (Nl : 13 à 18 g/100 mL) ; VGM : 93 m^3 (Nl : 85 à 95 m^3).
- Ferritinémie, folates, vitamine B_{12} : normaux.
- Ionogramme sanguin, urémie et créatininémie : normaux.
- Protides totaux : 52 g/L (Nl > 60).
- Albumine : 29,2 g/L (Nl > 35).
- Préalbumine : 0,1 g/L (Nl > 0,2).
- CRP : 16 mg/L (Nl < 6).
- Orosomucoïde : 1,65 g/L (Nl < 1,2).

Traitement à l'entrée

- Antiparkinsonien (*Sinemet 100*) : 1/2 comprimé matin, midi et soir.
- *Zestril 5 mg* : 1 comprimé/j.
- *Deroxat* : 1 comprimé le matin.
- Laxatif (*Duphalac*) : 1 sachet matin et soir.
- Application sur les escarres de gel *Purillon* (recouvert d'une plaque *Comfeel Plus*).

Prescription

En raison du refus d'une supplémentation orale, le médecin demande alors la pose d'une sonde gastrique avec passage, pour le premier jour, d'un flacon de 500 mL d'*Entérogyl HP* et de 500 cc d'eau, avec 4 g de NaCl + 1 ampoule de polyvitamine + 1 ampoule d'oligoéléments. Au deuxième jour, il est prévu de passer à 2 flacons d'*Entérogyl*.

Un traitement par *Augmentin* (3 g/j.) est institué pour la pneumopathie.

Parallèlement sont débutés des séances de kinésithérapie respiratoire et des membres inférieurs ainsi que des entretiens de soutien avec une psychologue.

Les soins d'escarres sont poursuivis avec le même protocole.

Questions

1. En vous fondant sur les éléments contenus dans ce texte et sur vos connaissances, citer les problèmes actuels posés par M. B.

2. Quels sont les signes cliniques et biologiques qui permettent d'affirmer la dénutrition ?

3. Pour quelles raisons la mise en place de la sonde gastrique est-elle envisagée ?

4. Avant la pose de la sonde gastrique, quelle attitude avez-vous vis-à-vis du patient ?

5. Quelle surveillance infirmière faut-il mettre en œuvre après la pose d'une sonde gastrique ?

CORRIGÉS p. 180

Mini-cas concret 4

Mme B., 77 ans, est entrée dans le service de soins de suite pour rééducation après un accident vasculaire cérébral avec hémiplégie gauche survenu il y a 15 jours.

On note à l'examen clinique l'absence d'aphasie et de paralysie faciale, une parésie du membre supérieur gauche, une récupération motrice du membre inférieur. Elle marche avec une canne tripode et effectue ses transferts seule mais la situation debout est instable.

Elle est veuve, a une fille et vit dans un foyer-logement avec section de cure médicale. Elle était continente, autonome pour les actes de la vie quotidienne et pour la marche avant l'hospitalisation.

Elle a dans ses antécédents :

- Comitialité.
- Hypertension artérielle.
- Diabète non insulino-dépendant.
- Prothèse totale de hanche droite (luxée il y a quelques mois).

Son traitement comprend :

- Diurétique (*Lasilix 20 mg*) : 1/j.
- Antidiabétique oral (*Diamicron*) : 2/j.
- Hypnotique (*Stilnox*) : 1/j.
- Barbiturique (*Gardénal*) : 1/j.

La feuille de liaison indique que Mme B. a besoin d'être aidée pour la toilette et l'habillage. Dans la nuit, l'infirmière est appelée par sa voisine de chambre. À son arrivée, elle constate que Mme B. est allongée par terre dans les toilettes non éclairées, des mules à talons aux pieds, sa canne tripode à proximité du lit.

Questions

1. Quelle doit être votre conduite devant une chute ?

2. En vous fondant sur les éléments contenus dans ce texte, dégager les facteurs de risque de chute que présente Mme B.

3. Comment allez-vous participer à la reprise d'autonomie de Mme B. ?

CORRIGÉS p. 180-181

Mini-cas concrets

Corrigés

Mini-cas concret 1

1. Quels sont les problèmes posés par Mme C. ?

Mme C. présente une perte d'autonomie physique dont l'évaluation doit être globale et multidisciplinaire.

• **1er problème :** hypotension orthostatique facteur de chutes, pouvant être secondaire au traitement diurétique (*Aldactazine*) et bêta-bloquant (*Timoptol-collyre*), à l'alitement prolongé, à la déshydratation (muqueuses sèches), à une TA basse, à une hémoconcentration (augmentation de l'hémoglobine, des protides, de l'urée).

• **2e problème :** aggravation d'une constipation avec constitution d'un fécalome; pouvant être secondaire à l'alitement, au manque d'hydratation, à l'arrêt du traitement (jus de pruneaux).

• **3e problème :** incontinence urinaire d'apparition récente (4 mois) et aggravée pendant l'hospitalisation. L'évaluation de cette incontinence doit comporter l'analyse de l'importance et du type de l'incontinence ainsi que la recherche de facteurs aggravants (environnementaux : médicamenteux, pathologies).

• **4e problème :** douleurs du genou droit sur arthrose mal calmées par un traitement antalgique insuffisant et pris à la demande. Ces douleurs entravent la marche, gênent la réalisation des transferts et peuvent entraîner des chutes. Elles l'empêchent de sortir de chez elle et de faire ses courses.

• **5e problème :** risque de perte de l'estime de soi, dévalorisation narcissique. Mme C. dit avoir été traitée « comme un bébé »; avec la pose systématique de « couches » et de « barrières », elle n'a pas été considérée par les soignants comme un sujet à qui l'on prodigue des soins mais comme un objet de soins; ceci n'a fait que renforcer son sentiment de honte par rapport à l'incontinence dont elle n'avait déjà pas pu parler à son médecin. Mme C. est devenue dépendante des soignants pour la réalisation des actes de la vie quotidienne et il n'a pas été tenu compte de ses désirs; ses capacités fonctionnelles n'ont pas été évaluées.

2. Quels sont les éléments cliniques contenus dans le texte qui vous permettent de déterminer le mécanisme physiopathologique de l'incontinence urinaire ? De quel mécanisme s'agit-il ?

• Éléments positifs : envie pressante d'uriner (besoin impérieux), pollakiurie diurne et nocturne, fuites abondantes, délai entre l'envie et la miction raccourci (Mme C. n'arrive pas à temps aux WC).

• Éléments négatifs :

– Sphincter anal tonique, absence de fuites à l'effort éliminant une incontinence à l'effort.

– Absence de globe vésical éliminant *a priori* une rétention chronique d'urine.

Ces éléments sont en faveur d'une incontinence par instabilité vésicale.

3. Quel est l'intérêt du bilan urodynamique ? Qu'allez-vous vérifier avant d'adresser Mme C. à l'urodynamicien ?

Le bilan urodynamique permet d'établir précisément le ou les mécanismes de l'incontinence et d'adapter le traitement. Cet examen, lorsqu'il est réalisable, est souhaitable en gériatrie car il n'y a pas toujours correspondance entre les renseignements cliniques et le mécanisme des fuites. Par exemple, le diagnostic clinique du globe vésical est parfois difficile chez le sujet âgé : des fuites par regorgement du trop-plein vésical peuvent être prises pour des fuites à l'effort. En pratique, il existe souvent plusieurs mécanismes intriqués. Avant de réaliser cet examen, il faut vérifier la stérilité des urines de Mme C.

4. Quels sont les facteurs qui ont aggravé l'incontinence de Mme C. ?

– **Médicaments :** diurétiques (*Aldactazine*) qui favorisent la diurèse; bêta-bloquants (*Timoptol*) qui, même sous forme de collyre, peuvent passer dans la circulation et favoriser l'instabilité vésicale et entraîner d'autres effets secondaires non souhaitables (ici, ralentissement du rythme cardiaque à 60/min).

– **Alitement :** avec impossibilité de se rendre aux WC (barrières, change complet).

– **Infection urinaire :** elle-même favorisée par l'alitement prolongé et la déshydratation.

– **Fécalome :** par irritation locorégionale.

– **Douleurs du genou droit :** limitation de la mobilité augmentant le temps pour se rendre aux WC.

5. Quelle démarche proposez-vous pour la prise en charge de l'incontinence urinaire de Mme C. ?

La prise en charge de l'incontinence de Mme C. nécessite une évaluation globale dont l'objectif est la restauration voire l'amélioration de l'autonomie en vue du retour à domicile.

– **Évaluation précise du type de l'incontinence :** interrogatoire; examen clinique; réalisation d'un catalogue mictionnel sur 48 heures qui analyse le comportement mictionnel (consistant à noter le nombre de fuites, leur abondance, les envies d'uriner, les mictions normales, si les protections sont mouillées ou non, la cause des fuites : WC trop loin, difficultés à la marche, douleurs...). Ceci nécessite de favoriser au maximum l'accès aux WC en adaptant l'environnement aux handicaps de Mme C. (aide et apprentissage aux

Corrigés

transferts, passage du bassin la nuit (sonnette à disposition), chaise percée près du lit (sans barrières), choix de protections adaptées faciles à retirer (anatomiques), personnel disponible (passage systématique pour proposer les WC). Le bilan urodynamique sera réalisé sur prescription médicale.

– **Recherche et traitement des facteurs aggravants :** limiter le risque de chutes et faciliter la marche : surveillance de la TA et du pouls couché puis debout suite à l'arrêt du traitement diurétique; noter les apports hydriques (2 L/j.), distribution et vérification de la prise régulière des antalgiques; canne à disposition, apprentissage du bassin, collaboration avec le kinésithérapeute.

– **Assurer un transit régulier :** feuille de surveillance des selles, vérifier la prise du *Forlax*, réintroduire le jus de pruneaux, apprendre à mettre les suppositoires d'*Éductyl*, vérifier si l'hydratation est suffisante et les habitudes alimentaires (conseils de la diététicienne), favoriser la marche.

– **Contrôle des urines :** vérifier la prise du *Pipram*, la bandelette urinaire doit être négative, l'hydratation suffisante.

– **Revalorisation narcissique :** donner à Mme C. toutes les explications concernant sa prise en charge et la faire participer activement ; la traiter en tant que personne adulte et responsable ; parler avec elle de l'incontinence en lui expliquant les causes et les moyens pour diminuer les fuites et améliorer son confort ; fixer avec elle des objectifs raisonnables; la rassurer sur son retour à domicile ; l'inciter à en parler à son médecin qui recevra un compte rendu détaillé le jour de son retour à domicile ; établir avec elle un plan de sortie avec la collaboration de l'assistante sociale qui la renseignera sur les aides possibles à domicile et leur financement (ex. : dans le cas de Mme C. : aide ménagère 1 h 30, 5 fois par semaine) ; de l'ergothérapeute qui lui proposera des aménagements après avoir évalué son environnement familier (ex. : barres d'appui dans le couloir et les WC, chaise percée, adaptation de la hauteur du lit).

6. Un traitement par anticholinergique diminuant les contractions vésicales (*Ditropan*) est envisagé. Quelle précaution doit-on prendre avant de débuter ce traitement en fonction des antécédents et du traitement habituel suivi par Mme C. ?

Mme C. est traitée par collyre *Timoptol* pour glaucome de l'œil gauche. Un avis ophtalmologique est indispensable pour éliminer un glaucome à angle fermé qui est une contre-indication d'un traitement par *Ditropan*. Dans le cas de Mme C., il s'agit d'un glaucome à angle ouvert et sa tension oculaire est bien équilibrée : le *Ditropan* peut être envisagé en commençant par de petites doses (1/2 comprimé matin et soir) qui seront augmentées progressivement en fonction des résultats et de la tolérance.

Mini-cas concret 2

1. Sur quels éléments cliniques le diagnostic de déshydratation a-t-il été suspecté ?

Une déshydratation globale doit être évoquée dans cette situation, en raison de l'existence :

– d'une somnolence, d'une sécheresse des muqueuses et d'une fièvre sans point d'appel infectieux (signes en faveur d'une déshydratation intracellulaire) ;

– d'une baisse de pression artérielle, d'une tachycardie et d'une oligurie (signes en faveur d'une déshydratation extracellulaire).

2. Commenter les résultats des examens biologiques.

Les examens biologiques confirment le diagnostic :

– de déshydratation intracellulaire : hypernatrémie ;

– de déshydratation extracellulaire : élévation des protides, de l'hématocrite, de l'urée et de la créatinine.

Par ailleurs, la fièvre n'est pas en rapport avec un syndrome inflammatoire (vitesse de sédimentation [VS] normale pour l'âge). Il n'existe pas non plus de diabète pouvant expliquer la déshydratation.

3. Quels ont été les facteurs de risque de cette déshydratation ?

– L'augmentation de la dose journalière de neuroleptique a probablement été le facteur déclenchant de cette déshydratation. Ce médicament psychotrope a entraîné une somnolence et de ce fait une perte d'autonomie. En conséquence, la patiente ne pouvait plus s'hydrater convenablement.

– À noter également le rôle des conditions climatiques (chaleur du mois d'août).

– Enfin, la patiente n'alertera pas les soignants sur l'aggravation de son état en raison de sa démence.

4. Quelle surveillance de la perfusion allez-vous mettre en place ?

– Contrôle du reflux dans la tubulure.

– Débit, durée de perfusion.

– Au point d'injection, existence d'un œdème, d'une rougeur, chaleur, douleur.

– Surveillance TA, pouls, température, état de conscience, respiration, diurèse journalière.

Corrigés

– Éventuellement, prélèvements pour ionogrammes sanguin et urinaire.

Mini-cas concret 3

1. En vous fondant sur les éléments contenus dans ce texte et sur vos connaissances, citer les problèmes actuels posés par M. B.

M. B. présente essentiellement les problèmes :

a) d'une dépression réactionnelle à la perte de son épouse;

b) entraînant une dénutrition :

- exogène (dépression, isolement depuis le décès de sa femme) ;
- endogène (infection pulmonaire responsable d'un hypercatabolisme) ;

c) avec pour conséquence une pneumopathie ;

d) et des escarres talonnières.

2. Quels sont les signes cliniques et biologiques qui permettent d'affirmer la dénutrition ?

– **Signes cliniques :** altération de l'état général, amaigrissement, anorexie et escarres.

– **Critères anthropométriques :** BMI = 15,5 (Nl pour l'homme compris entre 19 et 24).

– **Signes biologiques :** l'albumine, marqueur de dénutrition chronique, est à un taux inférieur à 32 g/L, ce qui témoigne d'un certain degré de sévérité de l'affection. La préalbumine, marqueur de dénutrition aiguë, s'avère également abaissée. Les protéines inflammatoires (*C Reactive Proteine* [CRP] et orosomucoïde) sont augmentées, ce qui témoigne d'un mécanisme d'hypercatabolisme venant se surajouter à l'insuffisance d'apports alimentaires (700 à 1 200 cal/j.). Ce syndrome inflammatoire est en rapport avec la pneumopathie et les escarres que présente ce patient.

3. Pour quelles raisons la mise en place de la sonde gastrique est-elle envisagée ?

La nutrition entérale se justifie pleinement chez ce patient qui présente des signes de sévérité :

– Perte de poids supérieure à 10 %.

– Albumine inférieure à 30 g/L.

– Préalbumine inférieure à 0,18 g/L.

De plus, le patient présente :

– Comportement anorexique avec refus d'une supplémentation orale.

– Complications par escarres et infection bronchopulmonaire.

4. Avant la pose de la sonde gastrique, quelle attitude avez-vous vis-à-vis du patient ?

Vous informez clairement M. B. sur la façon dont va se dérouler la pose de la sonde, en le rassurant sur le fait que ce geste n'est pas douloureux. Vous vous assurez auprès du patient qu'il a bien compris vos explications, et surtout qu'il accepte d'être alimenté par cette voie. En effet, sur le plan éthique, une sonde gastrique n'est pas envisageable contre le gré des patients (il n'est pas question de lui attacher les mains !).

5. Quelle surveillance infirmière faut-il mettre en œuvre après la pose d'une sonde gastrique ?

– Vérifier le bon positionnement de la sonde dans l'estomac, en écoutant à l'aide d'un stéthoscope posé sur la région épigastrique, le passage de l'air injecté par une seringue de 20 cc.

– Vérifier régulièrement la bonne perméabilité de la sonde.

– Contrôler la bonne fixation de la sonde sur l'aile du nez et s'assurer de l'absence de lésions cutanéo-muqueuses en regard.

– S'assurer de la bonne étanchéité du circuit flacon-tubulure-sonde.

Mini-cas concret 4

1. Quelle doit être votre conduite devant une chute ?

– Prendre le pouls (noter s'il est rapide ou lent, régulier ou irrégulier).

– Demander à Mme B. si elle a mal quelque part.

– Prendre la tension artérielle.

– Allonger Mme B. sur son lit s'il n'y a pas de fracture évidente et noter si le transfert est douloureux.

– Faire un dosage de glycémie au doigt.

– Appeler le médecin de garde.

– Faire un électrocardiogramme si le pouls est anormal.

– Noter sur le dossier de soins la chute, ses circonstances, vos constatations.

2. En vous fondant sur les éléments contenus dans ce texte, dégager les facteurs de risque de chute que présente Mme B.

– L'hémiparésie.

Corrigés

– La prothèse totale de hanche droite, toutes deux susceptibles d'entraîner des troubles de la marche.

– La comitialité.

– Les médicaments :

• Le *Lasilix* avec risque d'hypotension orthostatique et d'hypokaliémie.

• Le *Diamicron* avec risque d'hypoglycémie.

• Le *Stilnox* et le *Gardénal* avec risque d'atténuation de la vigilance.

– Facteurs de risque environnementaux :

• L'éclairage insuffisant.

• Les mules à talons.

• La canne tripode non utilisée.

• L'arrivée récente dans le service.

3. Comment allez-vous participer à la reprise d'autonomie de Mme B. ?

– Stimuler et encourager.

– Faciliter et sécuriser.

– Faire faire et non faire à la place.

– Observer et informer.

– Positionnement et installation :

• Surveiller le maintien en place des aides matérielles :

– filet de soutien pour éviter une subluxation de l'épaule gauche ;

– coussin entre les jambes la nuit pour éviter une luxation de la prothèse de hanche.

• Expliquer à Mme B. et à toute l'équipe soignante la raison de la mise en place de ces aides.

• S'assurer de la diffusion de l'information à tous.

– Transfert et déplacements :

• Faciliter le lever du fauteuil (mettre un coussin pour le surélever si nécessaire).

• Installer à portée de msain la canne tripode.

• Proposer un but de déplacement.

– Réapprentissage des actes de la vie quotidienne, habillage en évitant de mettre Mme B. en position d'échec, en respectant son intimité et sa pudeur et en faisant passer l'information pour que l'aide soit coordonnée.

– Mise en commun des informations de tous les intervenants de façon à élaborer un projet de soins et de rééducation cohérent et adapté, à l'évaluer et à en mesurer les résultats.

Cas concrets

Sujets

Cas concret 1

Mme F., 86 ans, est admise en soins de suite et de réadaptation après quatre jours d'hospitalisation aux « lits porte » de l'hôpital pour fracture du bassin et de l'épaule gauche.

Antécédents

Cardiopathie ischémique; arythmie par fibrillation auriculaire; hypothyroïdie; phlébite surale gauche; prothèse totale de hanche pour fracture du col fémoral gauche; cyphose dorsale sur tassement ostéoporotique de D7 et D9; hernie hiatale.

Mode de vie

Veuve depuis 15 ans; un fils décédé d'un cancer il y a trois ans; un fils âgé de 54 ans qui lui rend visite le matin et le soir, deux petits-enfants; vit seule en pavillon avec étage. Ancienne secrétaire au ministère des Finances; aime jardiner; se rend régulièrement au « club du 3e âge ».

Histoire de la maladie

Quatre jours auparavant, vers 11 heures, Mme F. fait une chute en descendant l'escalier menant à son jardin et ne peut se relever; sa voisine alertée par ses cris prévient les pompiers; Mme F. est conduite aux urgences de l'hôpital. Elle se plaint de douleurs sur tout le côté gauche et présente une impotence fonctionnelle des membres supérieur et inférieur gauches. Le bilan radiologique montre une fracture du cadre obturateur gauche légèrement déplacée et de la tête humérale gauche non déplacée ne nécessitant pas de geste chirurgical; un bandage d'immobilisation de l'épaule type Dujarrier est posé et le repos allongé préconisé pendant trois semaines, un traitement par héparine de bas poids moléculaire (*Innohep 2 500*) et antalgique (*Di-Antalvic*) est prescrit. Mme F. est admise 4 jours plus tard en service de soins de suite et de réadaptation (ex-moyen séjour) (après accord de l'équipe de l'antenne gérontologique).

Traitement d'entrée

Vasodilatateur coronarien (*Cordipatch 5*) : 1/j.; cardiotonique digitalique (*Hémigoxine*) : 1/j.; diurétique (*Lasilix*) faible : 1/j.; hormone thyroïdienne (*Lévothyrox 50*) : 1/j.; benzodiazépine (*Témesta*) : 1 le soir; antalgique (*Di-Antalvic*) : 4 gel./j.; prophylactique (*Innohep 2500*) : 1 inj. SC/j.

Examen à l'entrée

Mme F. est dyspnéique, non cyanosée, présente une toux grasse difficile à expectorer, T : 38,4 °C; TA : 13/6; pouls : 75/min irrégulier. Elle se plaint de son bandage qui la gêne pour respirer, l'auscultation pulmonaire perçoit des râles bronchiques bilatéraux prédominants à droite et des sibilants; pas de signe de décompensation cardiaque; œdèmes des membres inférieurs bilatéraux de type veinolymphatique; l'abdomen est météorisé, Mme F. se plaint de diarrhée depuis la veille, le toucher rectal perçoit une ampoule vide et ramène des selles liquides. La pression des ailes iliaques est douloureuse, Mme F. ne peut soulever le talon gauche du lit. L'examen cutané montre une escarre talonnière droite fibrineuse et un érythème fessier. L'examen neurologique est normal et les fonctions intellectuelles sont conservées.

L'autonomie est réduite : Mme F. peut manger seule une fois installée mais cela reste pour elle une épreuve difficile, la position assise étant encore très douloureuse. La toilette lui est pénible lors des changements de position, elle tient à se laver le visage. Elle n'est pas incontinente mais ne tolère pas le passage du bassin, des changes complets sont nécessaires. Malgré son état, Mme F. reste optimiste; son sommeil est encore perturbé par la douleur.

Examens complémentaires

– *Biologie* : GB : 13 500/mm^{3} (polyneutrophiles : 85 %); Hb : 12,5 g/dl; Ht : 39 %; plaquettes : 280 000/mm^{3}; VS : 50; CRP : 35 (nle < 10); Na : 140 mmol/L; K : 3,8 mmol/L; urée : 0,45 g/L; créatinine : 9 mg/L; protides : 65 g/L; glycémie : 6 mmol/L; bilan thyroïdien normal; calcémie : 86 mg/L; albumine : 38 g/L; digoxinémie : 1,4 (nle : 0,8-2). Bandelette urinaire négative.

– *Radiologie* :

• Pulmonaire : foyer de la base droite, cardiomégalie modérée. • abdomen sans préparation (ASP) : stase stercorale importante, quelques niveaux liquides.

Prescriptions

Antibiotique (*Augmentin*) : 2 g/j. *per os*; aérosols : corticoïde (*Solumédrol*) 20 + bronchodilatateur (*Ventoline*) : 1 mL 2 fois/j.; kiné respiratoire; arrêt du *Di-Antalvic*; *Dafalgan codéiné* : 2 gél. 3 fois/j.; laxatif osmotique (*Forlax*) : 3 sachets/j.; lavement évacuateur; bandes à varices; protocole de soins d'escarre : plaque mousse hydrocolloïde spécial talon, *Biafine* sur le sacrum.

Évolution durant la première semaine

Le bandage est retiré le premier jour et remplacé par une contention plus souple type *Mayoclinic* qui va permettre de faciliter la kiné respiratoire et faire disparaître la dyspnée; l'épaule n'est pas douloureuse.

Au 3e jour, Mme F. est apyrétique, elle se plaint encore de douleurs importantes de l'aine gauche, le *Dafalgan codéiné* est remplacé par *Dafalgan* : 6 gél./j. et morphinique (*Skénan*) : 20 mg 2 fois/j. qui sera augmenté à 30 mg 2 fois/j.

Au 5e jour, Mme F. tolère mieux le passage du bassin et les changements de position, elle parvient à se mettre seule sur le côté droit; elle dort mieux bien que parfois dérangée par sa voisine de chambre « qui n'a plus toute sa tête ».

Le 7e jour, Mme F. présente des vomissements, une diarrhée, une bradycardie à 52/min, la TA est à 11/6, T : 37,4; pas de dyspnée; l'abdomen est souple non météorisé, le transit régulier d'après la fiche de surveillance; elle est agitée, veut se lever pour aller dans son jardin (!), confond le jour et la nuit, tient un discours incohérent (« mon mari est venu me voir cette nuit avec les enfants »); elle ne reconnaît pas son fils qui lui rend visite tous les jours. Le bilan biologique fait en urgence montre : GB : 9 200/mm^3; Hb : 15 g/dl; Ht : 48 %, plaquettes : 180 000/mm^3; protidémie : 75 g/L; Na : 145 mmol/L; K : 3,8 mmol/L; urée : 0,92 g/L; créatinine : 16 mg/L; digoxinémie : 2,6.

Le fils de Mme F. est très inquiet, il se sent désemparé à l'idée que sa mère ne puisse pas rentrer chez elle et reste grabataire, « c'est ce qui est arrivé à mon père, il est mort d'un cancer de la prostate et a beaucoup souffert; et mon frère... ».

Questions

1. À l'aide de la grille de Norton, calculer le score de Mme F. à l'entrée en SSR et au 7e jour. Quelles conclusions en tirez-vous ?

2. En vous appuyant sur vos connaissances en gérontologie, exposer les problèmes réels et/ou potentiels présentés par Mme F.

Consigne 1 : l'énoncé des problèmes est attendu sous la forme : signes, causes, conséquences éventuelles. Consigne 2 : deux hypothèses de diagnostic infirmier sont attendues sous la forme : problème, étiologie, signes, facteurs favorisants.

3. Comment allez-vous gérer l'inquiétude du fils de Mme F. ?

CORRIGÉS p. 185-188

Cas concret 2

Vous devez prendre en charge Mme G., 92 ans, hospitalisée pour une altération de l'état général.

Histoire de la maladie

Mme G. est une vieille dame qui vit avec sa fille elle-même âgée de 70 ans. Son médecin traitant l'a adressée à l'hôpital pour une anorexie évoluant depuis trois mois et un amaigrissement de 5 kg en deux mois. Elle n'a aucun médicament. Dans ses antécédents, on retrouve une fracture du col du fémur à 80 ans ostéosynthésée et sans séquelle et une ablation d'un polype au niveau rectal il y a 10 ans.

Examens à l'entrée

L'état général est médiocre. Le poids est à 46 kg. La cyphose de Mme G. et le fait qu'elle ne tienne pas debout ne permettent pas de la mesurer. Approximativement, elle mesure 1,55 m. L'examen cardiaque retrouve des bruits du cœur irréguliers à 80/min, mais il n'existe aucun signe d'insuffisance cardiaque. L'auscultation pulmonaire est normale. La palpation abdominale est difficile car la vieille dame ne veut pas se laisser examiner sans pouvoir expliquer pourquoi. Elle semble avoir mal lors de cette palpation. Le toucher rectal (fait difficilement) ne retrouve pas de sang mais une ampoule rectale pleine de selles très dures.

L'examen neurologique est normal mais l'examen des fonctions cognitives note une amnésie des faits récents et des faits anciens ainsi qu'une désorientation temporo-spatiale complète. Sa fille signale que ces éléments datent d'au moins cinq ans et se sont aggravés progressivement. Elle rapporte également que, peu à peu, Mme G. a perdu l'habitude de se faire à manger et ne pouvait plus « tenir son intérieur ». Il y a maintenant trois ans que la fille de Mme G. est venue s'installer chez sa mère pour s'occuper d'elle et tout se passait bien jusqu'à l'apparition de cette anorexie. Mme G. se déplaçait dans l'appartement mais pas à l'extérieur; sa fille faisait sa toilette et l'habillait. Mme G. était continente mais il y a eu depuis cette altération de l'état général de nombreux « accidents » aussi bien urinaires que fécaux. La fille signale également que depuis ce moment, sa mère était parfois agressive à son égard, parfois triste, ce qui n'était jamais arrivé auparavant.

Au cours de l'hospitalisation, Mme G. est totalement dépendante et l'équipe soignante doit lui faire sa toilette, la faire manger (quand elle veut bien !). Comme Mme G. n'appelait pas pour le bassin et qu'elle ne peut se lever seule de son lit, il a été décidé de lui mettre une protection pour l'incontinence.

Examens complémentaires

Le bilan biologique montre :

– Un syndrome inflammatoire :

- CRP à 356 mg/L.
- anémie microcytaire : Hb à 7,5 g/100 mL, volume globulaire moyen (VGM) 76 μ^3.
- thrombocytose : plaquettes 360 000/mm^3.

– Une dénutrition sévère : albumine 18 g/L, préalbumine 0,09 g/L

– Une déshydratation modérée : Na : 145 μmol/L, K : 3,8 μmol/L, urée : 10 g/L, créatinine : 133 μmol/L, protides totaux : 53 g/L.

Sujets

Les autres paramètres biologiques (thyréostimuline [TSH], vitamine B_{12}, bilan hépatique standard) sont normaux.

L'échographie hépatique montre des images évocatrices de métastases.

La radiographie pulmonaire montre également des images en « lâcher de ballon » évocatrices de métastases.

Le scanner cérébral montre une atrophie cortico-sous-corticale en rapport avec l'âge de la patiente.

Sur ces éléments cliniques et paracliniques, un diagnostic de néoplasie avec métastases est porté. Le cancer primitif est probablement colique mais il est décidé de ne pas faire de coloscopie car même si le cancer est mis en évidence, il n'y a aucun traitement curatif à proposer à cette patiente.

Le médecin prescrit :

– Une perfusion intraveineuse de G5 : 2 L/24 h avec 2 g NaCl/L et 1 g KCl/L.

– Un antispasmodique de la fibre lisse (*Spasfon Lyoc*) : 2 comprimés toutes les 4 heures.

– Un corticoïde (*Solupred*) : 60 mg/j.

– Un antisécréteur gastrique (*Mopral*) : 20 mg.

Sur le dossier infirmier, l'équipe de nuit signale que Mme G. ne dort pas. Elle est recroquevillée en position fœtale et geint à chaque changement de position. L'équipe de jour note une prise alimentaire très peu importante car Mme G. refuse après trois bouchées. Mme G. est mise au fauteuil tous les jours mais ne peut rester plus de trois heures tant elle est fatiguée. L'équipe d'après-midi signale que lorsque sa fille est là Mme G. est plus détendue et dit quelques mots. Pour tous, la communication se fait plus à un niveau infraverbal que verbal.

Une semaine plus tard, en réunion d'équipe multidisciplinaire au cours de laquelle médecins et soignants donnent leur point de vue sur Mme G., il est décidé que dans la mesure où l'on ne peut guérir cette patiente, tous les soins doivent avoir pour objectif d'améliorer son confort.

Le médecin prescrit alors :

– Perfusion sous-cutanée : 1 L de G5 % (sérum glucosé à 5 %) avec 2 g de NaCl/L en sous-cutanée la nuit sur 12 heures.

– Élixir analgésique (chlorhydrate de morphine par voie orale) : 2,5 mL toutes les quatre heures, soit 15 mg/24 h.

– *Solupred* : 80 mg/j.

– *Mopral* : 20 mg/j.

Il est noté dans le dossier médical qu'une sonde nasogastrique ou une gastrostomie ne paraît pas éthiquement justifiée car elle n'apporterait aucun confort à une patiente qui ne se plaint pas de la notion de faim et dont l'état général est tel que le pronostic vital est déjà engagé de façon irréversible.

Questions

1. En vous fondant sur les éléments contenus dans ce texte et sur vos connaissances, quels sont les problèmes réels et potentiels de Mme G. à ce jour ?

Consignes : l'argumentation des problèmes est attendue sous la forme : signes, causes, conséquences éventuelles. Deux hypothèses de diagnostic infirmier sont attendues.

2. En tant qu'infirmier(e), quels éléments de surveillance allez-vous mettre en place ?

3. Expliquer l'intérêt des prescriptions médicales ?

4. La fille de Mme G. sort en pleurant du bureau du médecin qui lui a annoncé la mort prochaine de sa mère. Elle vous dit qu'elle a toujours promis à sa mère qu'elle ne mourrait pas seule à l'hôpital. Que pouvez-vous lui répondre ?

5. Préciser la technique de pose de perfusion sous-cutanée.

CORRIGÉS p. 188-190

Cas concret 1

1. À l'aide de la grille de Norton, calculer le score de Mme F. à l'entrée en SSR et au 7e jour. Quelles conclusions en tirez-vous ?

– Score à l'entrée : 13 (4+4+1+2+2); score < 14
→ soit un risque d'escarres présent.

– Score au 7 e jour : 13 (3+2+1+3+4); score < 14
→ soit toujours un risque d'escarres présent.

Ces résultats montrent que le risque d'escarres est une réalité chez la personne âgée alitée. L'escarre talonnière mise en évidence lors de l'examen cutané est le signe que d'autres escarres peuvent survenir chez la patiente.

La prévention permet d'éviter 90 % des escarres, celles-ci survenant le plus souvent entre les 3e et 10e jours d'hospitalisation d'une personne âgée à mobilité réduite; la grille de Norton permet de mesurer le risque potentiel de survenue d'escarres dès l'entrée à l'hôpital. Les mesures de prévention quotidiennes doivent comporter : l'effleurage des points d'appui (saillies osseuses : sacrum, talons, trochanters, coudes, omoplates...); la mise en décharge des zones à risques; un changement de position toutes les 2 à 3 heures; l'utilisation de matériel anti-escarres : matelas gaufrier ou à eau, coussin gel; lutte contre la dénutrition; hydratation suffisante (1,5 à 2 litres de liquide/24 h); changes adaptés et toilette locale après chaque change en cas d'incontinence; lever dès que possible.

2. En vous appuyant sur vos connaissances en gérontologie, exposer les problèmes réels et/ou potentiels présentés par Mme F.

Problèmes réels et potentiels

Problèmes somatiques

Douleurs du côté droit

Signes

– Plaintes spontanées.

– Impotence fonctionnelle du membre inférieur gauche, Mme F. ne pouvant soulever son talon gauche du lit (l'examen neurologique normal élimine une lésion nerveuse).

– Douleur à la pression des ailes iliaques.

– Douleur aux changements de position, lors des soins et au passage du bassin.

– Troubles du sommeil.

Causes

– Fracture légèrement déplacée du cadre obturateur gauche (concerne les deux branches du bassin) et fracture de la tête humérale gauche survenues suite à une chute (Mme F. a glissé en descendant un escalier). Ces fractures ont été favorisées par l'ostéoporose signalée dans les antécédents de Mme F. qui entraîne une raréfaction des travées osseuses et une fragilité de l'os.

– Escarre du talon gauche secondaire à l'appui prolongé du talon sur le lit favorisé par l'impotence fonctionnelle du membre inférieur gauche provoquée par la douleur du bassin.

Conséquences si douleurs non calmées

– Aggravation de la dépendance : M me F. ne pourra participer activement aux soins et à sa réadaptation; même si sa participation est minime, les soignants devront faire à sa place et dans des conditions inacceptables pour Mme F. et pour eux-mêmes.

– Refus des soins car trop douloureux.

– Aggravation de l'état général : anorexie; dénutrition; complications de décubitus; état grabataire; décès (25 % des vieillards hospitalisés décèdent des complications d'un état grabataire).

– Repli sur soi, aggravation des troubles du sommeil, risque de syndrome de glissement.

Infection pulmonaire

Signes

– Toux grasse.

NB : la dyspnée est secondaire au bandage trop serré, son ablation la fait disparaître.

– Fièvre à 38,4 °C.

NB : la fièvre peut manquer dans la moitié des cas chez le sujet âgé.

– Râles bronchiques bilatéraux prédominant à la base droite.

– Radio pulmonaire : foyer de la base droite.

– Signes négatifs : absence de signes de décompensation cardiaque cliniques et radiologiques.

Causes

– Alitement : la position allongée favorise la stase des liquides interstitiels.

– Âge : vieillissement de la fonction respiratoire; cyphose dorsale sur tassements ostéoporotiques de D7 et D9 entraînant une diminution de l'ampliation thoracique.

– Le bandage type Dujarrier trop serré diminue également l'ampliation thoracique et gêne la respiration et l'expectoration, aggrave la stase des liquides interstitiels et favorise l'encombrement bronchique.

Corrigés

– Hernie hiatale : risque de reflux gastro-œsophagien favorisé par la position allongée, risque d'inhalation de liquide gastrique dans les bronches notamment dans la bronche droite dont la position anatomique favorise les infections pulmonaires de la base droite.

– L'hospitalisation favorise le risque d'infections nosocomiales, c'est-à-dire contractées après 48 heures d'hospitalisation ; les sujets âgés y sont particulièrement exposés du fait du vieillissement de l'organisme.

Conséquences éventuelles

Risque de décès (dans le cas de Mme F., le traitement antibiotique, les aérosols et l'ablation du bandage remplacé par une contention plus souple facilitant la kiné respiratoire ont permis la guérison de l'infection pulmonaire).

ESCARRES DU TALON DROIT ET ÉRYTHÈME FESSIER

Causes

– Appui prolongé du talon et du sacrum sur le lit par impossibilité de changer de position (fracture du bassin, douleurs mal calmées, changements de positions mal tolérés, immobilisation).

– L'humidité de la peau du sacrum secondaire à l'impossibilité de Mme F. d'uriner dans le bassin et à l'épisode de diarrhée est un facteur favorisant de survenue d'escarre.

– Stase veineuse (œdèmes des membres inférieurs).

Conséquences éventuelles

– Douleurs, inconfort.

– Risque de surinfection de l'escarre talonnière, d'ostéite du calcanéum, de septicémie, de décès.

NB : une escarre multiplie par 4 le risque de décès.

– Risque d'aggravation de l'escarre sacrée, le stade 1 est réversible à condition d'assurer une prévention efficace (voir question 1, p. 169).

CONSTIPATION

Signes

– Abdomen météorisé.

– Selles liquides ; il s'agit d'une « fausse diarrhée » secondaire à l'encombrement stercoral confirmé par l'abdomen sans préparation (ASP).

– Efficacité du traitement : laxatif osmotique (*Forlax*) et lavement évacuateur.

Causes possibles

– Alitement prolongé avec impotence fonctionnelle entraînant une diminution du péristaltisme intestinal ; position antiphysiologique.

– Douleurs du bassin rendant difficiles voire impossibles les efforts de défécation.

– Blocage d'ordre psychologique pour déféquer en position allongée.

Conséquences éventuelles

– Constitution d'un fécalome particulièrement redoutable chez le vieillard alité ; sa recherche doit être systématique dès le premier examen par le toucher rectal, également devant une diarrhée (fausse diarrhée) en l'absence de selles dans les jours précédents et devant des nausées et/ou des vomissements.

– Syndrome occlusif pouvant à l'extrême aboutir à des vomissements fécaloïdes, le risque de décès est alors important.

INCONTINENCE URINAIRE DE « CIRCONSTANCE »

Signes

– Impossibilité d'uriner aux WC alors que Mme F. n'est pas incontinente.

– Changes complets nécessaires.

Causes

– Alitement avec impotence fonctionnelle, marche impossible pour se rendre aux WC ou utiliser une chaise percée.

– Fracture du bassin douloureuse rendant insupportable le passage du bassin.

Conséquences éventuelles

– Risque d'aggravation de l'escarre sacrée et risque d'escarre fessière par macération de la peau au contact des urines.

– Risque de survenue d'une incontinence urinaire vraie ; au bout d'un certain temps d'utilisation de changes complets, le besoin d'uriner s'émousse.

NB : risque également de rétention urinaire si la personne se retient pour ne pas uriner dans la protection. Dans le cas de Mme F., la fracture du bassin pourrait être un facteur favorisant une rétention.

– Risque de repli sur soi lié à l'image négative de l'incontinence urinaire.

TROUBLES CONFUSIONNELS

Signes

– Le 7e jour, Mme F. est désorientée, elle confond le jour et la nuit, veut aller dans son jardin ; tient un discours incohérent, est persuadée d'avoir eu la visite de son mari décédé et de ses enfants ; elle est agitée ; elle ne reconnaît pas son fils qui pourtant lui rend visite tous les jours.

Causes possibles

– Déshydratation : dans le cas de Mme F., le diagnostic est confirmé par la biologie qui montre des signes d'hémoconcentration (élévation de l'Hb, de l'Ht) et d'insuffisance rénale fonctionnelle (élévation de l'urée et de la créatinine).

NB : les signes cliniques de déshydratation sont difficiles à apprécier en gériatrie, les symptômes sont souvent atténués ou masqués par d'autres complications, la sensation de soif manque souvent, la diminution de la diurèse (oligurie) est difficile à apprécier en cas d'incontinence, une protection sèche doit donner l'alerte car rien n'est signalé dans l'observation de Mme F.

– Traitement morphinique (*Skénan*) : la confusion est un effet secondaire possible dans 2 % des cas. Cette possibilité doit être évoquée chez Mme F. d'autant plus qu'elle présente des vomissements (effet secondaire possible dans 30 % des cas) et que les doses ont été augmentées deux jours auparavant; par ailleurs, l'insuffisance rénale retarde l'élimination de la morphine et peut provoquer un surdosage qui se manifeste par une dépression respiratoire, un myosis (pupille rétractée) et une somnolence; ce n'est pas le cas chez Mme F. qui retrouvera rapidement « ses esprits » après réhydratation par perfusion intraveineuse. La dépression respiratoire n'est pas à craindre chez le sujet âgé si la morphine est prescrite à bon escient (c'est-à-dire en cas de douleurs non calmées par les antalgiques moins puissants), en commençant par de faibles doses augmentées progressivement par paliers et en prévenant la constipation comme dans le cas de Mme F.

NB 1 : la diarrhée, les vomissements, la bradycardie sont secondaires à un surdosage en *Digoxine* qui est éliminée par les reins (déshydratation → insuffisance rénale → accumulation de *Digoxine* (surdosage)). La diarrhée est un facteur aggravant de la déshydratation.

NB 2 : la diarrhée et les vomissements pouvaient faire penser à un syndrome subocclusif sur fécalome; en effet, la constipation est l'effet secondaire le plus fréquent en cas de traitement morphinique (95 % des cas) et d'autant plus chez la femme âgée alitée souvent sujette à la constipation. Dans le cas de Mme F., le toucher rectal, l'abdomen souple, un transit régulier les jours précédents éliminent cette hypothèse.

Autres problèmes

PERTE D'AUTONOMIE PHYSIQUE

Signes

– Impotence fonctionnelle du membre inférieur gauche par douleurs du bassin.

– Immobilisation par bandage du membre supérieur gauche.

– Impossibilité d'effectuer seule les changements de position.

– Incapacité de se rendre aux WC et de supporter le passage du bassin.

– Mme F. a besoin d'une aide totale pour : la toilette, sauf pour le visage; l'habillage; l'élimination urinaire et fécale; l'alimentation (elle mange seule mais les aliments doivent être préparés, viande coupée...); les changements de position.

Causes

– Chute mécanique.

– Alitement suite à la fracture du bassin.

– Douleurs.

Conséquences éventuelles

– Risque d'aggravation du syndrome d'immobilisation.

– Risque de survenue d'un état grabataire.

– Risque de non-retour au domicile et d'institutionnalisation (soins de longue durée ou maison de retraite médicalisée).

Hypothèses de diagnostic infirmier

Risque de syndrome d'immobilité

Lié à l'alitement secondaire aux fractures et à l'immobilisation secondaire à la douleur.

Se manifestant par les complications suivantes :

– Infection pulmonaire.

– Escarres du talon gauche et du sacrum.

– Constipation.

Autres complications potentielles :

– Cardio-vasculaires : phlébite, embolie pulmonaire, hypotension orthostatique.

– Infectieuses : infection urinaire, surinfection de l'escarre.

– Urinaires : incontinence, rétention.

– Osseuses : fractures spontanées, tassements vertébraux ostéoporotiques.

– Musculaires et articulaires : baisse de la force musculaire par amyotrophie, rétractions tendineuses.

– Nerveuses : compression des nerfs périphériques.

– Psychiques : dépression, confusion.

– État grabataire.

– Décès.

Corrigés

Incapacité de se laver et d'effectuer ses soins d'hygiène

Liée à l'impossibilité de se mouvoir et de changer de position seule.

- Macération sous les plis cutanés.
- Aspect sale.
- Odeur désagréable.

Les étudiants ont la possibilité de choisir d'autres diagnostics infirmiers : douleur, constipation, altération des opérations de la pensée, incontinence urinaire.

3. Comment allez-vous gérer l'inquiétude du fils de Mme F. ?

Le fils de Mme F. exprime ses inquiétudes face à l'état de santé physique et psychique de sa mère, il a peur qu'elle devienne grabataire et ne puisse rentrer chez elle. Il se sent désemparé devant cette situation qui réveille chez lui des souvenirs douloureux : son père et son frère sont décédés dans de mauvaises conditions. Le manque de connaissances et d'informations augmente l'angoisse et le sentiment d'impuissance que peut ressentir M. F. Il convient d'expliquer au fils de Mme F. que le contexte est différent pour sa mère : elle ne présente pas de pathologie potentiellement mortelle, mais un ensemble de problèmes survenant sur un terrain fragile lié à l'âge, à ses antécédents et à son immobilisation prolongée au lit; que si le risque de grabatisation existe, il n'est pas inéluctable; que Mme F. présente des complications qui peuvent être traitées, mais que cela prendra du temps; que le fait que Mme F. coopère bien aux soins et essaye de participer est un élément positif pour une reprise d'autonomie. Il faut proposer un rendez-vous avec le médecin qui répondra à ses questions et l'informera plus précisément sur l'état de santé actuel de sa mère et sur le projet de soins dont l'objectif est la reprise progressive d'une autonomie qui puisse lui permettre un retour au domicile avec, si besoin, la mise en place d'aides à domicile avec le concours de l'assistante sociale du service. M. F. est en souffrance, il a besoin d'être entendu, l'infirmier(e) se trouve en première ligne et doit être à l'écoute de cette souffrance mais ne peut la gérer seule; un entretien avec la (le) psychologue du service (si poste prévu) peut être proposé à M. F.

Cas concret 2

1. En vous fondant sur les éléments contenus dans ce texte et sur vos connaissances, quels sont les problèmes réels et potentiels de Mme G. à ce jour ?

Problèmes réels et potentiels

CANCER GÉNÉRALISÉ

Signes

- Altération de l'état général (anorexie, amaigrissement).
- Les douleurs abdominales, les épisodes d'agressivité et de tristesse à la maison sont probablement des équivalents douloureux qu'une personne démente ne peut exprimer du fait de son aphasie et de la perturbation du schéma corporel.
- Syndrome inflammatoire (élévation de la CRP, élévation du nombre des plaquettes).
- Anémie microcytaire (pouvant être mixte de saignement et inflammatoire).
- Métastases hépatiques et pulmonaires.

Facteurs favorisants

- L'âge de la patiente : 75 % des cancers débutent chez des personnes âgées de plus de 60 ans.
- L'antécédent de polype.

Conséquences éventuelles

- Occlusion colique.
- Hémorragie digestive.
- Douleurs abdominales, liées à la pathologie colique et aux métastases hépatiques.
- Décès.

DÉNUTRITION SÉVÈRE

Signes

- Amaigrissement.
- Albumine et préalbumine effondrées. Une albuminémie inférieure à 30 g/L signe une dénutrition sévère.

Causes

- L'anorexie liée au cancer et la baisse des apports alimentaires entraînent une dénutrition exogène.
- Le syndrome inflammatoire, dû au cancer, entraîne un hypercatabolisme, donc une dénutrition endogène.

Conséquences potentielles

- Infections pulmonaires : la dénutrition augmente le risque infectieux par le biais d'une baisse des défenses immunitaires.

Corrigés

– Escarres : la dénutrition favorise l'apparition des escarres, d'où la nécessité de mesures de prévention.

– Immobilisation au lit : la dénutrition entraîne une amyotrophie et une baisse de la force musculaire aboutissant à la perte de la marche mais aussi à l'impossibilité de rester assis au fauteuil du fait d'une mauvaise statique du tronc.

– Décès : la dénutrition augmente la mortalité.

Déshydratation

Signes

– L'altération de l'état général peut être le seul signe clinique retrouvé chez les gens très âgés. À cet âge, le pli cutané n'a aucune valeur diagnostique et n'est dû qu'au vieillissement cutané.

– Hypernatrémie, insuffisance rénale fonctionnelle. L'augmentation des protides totaux n'a de valeur que si on dispose de chiffres antérieurs relativement récents. Dans ce cas, du fait de la dénutrition, les protides sont bas.

Cause

Le manque d'apports liquidiens du fait de l'anorexie, de l'apraxie (incapacité à se servir à boire, à boire seule).

Conséquences potentielles

– Syndrome confusionnel.

– Constipation et fécalome.

– Décès.

Confusion mentale avec désorientation

Signes

– Début difficile à préciser et évolution progressive.

– Troubles de mémoire des faits récents et des faits anciens.

– Désorientation temporo-spatiale.

– Difficultés pour les actes de la vie quotidienne aboutissant progressivement à une dépendance totale.

– Aphasie : le manque du mot s'aggravant, la patiente devient quasiment mutique sauf quand elle est rassurée par la présence de sa fille. Ceci n'empêche pas toute communication, qui devient alors « non verbale ».

– Du fait de l'altération de l'état général de la patiente, aucune évaluation psychométrique telle que le MMS n'est possible (et n'apporterait rien au diagnostic et à la prise en charge).

– Le scanner cérébral normal permet d'éliminer d'autres causes de démences.

Facteurs favorisants

– L'âge de la patiente : l'âge est un facteur de risque certain de la démence sénile de type Alzheimer.

– Le sexe féminin : un certain nombre d'études récentes laissent penser que le sexe féminin serait un facteur de risque possible de la maladie d'Alzheimer.

Conséquences potentielles

– Perte de son autonomie, c'est-à-dire de son « libre choix » sur les options thérapeutiques possibles.

– Troubles du jugement ne lui permettant pas de juger de la gravité de la situation clinique dans laquelle elle se trouve.

– Incapacité de prendre de nouveaux repères à l'hôpital, d'où angoisse dès qu'elle ne voit plus sa fille.

– Apraxie pour tous les gestes de la vie quotidienne, y compris la boisson (risque de déshydratation).

– Difficultés pour son entourage de comprendre ce qu'elle ressent : douleurs, angoisse, tristesse…

Patiente en fin de vie

Signes

– Fatigue.

– Dépendance totale.

– Dénutrition sévère.

Causes

– Cancer avec métastases hépatiques et pulmonaires.

– Dénutrition sévère avec albuminémie inférieure à 18 g/L.

– Pas de traitement possible du cancer.

– Pas de traitement de la dénutrition.

Conséquences potentielles

– La peur de la mort pour la patiente et pour sa fille.

– La peur de la douleur pour la patiente et pour sa fille.

– La peur de la séparation et de la solitude pour la fille.

Hypothèses de diagnostic infirmier

Hypothèse liée à l'altération de l'état général due au cancer et aux troubles praxiques, eux-mêmes dus à la maladie d'Alzheimer.

Se manifestant par :

– une perte totale d'initiative ;

– un alitement quasi permanent ;

– la nécessité d'une tierce personne pour la servir et la nourrir ;

– un amaigrissement ;

– un refus d'ouvrir la bouche.

Risque de syndrome d'immobilité

Diagnostic infirmier développé dans le cas concret 1, p. 172.

Corrigés

Douleur

Hypothèse liée au cancer colique et hépatique.

Se manifestant par :

- Des gémissements aux changements de position.
- Un repli sur soi.
- Sommeil et fatigue.
- Une position fœtale antalgique.
- Anorexie.
- Agressivité, tristesse (quand elle était à son domicile).

2. En tant qu'infirmier(e), quels éléments de surveillance allez-vous mettre en place ?

– Une évaluation de la douleur à l'aide d'une grille d'observation (puisque l'utilisation d'une échelle visuelle analogique n'est pas possible du fait de l'aphasie) pour que toute l'équipe soignante puisse noter ses observations au cours des 24 heures. Présentée au médecin, cette évaluation permettra d'adapter autant que nécessaire le traitement antalgique.

– Une surveillance des apports liquidiens et nutritionnels.

– Une surveillance des selles.

3. Expliquer l'intérêt des prescriptions médicales ?

– Perfusion intraveineuse de 2 litres de glucosé à 5 % avec 2 g NaCl/L et 1 g KCl/L : réhydratation d'une déshydratation. Pour prévenir la récidive quasiment certaine de celle-ci puisque la patiente boit très peu, une perfusion sous-cutanée sans KCl sera ensuite nécessaire.

– *Spasfon Lyoc :* douleurs abdominales. L'évaluation de la douleur est fondamentale car le plus souvent, il est nécessaire d'augmenter le niveau des antalgiques et d'utiliser des morphiniques. À cet âge, les doses initiales sont moindres que chez l'adulte et peuvent suffire mais il ne faut pas hésiter à les augmenter autant que de besoin.

– *Solupred :* les métastases hépatiques entraînent des douleurs le plus souvent résistantes aux antalgiques habituels mais cédant sous corticoïdes. Par ailleurs, les corticoïdes ont un effet orexigène toujours intéressant dans de telles situations. En revanche, il n'y a pas d'intérêt à prescrire un régime sans sel en l'absence d'insuffisance cardiaque.

– *Mopral :* utilisé comme protecteur gastrique en cas d'effets secondaires suite à la prescription de corticoïde potentiellement agressif pour la muqueuse gastrique.

4. La fille de Mme G. sort en pleurant du bureau du médecin qui lui a annoncé la mort prochaine de sa mère. Elle vous dit qu'elle a toujours promis à sa mère qu'elle ne mourrait pas seule à l'hôpital. Que pouvez-vous lui répondre ?

– Tant que Mme G. n'est pas décédée, elle vit, ressent des émotions, des sensations et la présence de sa fille est certainement pour elle un réconfort même si tout se passe sans échanger un mot.

– L'accompagnement des derniers moments de la vie fait partie du rôle des soignants qui continueront à s'occuper de sa mère jusqu'à son dernier souffle.

– Elle a la possibilité de rester auprès de sa mère si elle le souhaite ou de laisser un numéro de téléphone où l'on puisse la joindre si le décès paraît imminent : elle seule sait, il n'y a pas de règle en la matière.

– Mais que nombre de personnes s'éteignent « sans bruit », souvent quand leurs enfants qui sont restés longtemps s'éloignent un moment pour se reposer; tout se passe comme si la personne âgée ne voulait pas imposer une souffrance supplémentaire à ceux qu'elle aime.

– Enfin, il est possible de faire appel à l'hospitalisation à domicile si elle désire que sa mère décède à la maison mais que l'équipe soignante n'est alors pas permanente et qu'il faut qu'elle se sente prête pour cette épreuve ou qu'elle contacte d'autres membres de la famille pour ne pas être seule.

5. Préciser la technique de pose de perfusion sous-cutanée.

Installation du malade

– Prévenir le patient.

– Le coucher à plat dos dans le lit, tête légèrement surélevée.

– Pour permettre au patient âgé de se mobiliser, on perfuse de préférence la nuit.

Ceci lui permet de garder une liberté de mouvement dans la journée et d'éviter les conséquences néfastes de l'alitement.

Point d'injection et technique

– Parois latérales abdominales ou face latéro-externe des cuisses à la jonction du tiers moyen et du tiers supérieur.

– Désinfecter un carré de peau saine, non infectée, non lésée, non indurée.

– Pincer la peau et piquer à 30°.

– Fixer l'aiguille avec un pansement occlusif transparent.

– Régler le débit de la perfusion pour qu'elle passe en 12 heures environ.

Pour plus de précisions, voir p. 43.

Index